Vorschriften-Verzeichnis Krankenhaus

Gesetze, Verordnungen, Normen, Richtlinien
für Einrichtungen des Gesundheitswesens

Stand: 1.10.1999
4., überarbeitete und erweiterte Ausgabe

Vorschriften-Verzeichnis Krankenhaus

Gesetze, Verordnungen, Normen, Richtlinien
für Einrichtungen des Gesundheitswesens

Stand: 1.10.1999
4., überarbeitete und erweiterte Ausgabe

Astrid May (Bearb.)

Rüdiger Schneemann (Hrsg.)

Ein Arbeitsergebnis der **Dokumentation Krankenhauswesen** am Institut für Gesundheitswissenschaften-IFG der Technischen Universität Berlin

Die Deutsche Bibliothek - CIP-Einheitsaufnahme

May, Astrid:
Vorschriften-Verzeichnis Krankenhaus : Gesetze, Verordnungen,
Normen, Richtlinien für Einrichtungen des Gesundheitswesens ; ein
Arbeitsergebnis der Dokumentation Krankenhauswesen im Institut für
Gesundheitswissenschaften - IFG der Technischen Universität Berlin /
Astrid May (Bearb.). Rüdiger Schneemann (Hrsg.). - 4., überarb. und
erw. Ausg., Stand: 1.10.1999. - Kulmbach : Baumann, 1999
  (ku-profi-Reihe)
  ISBN 3-922091-58-X

November 1999
Baumann Fachverlag
im Medienhaus Baumann
Verlagsort: Postfach 1149, 95301 Kulmbach
Titelkarikatur Reinhold Löffler
Gesamtherstellung Baumann GmbH+Co KG
Kulmbach
Druck: BaumannDruck, Naila

Inhaltsverzeichnis

Vorwort zur 4. Ausgabe

Die vielen Nachfragen haben uns veranlaßt, nach elf Jahren Unterbrechung eine neue Ausgabe des Vorschriften-Verzeichnis Krankenhaus zu erstellen. Sie ist gegenüber der 3. Ausgabe von 1988 weiter verbessert und vor allem deutlich erweitert worden, nicht zuletzt durch die Vergrößerung der Zahl der Bundesländer auf 16.

Längere Zeit waren wir der Meinung, daß im Zeitalter des Internets mit den vielfachen Suchmöglichkeiten, der Bereitstellung von unzähligen Informationen und Hinweisen bis hin zur „Verlinkung" mit Volltexten ein Angebot wie unser Verzeichnis nicht mehr erforderlich ist. Der Kontakt mit vielen Fachleuten und unserer eigene intensive Beschäftigung mit den neuen Medien haben dann jedoch die Überzeugung wachsen lassen, daß eine übersichtliche und konzentrierte Zusammenstellung in gedruckter Form weiterhin sinnvoll ist.

Die Qualität der vorliegenden Bearbeitung ergibt sich aus dem Auftrag, den die Dokumentation Krankenhauswesen mit Förderung des Bundesministeriums für Gesundheit und Unterstützung der Universitätsbibliothek der TU Berlin zu erfüllen hat: möglichst vollständiger Nachweis der deutschsprachigen Publikationen zum Fachgebiet Krankenhauswesen, Pflege, Gesundheitswesen, ergänzt um Literatur aus anderen Ländern, insbesondere von Kooperationspartnern. Die dafür erstellten Hauptprodukte sind die Online-Datenbank **HECLINET** (Health Care Literature Information Network) und der zugehörige **Informationsdienst Krankenhauswesen**/Health Care Information Service.

Basierend auf diesem Fundus ist es gelungen, für die kontinuierliche Aktualisierung des Vorschriften-Verzeichnisses entsprechende Routinen zu entwickeln. Nachdem die Inhalte der 3. Ausgabe überprüft und vor allem um das seitdem veröffentlichte Material ergänzt wurde, ist nun der Zeitpunkt für eine Publikation gekommen. Während die ersten 3 Ausgaben von der TU Berlin als Band 5 der Schriftenreihe *Bauten des Gesundheitswesens* herausgegeben wurden, haben wir uns diesmal an einen renommierten Verlag gewandt, um vor allem die Praktiker besser erreichen zu können.

Wir hoffen, mit dem Vorschriften-Verzeichnis Ihnen als Fachöffentlichkeit das gewünschte Instrument an die Hand geben zu können und sind insbesondere an Ihrer Resonanz interessiert. Bitte teilen Sie uns mit dem Vordruck auf der letzten Seite Ihre Ergänzungen, Verbesserungen oder einfach Anregungen mit.

Bezugshinweise

Generelles

Die vollständigen Dokumente aller Hinweise befinden sich im Bestand der Dokumentation Krankenhauswesen:

Technische Universität Berlin
Institut für Gesundheitswissenschaften
Dokumentation Krankenhauswesen
Sekr. A 42
Straße des 17. Juni 135
10623 Berlin

Tel: (030) 314 23905
Fax: (030) 314 21112
E-Mail: heclinet@tu-berlin.de
Internet: http://www.heclinet.tu-berlin.de

Öffnungszeiten: werktags 9-12 Uhr

Falls der Interessent in seiner Nähe nicht über das gewünschte Dokument verfügt, bemühen wir uns, im Rahmen der rechtlichen und kapazitiven Möglichkeiten mit Kopien (gegen Entgelt) zu helfen.

Gesetze und Verordnungen

Für die vollständigen Texte und insbesondere Kommentare bzw. kommentierte Ausgaben wenden Sie sich bitte an den Buchhandel.

Normen

DIN-Normen, ISO-Normen, VDI-Richtlinien:
Beuth-Verlag, Burggrafenstr. 4-10, 10787 Berlin, Tel. (030) 26 01-0, Internet: http://www.din.de/beuth

VDE-Bestimmungen:
VDE-Verlag, Bismarckstr. 33, 10625 Berlin, Tel. (030) 34 80 01-0
Internet: http://www.vde-verlag.de

Technische Regeln für Gefahrenstoffe (TRGS), Unfallverhütungsvorschriften (VBG) und Berufsgenossenschaftliches Regelwerk (ZH-1-Schriften)

Carl Heymanns Verlag, Luxemburger Str. 449, 50939 Köln,
Tel. (0221) 9 43 73-0
Internet: http://www.heymanns.com

Folgende Gesetzesblätter sind auch im Internet präsent:

Bundesgesetzblatt: http://www.bgbl.de
Bundesanzeiger: http://www.bundesanzeiger.de
Europäische Amtsblätter: http://www.europa.eu.int\eur-lex\de\index.html

Benutzungshinweise

1. Sortierung

Die nachfolgende Zusammenstellung ist so geordnet, daß zunächst die Gesetze, Vorschriften, Richtlinien des Bundes aufgelistet worden sind, dann diejenigen der einzelnen Bundesländer. Danach folgen die Hinweise auf Normen. Innerhalb dieser Gruppen ist alphabetisch nach dem bestimmenden Wort im Titel des jeweiligen Eintrags sortiert worden.

2. Register

Vor jedem Eintrag ist eine vierstellige Ziffernfolge gedruckt, welche die Verbindung vom Sachregister zum Hinweis herstellt.

3. Richtigkeit des Eintrags

Dieses Verzeichnis stellt eine Übersicht dessen dar, was nach unserer Kenntnis vorhanden und von Wichtigkeit ist. Die Hilfe für den Benutzer besteht darin, daß er einen umfassenden Hinweis auf mögliche Gesetze etc. erhält. Trotz aller aufgewendeten Sorgfalt und trotz des riesigen geprüften Literaturbestandes kann weder für die Gültigkeit, Vollständigkeit der Hinweise noch für die Richtigkeit der Zitierung eine Gewähr übernommen werden.

Generell ist anzumerken, daß Gesetze etc., die für das Krankenhaus nur sehr allgemein bzw. für alle am öffentlichen Leben Beteiligten gelten, in unser Verzeichnis nicht mit aufgenommen wurden (z.B. das BGB).

4. Rückfragen

Für Rückfragen, Kritik und Anregungen stehen wir gerne zur Verfügung. Bitte verwenden Sie dafür den Vordruck auf der letzten Seite.

Symbol für Datenbankeintrag in HECLINET mit anschließender Dokumentennummer.

Gesetze, Verordnungen und Richtlinien

Bundesrepublik Deutschland

0001 Abfall- und Reststoffüberwachungs-Verordnung (AbfRestÜberwV)

Verordnung über das Einsammeln und Befördern sowie über die Überwachung von Abfällen und Reststoffen.
- Vom 3. April 1990 -
Bundesgesetzblatt Teil I,Bonn;
(1990)No.17,10. April, S. 614-700
🖩 102890

0002 Abfallbeförderungs-Verordnung (AbfBefV)

1. Verordnung über das Einsammeln und Befördern von Abfällen
- Vom 29. Juli 1974 -
Bundesgesetzblatt, Teil I (1974)No. 81, S.1581-1583
🖩 34447

2. Verordnung über das Einsammeln und Befördern von Abfällen
- Vom 24. August 1983 -
Bundesgesetzblatt, Teil I
39(1983)No. 27.August, S.1130

0003 Abfallbeseitigungsgesetz (AbfG)

1. Gesetz über die Beseitigung von Abfällen.
Bundesgesetzblatt (1977)No. 2, S.42-51
🖩 43647

2. Berichtigung der Neufassung des Abfallbeseitigungsgesetzes.
Bundesgesetzblatt, Teil I (1977)No. 10, S.288
🖩 44019

3. Änderung des Abfallgesetzes durch Artikel 13 des Gesetzes.
- Vom 28. März 1980 -
Bundesgesetzblatt, Teil I (1980), S.373

4. Zweites Gesetz zur Änderung des Abfallbeseitigungsgesetzes.
- Vom 4. März 1982 -
Bundesgesetzblatt, Teil I (1982)No. 10, S.281-283
🖩 68873

5. Drittes Gesetz zur Änderung des Abfallbeseitigungsgesetzes.
- Vom 31. Januar 1985 -
Bundesgesetzblatt, Teil I (1985)No. 5, S.204-206
🖩 79414

0004 Abfallbestimmungs-Verordnung (AbfBestV)

1. Verordnung zur Bestimmung von Abfällen nach § 2 Abs.2 des Abfallbeseitigungsgesetzes.
- Vom 24. Mai 1977 -
Bundesgesetzblatt (1977)No. 31, S.773-779
🖩 45612

0005 Abfalldesinfektionsverfahren

Richtlinie Prüfung von Abfalldesinfektionsverfahren auf Wirksamkeit.
- Fassung vom 1.2.1993 -
Bundesgesundheitsblatt,Köln;
36(1993)No.4, S.158-160.
🖩 117757

0006 Abfallgesetz (AbfG)

1. Gesetz über die Vermeidung und Entsorgung von Abfällen.
- Vom 27. August 1986 -
Bundesgesetzblatt, Teil I (1986)No.30. August, S.1410
🖩 87068

2. Berichtigung des Abfallgesetzes.
- Vom 11. September 1986 -
Bundesgesetzblatt, Teil I (1986), S.1501

3. Gesetz zur Vermeidung, Verwertung und Beseitigung von Abfällen.
- Vom 27. September 1994 -
Bundesgesetzblatt; (1994)No.66 , S. 2705-2728
⌨ 124639

0007 Abfallnachweis-Verordnung (AbfNachwV)

Abfallnachweis-Verordnung.
- Vom 2. Juni 1978 -
Bundesgesetzblatt, Teil I (1978)No. 28, S.668-676
⌨ 50451

0008 Abfallvermeidung

Merkblatt über die Vermeidung und die Entsorgung von Abfällen aus öffentlichen und privaten Einrichtungen des Gesundheitsdienstes der LAGA-AG "Entsorgung von Abfällen aus öffentlichen und privaten Einrichtungen des Gesundheitsdienstes".
- Mai 1991 -
Bundesgesundheitsblatt,Köln; (1992)No.Sonderheft, Mai, S.30-38.
⌨ 113949

0009 Abfallwirtschaftskonzept- und Bilanzverordnung (AbfKoBiV)

Verordnung über Abfallwirtschaftskonzepte und Abfallbilanzen.
- Vom 13. September 1996 -
Bundesgesetzblatt Teil I, Bonn; (1996) No.47, 20.September, S. 1365-1460
⌨ 203723

0010 Abgrenzungsverordnung (ABGRV)

1. Verordnung über die Abgrenzung und die durchschnittliche Nutzungsdauer von Wirtschaftsgütern in Krankenhäusern.
- Vom 5. Dezember 1977 -
Bundesgesetzblatt (1977)No. 80, S.2355-2359
⌨ 47806

2. Verordnung über die Abgrenzung der im Pflegesatz nicht zu berücksichtigenden Investitionskosten von den pflegesatzfähigen Kosten der Krankenhäuser.
- Vom 12. Dezember 1985 -
Bundesgesetzblatt, Teil I (1985)No. 60, S.2255-2257
⌨ 83211

0011 Abrechnungsverfahren (SGB V § 302 Abs. 2)

Richtlinien der Spitzenverbände der Krankenkassen über Form und Inhalt der Abrechnungsverfahrens mit "Sonstigen Leistungserbringern" nach § 302 Abs. 2 SGB V.
- Ab 1. Januar 1996 in Kraft -
Die Betriebskrankenkasse, Essen; 84 (1996) No.3, S. 157-161
⌨ 201260

0012 Abwasser-Verwaltungsvorschrift (AbwasserVWV)

32. Allgemeine Verwaltungsvorschrift über Mindestanforderungen an das Einleiten von Abwasser in Gewässer (Arzneimittel)
Mitteilungsblatt der Krankenhausgesellschaft Nordrhein-Westfalen (1984)No.9,lfd.Ziff.7 , S.6,7
⌨ 78029

0013 Abwasserverordnung (AbwV)

Bekanntmachung der Neufassung der Abwasserverordnung. Verordnung über Anforderungen an das Einleiten von Abwasser in Gewässer.
- Vom 9. Februar 1999 -
Bundesgesetzblatt Teil I, Bonn; (1999) No.6, 18. Februar, S. 86-138
⌨ 214894

0014 Ärzte, Berufsordnung

1. Berufsordnung für die deutschen Ärzte
- 1988 -
Deutsches Ärzteblatt,Köln; 85(1988)No.50, 15.Dezember, S.2199-2206
⌨ 95899

2. Berufsordnung für die deutschen Ärzte in der Fassung der Beschlüsse des 98. Deutschen Ärztetages in Stuttgart.
Deutsches Ärzteblatt, Köln; 93 (1996) No.7, 16. Februar, Ausgabe B, S. 327-333
🖩 201118

3. Kommentar zur Musterberufsordnung der deutschen Ärzte.
Berlin, u.a.: Springer, 1998, 341 S., ISBN 3-540-64497-0
🖩 213928

0015 Ärzte, Weiterbildung Arbeitsvertrag

1. Gesetz über befristete Arbeitsverträge mit Ärzten in der Weiterbildung.
- Vom 15. Mai 1986 -
Bundesgesetzblatt, Teil I (1986)No. 21, S.742-743
🖩 85331

2. Entwurf eines Ersten Gesetzes zur Änderung des Gesetzes über befristete Arbeitsverträge mit Ärzten in der Weiterbildung.
DKG Aktuell, Düsseldorf; (1997) No.15, Juli, S. 8-18
🖩 208186

3. Erstes Gesetz zur Änderung des Gesetzes über befristete Arbeitsverträge mit Ärzten in der Weiterbildung.
- Vom 16. Dezember 1997 -
Bundesgesetzblatt Teil I, Bonn; (1997) No.84, 19. Dezember, S. 2994
🖩 209445

0016 Ärzte, Weiterbildungsordnung

1. Weiterbildungsordnung. Wortlaut nach den Beschlüssen des 79. und des 80. Deutschen Ärztetages
Deutsches Ärzteblatt, 76(1979)No. 41, S.2688-2694
🖩 56212

2. Anlage zur Weiterbildungsordnung für Ärzte
Deutsches Ärzteblatt, 76(1979)No. 42, S.2763-2776
🖩 56234

3. Weiterbildungsordnung. Wortlaut nach den Beschlüssen des 79., 81., 83. und 87. Deutschen Ärztetages
Deutsches Ärzteblatt 82(1985)No. 14, S.1018-1022
🖩 79890

4. (Muster-)Weiterbildungsordnung.
- Beschluss des 95. Deutschen Ärztetages 1992 -
Deutsches Ärzteblatt,Köln; 89(1992)No. 46, 13. November, Ausgabe B, S. 2480-2487
🖩 116744

0017 Ärzte-Zulassungsverordnung (Ärzte-ZV)

1. Zulassungsverordnung für Vertragsärzte
Deutsches Ärzteblatt,Köln; 90(1993)No.24, 18.Juni, Ausgabe B, S. B-1299-B-1305.
🖩 119543

2. Zulassungsverordnung für Vertragsärzte. Kommentar.
St. Augustin: Asgard Verlag Dr. Werner Hippe, 1994, 243 S., ISBN 3-537-71550-1
🖩 201304

3. Zulassungsverordnung für Vertragsärzte, Vertragszahnärzte (Zahnärzte-ZV). Kommentar.
St. Augustin: Asgard Verlag Dr. Werner Hippe, 1998, 349 S., ISBN 3-537-71551-X
🖩 211000

0018 Allgemeinmedizin, Fortbildung

Richtlinien der DEGAM (Deutsche Gesellschaft für Allgemeinmedizin) zur Fortbildung in der Allgemeinmedizin.
- Vom 20. Juli 1980 -
Der Praktische Arzt 19(1982)No. 4, S.326-328
🖩 68404

0019 Allgemeinmedizin, Weiterbildungskatalog

Richtlinien der DEGAM (Deutsche Gesellschaft für Allgemeinmedizin) zum Inhalt der Weiterbildung in der Allgemeinmedizin.
- Vom 17. Februar 1980 -
Der Praktische Arzt 19(1982)No. 4, S.319-325
🖩 68404

0020 Altenpflegegesetz (AltPflG)

Entwurf eines Gesetzes über die
Berufe in der Altenpflege.
- Gesetzentwurf des Bundesrates vom
26.04.1995 -
Mitteilungen der Berliner
Krankenhausgesellschaft,Berlin;
(1995)No.lfd.103, 2.August, 14 S.
⊟ 127791

0021 Ambulantes Operieren

Vereinbarung von
Qualitätssicherungsmassnahmen beim
ambulanten Operieren.
- 1994 -
Das Krankenhaus,Köln; 86(1994)No.8,
S. 368-371
⊟ 123439

**0022 Ambulantes Operieren im
Krankenhaus (SGB V § 115 a und b)**

1. Vor- und nachstationäre Behandlung
im Krankenhaus nach Paragraph
115 a SGB V. - Ambulantes
Operieren im Krankenhaus nach
Paragraph 115 b SGB V. Materialien.
Deutsche Krankenhausgesellschaft
November 1993, 103 S.
⊟ 121909

2. Vor und nachstationäre Behandlung
im Krankenhaus nach § 115a SGB
V. Ambulantes Operieren im
Krankenhaus nach § 115b SGB V. -
Materialien.
Düsseldorf: Deutsche Krankenhaus
Verlagsgesellschaft, 1997, 119 S.,
ISBN 3-928083-43-0
⊟ 209102

0023 Anästhesiologie

Sicherheit medizintechnischer Geräte
beim Einsatz in der Anästhesiologie.
Empfehlung der Deutschen
Gesellschaft für Anästhesiologie und
Intensivmedizin (DGAI).
Anästhesiologie und Intensivmedizin
(1979)No. 11, S.296-308

0024 Angestellte-Ärzte-Richtlinien

Richtlinien über die Beschäftigung von
angestellten Praxisärzten in der
Vertragsarztpraxis.
- Vom 1. Oktober 1997 -
Bundesanzeiger, Bonn; 50 (1998)

No.9, 15. Januar, S. 372
⊟ 211368

0025 Anhaltszahlen DKG

Anhaltszahlen für die Besetzung der
Krankenhäuser mit Ärzten.
Empfehlung der Deutschen
Krankenhausgesellschaft (DKG).
- Vom 9. September 1974 -
DKG-Sonderdruck (1974)No. 1,
September, S.2-4

0026 Anhaltszahlen DKG

Anhaltszahlen für die Besetzung der
Krankenhäuser mit Pflegekräften.
Empfehlung der Deutschen
Krankenhausgesellschaft (DKG).
- Vom 9. September 1974 -
DKG-Sonderdruck (1974)No. 1,
September, S.4-11

0027 Apothekenbesichtigung

Erlaß betreffend die Anweisung für die
amtliche Besichtigung der Apotheken
Mitteilungen der Saarländischen
Krankenhausgesellschaft (1980)No. 7,
lfd.Ziffer 98 und Anlage
⊟ 60083

**0028 Apothekenbetriebsordnung
(ApBetrO)**

1. Apothekenbetriebsordnung.
- Vom 7. August 1968 -
Bundesgesetzblatt, Teil I (1968),
S.939

2. Verordnung zur Änderung der
Apothekenbetriebsordnung.
- Vom 3. November 1970 -
Bundesgesetzblatt, Teil I (1970),
S.1510

3. Berichtigung der
Apothekenbetriebsordnung.
- Vom 30. November 1970 -
Bundesgesetzblatt, Teil I (1970),
S.1623

4. Zweite Verordnung zur Änderung
der Apothekenbetriebsordnung
Bundesgesetzblatt (1974)No. 98,
S.2060-2065
⊟ 34827

5. Dritte Verordnung zur Änderung der Apothekenbetriebsordnung.
- Vom 11. August 1980 -
Bundesgesetzblatt, Teil I (1980)No. 46, S.1267-1272
⌨ 60449

6. Verordnung über den Betrieb von Apotheken.
- Vom 9. Februar 1987 -
Bundesgesetzblatt, Teil I (1987) S.547 ff.

7. Verordnung über den Betrieb von Apotheken (ApBetrO) hier: Erste Verordnung zur Änderung der Verordnung über den Betrieb von Apotheken (Entwurf).
Mitteilungen der Saarländischen Krankenhausgesellschaft,Saarbrücken; (1993)No.lfd.050,12. November, 33 S.
⌨ 120761

8. Erste Verordnung zur Änderung der Verordnung über den Betrieb von Apotheken.
- Vom 9. August 1994 -
Bundesgesetzblatt Teil I,Bonn; (1994)No.55, 24.August, S.2108-2114.
⌨ 122719

9. Bekanntmachung der Neufassung der Apothekenbetriebsordnung
- Vom 26. September 1995 -
Bundesgesetzblatt Teil I,Bonn; (1995)No.51, 5.Oktober, S.1195-1212
⌨ 127435

0029 Apothekengesetz

1. Gesetz über das Apothekenwesen.
- Vom 20. August 1961 -
Bundesgesetzblatt, Teil I (1961), S.697

2. Entwurf eines Gesetzes zur Änderung des Gesetzes über das Apothekenwesen.
Bundesrat-Drucksache 498/77, 1977
⌨ 47403

3. Gesetz zur Änderung des Gesetzes über das Apothekenwesen.
- Vom 4. August 1980 -
Bundesgesetzblatt, Teil I (1980)No. 44, S.1142-1145
⌨ 60448

4. Bekanntmachung der Neufassung des Gesetzes über das Apothekenwesen.
- Vom 15. Oktober 1980 -
Bundesgesetzblatt, Teil I (1980)No. 68, S.1993-1999
⌨ 60590

5. Gesetz zur Anpassung des Apothekenrechts und berufsrechtlicher Vorschriften an das Europäische Gemeinschaftsrecht.
- Vom 23. August 1994 -
Bundesgesetzblatt Teil I,Bonn; (1994)No.57, 31. August, S. 2189, 2190
⌨ 123198

0030 Apotheker, Approbationsordnung (AAppO)

Approbationsordnung für Apotheker
- Vom 19. Juli 1989 -
Bundesgesetzblatt Teil I, Bonn; (1989)28. Juli, S. 1478 ff
⌨ 102393

0031 Approbationsordnung für Ärzte

1. Approbationsordnung für Ärzte.
- Vom 28. Oktober 1970 -
Bundesgesetzblatt, Teil I (1970), S.1458

2. Erste Verordnung zur Änderung der Approbationsordnung für Ärzte.
- Vom 21. Mai 1975 -
Bundesgesetzblatt, Teil I (1975), S.1257

3. Zweite Verordnung zur Änderung der Approbationsordnung für Ärzte.
- Vom 24. Februar 1978 -
Bundesgesetzblatt (1975)No. 11, S.312-324
⌨ 48695

4. Neufassung der Approbationsordnung für Ärzte.
- Vom 3. April 1979 -
Bundesgesetzblatt, Teil I (1979)No. 19, S.425-450
⌨ 53801

5. Berichtigung der Neufassung der Approbationsordnung für Ärzte.
- Vom 23. Mai 1979 -
Bundesgesetzblatt, Teil I (1979)No. 31, S.609

6. Dritte Verordnung zur Änderung der
Approbationsordnung für Ärzte.
- Vom 15. Juli 1981 -
Bundesgesetzblatt, Teil I (1981),
S.660

7. Fünfte Verordnung zur Änderung
der Approbationsordnung für Ärzte.
- Vom 15. Dezember 1986 -
Bundesgesetzblatt, Teil I (1986),
S.2457-2463
⊟ 87067

8. Verordnung zur Änderung von
Vorschriften über die ärztliche
Approbation.
- Vom 28. Mai 1987 -
Bundesgesetzblatt, Teil I (1987)No.
30, S.1349-1352
⊟ 88611

9. Bekanntmachung der Neufassung
der Approbationsordnung für Ärzte.
- Vom 14. Juli 1987 -
Bundesgesetzblatt, Teil I (1987)No.
30, S.1593 ff.

10. Achte Verordnung zur Änderung
der Approbationsordnung für Ärzte.
- Vom 11. Februar 1999 -
Bundesgesetzblatt Teil I, Bonn;
(1999) No.6, 18. Februar, S. 140
⊟ 214895

**0032 Arbeitsmedizinische Vorsorge (ZH 1/
600.42)**
Auswahlkriterien für die spezielle
arbeitsmedizinische Vorsorge nach
dem Berufsgenossenschaftlichen
Grundsatz G 42 "Tätigkeiten mit
Infektionsgefährdung".
- Ausgabe 1998 -
Köln: Heymanns, 1998, 22 S.
⊟ 214609

**0033 Arbeitsmedizinische
Vorsorgeuntersuchungen**
Arbeitsmedizinische
Vorsorgeuntersuchungen im
Gesundheitsdienst. Tierärztliche
Praxen und Kliniken.
- Stand: Oktober 1991 -
Berufsgenossenschaft für
Gesundheitsdienst und
Wohlfahrtspflege ca.1991, 11 S.
⊟ 115485

**0034 Arbeitsmedizinische
Vorsorgeuntersuchungen -
Biotechnologie (G 43)**
1. Berufsgenossenschaftliche
Grundsätze für arbeitsmedizinische
Vorsorgeuntersuchungen. G 43 -
Biotechnologie.
- Entwurf 2.1990 -
Arbeitsmedizin,Sozialmedizin,Praeve
ntivmedizin,Stuttgart; 25(1990)No.7,
S.325-328.
⊟ 106347

2. Neufassung der
Berufsgenossenschaftlichen
Grundsätze für arbeitsmedizinische
Vorsorgeuntersuchungen. G 43 -
Biotechnologie.
- Fassung 06. 1998 -
Arbeitsmedizin, Sozialmedizin,
Umweltmedizin, Stuttgart; 33 (1998)
No.10, Beilage, 2 S. und 3 S.
⊟ 214340

**0035 Arbeitsmedizinische
Vorsorgeuntersuchungen (G 42)**
Berufsgenossenschaftliche Grundsätze
für arbeitsmedizinische
Vorsorgeuntersuchungen. G 42 -
Tätigkeiten mit Infektionsgefährdung.
- Fassung 03.1998 -
Arbeitsmedizin, Sozialmedizin,
Umweltmedizin, Stuttgart; (1998) No.8,
Beilage, 8 S.
⊟ 213736

0036 Arbeitsschutz, EG-Rahmenrichtlinie
1. Gesetz zur Umsetzung der EG-
Rahmenrichtlinie Arbeitsschutz und
weiterer Arbeitsschutz- Richtlinien.
- Vom 7. August 1996 -
Bundesgesetzblatt Teil I, Bonn;
(1996) No.43, 20. August, S. 1246-
1253
⊟ 204656

2. Verordnung zur Umsetzung der EG-
Einzelrichtlinien zur EG-
Rahmenrichtlinie Arbeitsschutz.
- Vom 4. Dezember 1996 -
Bundesgesetzblatt Teil I (1996)No.
63, 10. Dezember, S. 1841-1845
⊟ 209432

0037 Arbeitssicherheitsgesetz

1. Gesetz über Betriebsärzte, Sicherheitsingenieure und andere Fachkräfte für Arbeitssicherheit.
- Vom 12. Dezember 1973 -
Bundesgesetzblatt, Teil I (1973), S.1885

2. Arbeitssicherheitsgesetz; geändert durch § 70 des Jugendarbeitsschutzgesetzes.
- Vom 12. April 1976 -
Bundesgesetzblatt, Teil I (1976), S.965

0038 Arbeitsstätten-Verordnung (ArbStättV)

1. Verordnung über Arbeitsstätten.
- Vom 20. März 1975 -
Bundesgesetzblatt, Teil I (1975)No. 32, S.729-742
⌷ 37291

2. Arbeitsstätten-Richtlinien zur Arbeitsstättenverordnung
- Ausgabe 1976 -
Berlin, Beuth Verlag 1976, 208 S.
⌷ 42443

3. Arbeitsstätten-Richtlinien zu § 7 Abs.4 der Arbeitsstättenverordnung. Sicherheitsbeleuchtungen
- Ausgabe März 1981 -
Unfall Report (1981)No. 3, S.24-28
⌷ 68423

4. Arbeitsstätten-Richtlinie zu § 41 Abs.3 der Arbeitsstättenverordnung. künstliche Beleuchtung für Arbeitsplätze und Verkehrswege im Freien
- Ausgabe März 1981 -
Unfall Report (1981)No. 3, S.29-31
⌷ 68423

5. Arbeitsstätten-Richtlinien.
Bundesarbeitsblatt,Köln; (1993)No.11, S. 40-46.
⌷ 120617

0039 Arbeitsstoffverordnung (ArbStoffV)

1. Verordnung über gefährliche Arbeitsstoffe.
- Vom 29. Juli 1980 -
Bundesgesetzblatt, Teil I (1980)No. 42, S. 1071-1080
⌷ 61207

2. Berichtigung der Verordnung über gefährliche Arbeitsstoffe.
- Vom 18. August 1980 -
Bundesgesetzblatt, Teil I (1980)No. 52, S.1536
⌷ 62477

3. Zweite Berichtigung der Verordnung über gefährliche Arbeitsstoffe.
- Vom 11. November 1980 -
Bundesgesetzblatt, Teil I (1980)No. 74, S.2159
⌷ 62478

4. Erste Verordnung zur Änderung der Verordnung über gefährliche Arbeitsstoffe.
- Vom 12. November 1980 -
Gesetz- und Verordnungsblatt für Berlin (1980)No. 82, S.2499

5. Zweite Verordnung zur Änderung der Verordnung über gefährliche Arbeitsstoffe.
- Vom 11. Februar 1982 -
Bundesgesetzblatt, Teil I (1982), S.140

6. Bekanntmachung der Neufassung der Verordnung über gefährliche Arbeitsstoffe.
- Vom 11. Februar 1982 -
Bundesgesetzblatt, Teil I (1982), S.144

0040 Arbeitszeitrechtsgesetz (ArbZRG)

1. Gesetz zur Vereinheitlichung und Flexibilisierung des Arbeitszeitrechts
- Vom 6. Juni 1994 -
Bundesgesetzblatt Teil I,Bonn; (1994)No.33,10.Juni, S.1170-1183.
⌷ 122070

2. Hinweise zum Arbeitszeitgesetz.
Düsseldorf: Deutsche Krankenhaus Verlagsgesellschaft, 1996, 48 S., ISBN 3-928083-52-X
⌷ 213402

0041 Arzneibuchverordnung (ABV)

1. Verordnung über das Arzneibuch.
- Vom 25. Juli 1978 -
Bundesgesetzblatt, Teil I (1978), S.1112

2. Erste Verordnung zur Änderung der Verordnung über das Arzneibuch.
- Vom 6. Juni 1980 -
Bundesgesetzblatt, Teil I (1980)No. 28, S.668
⊟ 60025

3. Zweite Verordnung zur Änderung der Verordnung über das Arzneibuch.
- Vom 22. Juli 1981 -
Bundesgesetzblatt, Teil I (1981), S.670

4. Dritte Verordnung zur Änderung der Verordnung über das Arzneibuch.
- Vom 15. Juli 1983 -
Bundesgesetzblatt, Teil I (1983), S. 942

5. Vierte Verordnung zur Änderung der Verordnung über das Arzneibuch.
- Vom 20. Februar 1985 -
Bundesgesetzblatt, Teil I (1985)No. 9, S. 384
⊟ 79646

6. Arzneibuchverordnung.
- Vom 27. September 1986 -
Bundesgesetzblatt, Teil I (1986), S.1610 ff.
⊟ 87924

0042 Arzneimittel-Richtlinien (AMR)

1. Arzneimittel-Richtlinien des Bundesausschusses der Ärzte und Krankenkassen.
- Vom 19. Juni 1978 -
Bundesanzeiger (1978)No. 235a
⊟ 503013

2. Änderung der Richtlinien über die Verordnung von Arzneimitteln in der kassenärztlichen Versorgung.
- Vom 7. Januar 1982 -
Bundesanzeiger (1981)No. 7, S.1

3. Richtlinien des Bundesausschusses der Ärzte und Krankenkassen über die Verordnung von Arzneimitteln in der vertragsärztlichen Versorgung.
- Vom 31. August 1993 -
Deutsches Ärzteblatt,Köln; 91(1994)No.3, 21. Januar, Ausgabe B, S.109-113
⊟ 120829

0043 Arzneimittel Schiedsstellenverordnung

Verordnung über die Schiedsstelle für Arzneimittelversorgung und die Arzneimittelabrechnung.
- Vom 29. September 1994 -
Bundesgesetzblatt Teil I,Bonn; (1994)No.68, 11.Oktober, S.2784, 2785.
⊟ 123356

0044 Arzneimittel-Verordnung, radioaktive Stoffe (AMRadV)

1. Dritte Verordnung zur Änderung der Verordnung über die Zulassung von Arzneimitteln, die mit ionisierenden Strahlen behandelt worden sind oder die radioaktive Stoffe enthalten.
- Vom 12. Februar 1985 -
Bundesgesetzblatt, Teil I (1985), S.368

2. Verordnung über radioaktive oder mit ionisierenden Strahlen behandelte Arzneimittel.
- Vom 28. Januar 1987 -
Bundesgesetzblatt, Teil I (1987), S.502

0045 Arzneimittel-Warnhinweisverordnung (AMWarnV)

1. Arzneimittel-Warnhinweisverordnung.
- Vom 21. Dezember 1984 -
Bundesgesetzblatt, Teil I (1985), S.22

2. Erste Verordnung zur Änderung der Arzneimittel-Warnhinweisverordnung.
- Vom 5. Dezember 1985 -
Bundesgesetzblatt, Teil I (1985), S.2167

0046 Arzneimittelgesetz

1. Gesetz zur Neuordnung des Arzneimittelrechts.
Bundesgesetzblatt (1976)No. 110, S. 2445-2483
⊟ 42832

2. Verordnung nach § 35 des Arzneimittelgesetzes über verschreibungspflichtige Arzneimittel.
Bundesgesetzblatt, Teil I (1977)No. 70, S.1933-1936
⊟ 47428

3. Arzneimittelgesetz. Hier:
Überwachung der klinischen
Prüfung.
Mitteilungen der
Krankenhausgesellschaft Rheinland-
Pfalz (1982)lfd.No. 150, 3 S.
🖳 70285

4. Erstes Gesetz zur Änderung des
Arzneimittelgesetzes.
- Vom 24. Februar 1983 -
Bundesgesetzblatt, Teil I (1983),
S.169

5. Zweites Gesetz zur Änderung des
Arzneimittelgesetzes.
- Vom 16. August 1986 -
Bundesgesetzblatt, Teil I (1986)No.
41, S.1296-1304
🖳 85426

6. Viertes Gesetz zur Änderung des
Arzneimittelgesetzes.
- Vom 11. April 1990 -
Bundesgesetzblatt Teil I,Bonn;
(1990)No.19, 19. April, S. 717-727
🖳 101412

7. Arzneimittelgesetz. EG-Recht-
Überleitungsverordnung mit einer
Kurzdarstellung des
Arzneimittelrechts.
- Stand: 1.Januar 1995 -
Deutscher Apotheker Verlag 1995,
156 S.
🖳 127703

8. Fünftes Gesetz zur Änderung des
Arzneimittelgesetzes.
- Vom 9. August 1994 -
Bundesgesetzblatt Teil I,Bonn;
(1994)No.54, 16.August, S.2071-
2087.
🖳 122717

9. Bekanntmachung der Neufassung
des Arzneimittelgesetzes.
- Vom 19. Oktober 1994 -
Bundesgesetzblatt Teil I,Bonn;
(1994)No.73, 27.Oktober, S. 3018-
3067
🖳 123855

10. Siebtes Gesetz zur Änderung des
Arzneimittelgesetzes.
- Vom 25. Februar 1998 -
Bundesgesetzblatt Teil I, Bonn;
(1998) No.11, 3. März, S. 374-379
🖳 211862

11. Bekanntmachung der Neufassung
des Arzneimittelgesetzes.
- 11. Dezember 1998 -
Bundesgesetzblatt Teil I, Bonn;
(1998) No.80, 17. Dezember, S.
3586-3638
🖳 213806

0047 Arzneimittelrecht

Bekanntmachung des Arbeitskonzepts
zur Aufbereitung des
Erkenntnismaterials über
Unbedenklichkeit und Wirksamkeit von
Arzneimitteln und die Nachzulassung
nach Artikel 3 § 7 des Gesetzes zur
Neuordnung des Arzneimittelrechts
- Vom 15. Januar 1985 -
Bundesanzeiger (1985)No. 16, S.789

**0048 Arzthelfer-Ausbildungsverordnung
(ArztHAusbV)**

1. Verordnung über die
Berufsausbildung zum Arzthelfer/zur
Arzthelferin.
- Vom 10. Dezember 1985 -
Bundesgesetzblatt, Teil I (1985)No.
59, S.2200-2208
🖳 82870

2. Bekanntmachung der Verordnung
über die Berufsausbildung zum
Arzthelfer/zur Arzthelferin nebst
Rahmenplan.
- Vom 21. März 1986 -
Bundesanzeiger (1986)No. 63,
Beilage

0049 Atomgesetz

1. Gesetz über die friedliche
Verwendung der Kernenergie und
den Schutz gegen die Gefahren.
- Vom 23. Dezember 1959 -
Bundesgesetzblatt, Teil I; (1959)S.
814 ff

2. Bekanntmachung der Neufassung
des Gesetzes über die friedliche
Verwendung der Kernenergie und
den Schutz gegen ihre Gefahren.
- Vom 31. Oktober 1976 -
Bundesgesetzblatt, Teil I (1976)No.
131, S.3053-3072
🖳 43011

3. Bekanntmachung der Neufassung des Atomgesetzes.
- Fassung vom 15. Juli 1985 -
Bundesgesetzblatt, Teil I; (1985), S. 1565 ff.

4. Gesetz zur Änderung des Atomgesetzes und des Gesetzes über die Errichtung eines Bundesamtes für Strahlenschutz.
- Vom 6. April 1998 -
Bundesgesetzblatt, Teil I; (1998) S. 694ff

0050 Atomrechtliche Deckungsvorsorge-Verordnung (AtDeckV)

Verordnung über die Deckungsvorsorge nach dem Atomgesetz.
- Vom 25. Januar 1977 -
Gesetz- und Verordnungsblatt für Berlin, 33(1977)No. 23, S.644-649
▣ 45170

0051 Aufzüge (TRA 1300)

Technische Regeln für Aufzüge
- Ausgabe Mai 1994 -
Bundesarbeitsblatt,Koeln; (1994)No.5, S.49-63.
▣ 123353

0052 Aufzugsverordnung (AufzV)

1. Aufzugsverordnung.
- Vom 28. September 1961 -
Bundesgesetzblatt, Teil I (1961), S.1763

2. Aufzugsverordnung.
Bundesgesetzblatt (1972), S.482-497
▣ 3844

3. Verordnung über Aufzugsanlagen.
Bundesgesetzblatt, Teil I (1980)No. 8, S.205-213

4. Verordnung über Aufzugsanlagen.
Köln,u. a.; Heymanns 1988, ZH 1/4, 2.Auflage, 27 S.
▣ 112081

5. Verordnung zum Gerätesicherheitsgesetz und zur Änderung der Aufzugsverordnung.
- Vom 17. Juni 1998 -
Bundesgesetzblatt Teil I, Bonn; (1998) No.37, 24. Juni, S. 1393-1396
▣ 211858

6. Bekanntmachung der Neufassung der Aufzugsverordnung.
- Vom 19. Juni 1998 -
Bundesgesetzblatt Teil I, Bonn; (1998) No.37, 24. Juni, S. 1410-1420
▣ 211859

0053 Ausbildungsvertrag

Abschluß von Ausbildungsverträgen mit Schülerinnen/Schülern in der Krankenpflege/ Kinderkrankenpflege, in der Krankenpflegehilfe, in der Entbindungspflege und mit Hebammen.
Mitteilungen der Berliner Krankenhausgesellschaft (1985)No. 151, 21 S.
▣ 81477

0054 Baugesetzbuch

1. Gesetz über das Baugesetzbuch.
- Vom 8. Dezember 1986 -
Bundesgesetzblatt, Teil I (1986)No. 63, S.2191-2236
▣ 87411

2. Änderung des Baugesetzbuches durch Gesetz.
- Vom 20. Dezember 1996 -
Bundesgesetzblatt (1996) S. 2049, 2076

0055 Baunutzungsverordnung (BauNVO)

1. Verordnung über die bauliche Nutzung der Grundstücke.
- Vom 26. Juni 1962 -
Bundesgesetzblatt, Teil I (1962), S.429

2. Neufassung der Verordnung über die bauliche Nutzung der Grundstücke.
- Vom 26. November 1968 -
Bundesgesetzblatt, Teil I (1968), S. 1238

3. Neufassung der Verordnung über die bauliche Nutzung der Grundstücke.
- Vom 15. September 1977 -
Bundesgesetzblatt, Teil I (1977), S. 1763

0056 Bauordnung (BauNVO)

Neubekanntmachung der Bauordnung.
- Vom 23. Januar 1990 -
Bundesgesetzblatt (1990) S. 132 ff.

0057 Baurichtlinien für Medizinische Bäder

1. Technischer Ausschuß der Deutschen Gesellschaft für das Badewesen e.V., Arbeitsgruppe "Baurichtlinien für Medizinische Bäder". Beschlußfassung 60.00 - Gebäudetechnik.
- Vom Februar 1977 -
Archiv des Badewesens, 30(1977)No. 9, S.438-446
🖭 53102

2. Technischer Ausschuß der Deutschen Gesellschaft für das Badewesen e.V., Arbeitsgruppe "Baurichtlinien für Medizinische Bäder". Beschlußfassung 30.00 - Bewegungsbäder.
- Vom Juni 1977 -
Archiv des Badewesens, 30(1977)No. 11, S.586-588
🖭 53107

3. Technischer Ausschuß der Deutschen Gesellschaft für das Badewesen e.V., Arbeitsgruppe "Baurichtlinien für Medizinische Bäder". Beschlußfassung 40.00 - Schwitzbäder.
- Vom September 1977 -
Archiv des Badewesens, 32(1979)No. 2, S.55-59
🖭 53943

4. Technischer Ausschuß der Deutschen Gesellschaft für das Badewesen e.V., Arbeitsgruppe "Baurichtlinien für Medizinische Bäder". Beschlußfassung 40.00 - Schwitzbäder, Ergänzung.
- Vom September 1977 -
Archiv des Badewesens, 31(1978)No. 5, S.223
🖭 53109

5. Technischer Ausschuß der Deutschen Gesellschaft für das Badewesen e.V., Arbeitsgruppe "Baurichtlinien für Medizinische Bäder". Beschlußfassung 21.00 - Ausstattung und Geräte, Arbeitsfassung.
- Vom März 1979 -
Archiv des Badewesens, 32(1979)No. 9, S.497-500
🖭 55950

6. Technischer Ausschuß der Deutschen Gesellschaft für das Badewesen e.V., Arbeitsgruppe "Baurichtlinien für Medizinische Bäder". Beschlußfassung 50.00 - Ausbau (Bauausstattung), Arbeitsfassung.
- Vom Februar 1980 -
Archiv des Badewesens, 33(1980)No. 6, S.210-214
🖭 59155

7. Baurichtlinien für Medizinische Bäder.
- 1990 -
Gesellschaft für das Badewesen; 1990 (Überarb.1999 geplant)

0058 Baustoffüberwachung
Überwachung der Herstellung von Baustoffen und Bauteilen.
Ministerialblatt für das Land Nordrhein-Westfalen, 30(1977)No. 1, S.3-6
🖭 43614

0059 Bedarfsplanungs-Richtlinien-Ärzte

1. Richtlinien des Bundesausschusses der Ärzte und Krankenkassen über die Bedarfsplanung.
- Vom 4. Juli 1977 -
Bundesanzeiger (1977)No. 217, Beilage 28
🖭 51033

2. Bedarfsplanungs-Richtlinien-Ärzte. Die Betriebskrankenkasse, 71(1983)No. 12, S.416, 417
🖭 75208

3. Richtlinien des Bundesausschusses für Ärzte und Krankenkassen über die Bedarfsplanung in der kassenärztlichen Versorgung.
- Vom 5. Oktober in der geänderten Fassung vom 12. Juli 1983 -
Bundesanzeiger (1983) No.201, 25. Oktober
🖭 92763

4. Richtlinien des Bundesausschusses der Ärzte und Krankenkassen über die Bedarfsplanung sowie die Maßstäbe zur Feststellung von Überversorgung und Unterversorgung in der vertragsärztlichen Versorgung.
- Vom 9.März 1993 -
Deutsches Ärzteblatt,Köln; 90(1993)No.28/29, 16.Juli, Ausgabe B, S. B-1464-B-1472.
▢ 119548

5. Bekanntmachung einer Änderung der Bedarfsplanungs-Richtlinien-Ärzte.
- Vom 1. Oktober 1997 -
Bundesanzeiger, Bonn; 50 (1998) No.9, 15. Januar, S. 371-372
▢ 211367

0060 Behinderte, Bauen für

Bauen für Behinderte
Ministerialblatt für das Land Nordrhein-Westfalen, 31(1978)No. 43, S.643
▢ 49832

0061 Behinderten-Wohnstätten-Richtlinien

Richtlinien für die Errichtung von Wohnstätten für erwachsene geistig Behinderte.
Bochum, Institut für Sozialrecht der Ruhr-Universität 1975, 668 S.
▢ 41006

0062 Beitragsentlastungsgesetz (BeitrEntlG)

Gesetz zur Entlastung der Beiträge in der gesetzlichen Krankenversicherung.
- Vom 1. November 1996 -
Bundesgesetzblatt Teil I, Bonn; (1996) No.55, 7.November, S. 1631-1633
▢ 204050

0063 Berufskrankheiten-Verordnung

Zweite Verordnung zur Änderung der Berufskrankheiten-Verordnung.
- Vom 18. Dezember 1992 -
Mitteilungen Hamburgische Krankenhausgesellschaft,Hamburg; (1993)No.lfd.63, 5.April, 2 S.
▢ 117974

0064 Bestimmungsverordnung besonders überwachungsbedürftiger Abfälle (BestbüAbfV)

Verordnung zur Bestimmung von besonders überwachungsbedürftigen Abfällen.
- Vom 10. September 1996 -
Bundesgesetzblatt Teil I, Bonn; (1996)No. 47, 20. September, S. 1365-1460
▢ 203723

0065 Bestimmungsverordnung überwachungsbedürftige Abfälle zur Verwertung (BestüVAbV)

Verordnung zur Bestimmung von überwachungsbedürftigen Abfällen zur Verwertung.
- Vom 10. September 1996 -
Bundesgesetzblatt Teil I, Bonn; (1996) No.47, 20.September, S. 1365-1460
▢ 203723

0066 Betäubungsmittel-Außenhandels-Verordnung

0067 Betäubungsmittel-Kosten-Verordnung (BtMKostV)

Betäubungsmittel-Kosten-Verordnung.
- Vom 16. Dezember 1981 -
Bundesgesetzblatt, Teil I (1981), S.1433

0068 Betäubungsmittel-Verschreibungsverordnung (BtMVV)

1. Verordnung über das Verschreiben, die Abgabe und den Nachweis des Verbleibs von Betäubungsmitteln.
Bundesgesetzblatt (1974)No. 8, S.110-115
▢ 32467

2. Achte Betäubungsmittel-Gleichstellungsverordnung und zweite Verordnung zur Betäubungsmittel-Verschreibungsverordnung.
Bundesgesetzblatt (1978)No. 22, S.529-544
▢ 49424

3. Dritte Verordnung zur Änderung der Betäubungsmittel-Verschreibungs-Verordnung.
- Vom 15. Juni 1981 -
Bundesgesetzblatt, Teil I (1981), S.530

4. Verordnung über das Verschreiben, die Abgabe und den Nachweis des Verbleibs von Betäubungsmitteln.
- Vom 16. Dezember 1981 -
Bundesgesetzblatt, Teil I (1981), S. 1427
🖫 67344

5. Bekanntmachung zur Betäubungsmittel-Verschreibungs-Verordnung.
- Vom 22. Dezember 1981 -
Bundesanzeiger (1982)No. 9, S.3

6. Bekanntmachung der Neufassung der Betäubungsmittel-Verschreibungsverordnung.
- Vom 16. September 1993September 1993. -
Bundesgesetzblatt Teil I,Bonn; (1993)No. 50, 22. September, S. 1637-1644
🖫 119335

0069 Betäubungsmittelgesetz (BtMG)

Bekanntmachung der Neufassung des Betäubungsmittelgesetzes.
- Vom 1. März 1994 -
Bundesgesetzblatt Teil I,Bonn; (1994)No.13, 10. März, S. 358-383
🖫 121035

0070 Betäubungsmittelrecht

Neuordnung des Betäubungsmittelrechts.
- Vom 25. Juli 1981 -
Bundesgesetzblatt, Teil I (1981), S.681

0071 Betäubungsmittelrechts-Änderungsverordnung (5. BtMÄndV)

Fünfte Verordnung zur Änderung betäubungsmittelrechtlicher Vorschriften
- Vom 18. Januar 1994 -
Bundesgesetzblatt Teil I,Bonn; (1994)No.4, 28. Januar, S. 99,100
🖫 123354

0072 Betäubungsmittelvorräte im Krankenhausbereich

1. Richtlinien über Massnahmen zur Sicherung von Betäubungsmittelvorräten im Krankenhausbereich.
- Stand: 1. Nov. 1987 -
Krankenhauspharmazie,Stuttgart; 9(1988)No.9, S.356, 357.
🖫 95289

2. Richtlinien über Massnahmen zur Sicherung von Betäubungsmittelvorräten im Krankenhausbereich (hrsg. vom Bundesinstitut für Arzneimittel und Medizinprodukte - Bundesopiumstelle)
- Stand:1.7.1994 -
Mitteilungen der Berliner Krankenhausgesellschaft, Berlin; (1996) No.lfd. 86, 15. August, 2 S.
🖫 203175

0073 Betreuungsgesetz

1. Das Betreuungsgesetz in der Praxis - ein Leitfaden.
Bundesanzeiger 1992, 125 S.
🖫 113812

2. Gesetz zur Reform des Rechts der Vormundschaft und Pflegschaft für Volljährige.
- Vom 12. September 1990 (in Kraft ab 1. Januar 1992) -
Bundesgesetzblatt Teil I; (1990)No. 48, 12. September, S. 2002-2027
🖫 111962

0074 Betreuungsrechtsänderungsgesetz (BtÄndG)

Gesetz zur Änderung des Betreuungsrechts sowie weiterer Vorschriften.
- Vom 25. Juni 1998 -
Bundesgesetzblatt Teil I, Bonn; (1998) No.39, S. 1580-1587
🖫 212544

0075 Betriebsärztlicher und Sicherheitstechnischer Dienst

1. Richtlinien für den betriebsärztlichen und sicherheitstechnischen Dienst in den Verwaltungen und Betrieben des Bundes.
- Vom 28. Januar 1978 -
Gemeinsames Ministerialblatt, 29(1978)No. 7, S.114-118
🖫 48877

2. Änderung der Richtlinien für den betriebsärztlichen und sicherheitstechnischen Dienst in den Verwaltungen und Betrieben des Bundes.
Gemeinsames Ministerialblatt, 32(1981)No. 33, S.516

0076 Betriebsbeauftragte für Abfall

Verordnung über Betriebsbeauftragte für Abfall.
Hessische Krankenhausgesellschaft,Rundschreiben (1977)No. 12, S.7-9
🖫 47622

0077 Bettenhygiene

Krankenhaushygiene: Betten und Matratzenaufbereitung. Empfehlung des Arbeitskreises Bettenhygiene.
Bundesgesundheitsblatt,Köln; 32(1989)No. 11, S. 496, 497
🖫 99858

0078 Blutgruppenbestimmungs-Richtlinie

1. Richtlinien zur Blutgruppenbestimmung und Bluttransfusion.
- Vom Februar 1979 -
Bundesgesundheitsblatt, 23(1980)No. 18, S.269-280

2. Richtlinien zur Blutgruppenbestimmung und Bluttransfusion (Hämotherapie)
- 1996 -
Bundesgesundheitsblatt, Köln; 39 (1996) No.12, S. 468-489
🖫 205382

0079 Blutstammzellen

Richtlinien zur Transplantation peripherer Blutstammzellen.
Bundesgesundheitsblatt, Köln; 40 (1997) No.7, S. 254-261
🖫 207862

0080 Brandschutz

Brandschutz im Betrieb.
Verband der Sachversicherer 1988, 27 S.
🖫 111499

0081 Brandschutz-Richtlinien

Krankenhäuser. Richtlinien für den Brandschutz.
Verband der Sachversicherer 1988, 14 u.14 S.
🖫 111368

0082 Brennbare Flüssigkeiten

Verordnung über brennbare Flüssigkeiten.
- Vom 5. Juni 1970 -
Bundesgesetzblatt, Teil I (1970), S.689

0083 Bundes-Apothekerordnung

1. Gesetz zur Änderung der Bundes-Apothekerordnung
Bundesgesetzblatt (1976)No. 83, S.1809
🖫 42419

2. Durchführung der Bundes-Apothekerordnung
Ministerialblatt für das Land Nordrhein-Westfalen, 33(1980)No. 77, S.1726-1740
🖫 60450

3. Zweites Gesetz zur Änderung der Bundes-Apothekerordnung.
- Vom 13. August 1982 -
Bundesgesetzblatt, Teil I (1982), S.1138

4. Bekanntmachung der Neufassung der Bundes-Apothekerordnung.
- Vom 19. Juli 1989 -
Bundesgesetzblatt Teil I,Bonn; (1989)No.38, S.1478-1481.
🖫 98664

0084 Bundes-Seuchengesetz

1. Gesetz zur Verhütung und Bekämpfung übertragbarer Krankheiten beim Menschen. Bundesseuchengesetz.
- Vom 18. Juli 1961 -
Bundesgesetzblatt, Teil I (1961), S.1012

2. Zweites Gesetz zur Änderung des Bundes-Seuchengesetzes.
   - Vom 25. August 1971 -
   Bundesgesetzblatt, Teil I (1971)No. 86, S.1401-1406
   ⊟ 1388

3. Verordnung zur Änderung der Verordnung über die Zuständigkeit nach dem Bundes- Seuchengesetz.
   - Vom 22. Januar 1974 - ˋ
   Gesetz- und Verordnungsblatt für das Land Nordrhein-Westfalen, 28(1974)No. 6, S.58,59
   ⊟ 32248

4. Gesetz zur Änderung des Bundes-Seuchengesetzes.
   - Vom 2. Mai 1975 -
   Bundesgesetzblatt (1975)No. 51, S.1053-1054
   ⊟ 37673

5. Viertes Gesetz zur Änderung des Bundes-Seuchengesetzes.
   - Vom 18. Dezember 1979 -
   Bundesgesetzblatt, Teil I (1979)No. 75, S.2248-2261
   ⊟ 57680

6. Berichtigung des Bundes-Seuchengesetzes.
   Bundesgesetzblatt, Teil I (1980), S.151

7. Fünftes Gesetz zur Änderung des Bundes-Seuchengesetzes.
   - Vom 27. Juni 1985 -
   Bundesgesetzblatt, Teil I (1985), S.1254

0085 Bundesärzteordnung (BÄO)

1. Bekanntmachung der Neufassung der Bundesärzteordnung.
   - Vom 14. Dezember 1977 -
   Bundesgesetzblatt, Teil I (1977), S.1885 ff.
   ⊟ 47780

2. Durchführung der Bundesärzteordnung.
   Ministerialblatt für das Land Nordrhein-Westfalen, 33(1980)No. 78, S.1746-1757
   ⊟ 60451

3. Viertes Gesetz zur Änderung der Bundesärzteordnung.
   - Vom 14. März 1985 -
   Bundesgesetzblatt, Teil I (1985)No. 16, S.555-557
   ⊟ 80053

4. Gesetz zur Änderung des Artikels 2 des Vierten Gesetzes zur Änderung der Bundesärzteordnung und zur Änderung der Bundesärzteordnung, des Gesetzes über die Ausübung der Zahnheilkunde und der Reichsversicherungsordnung.
   - Vom 27. Januar 1987 -
   Bundesgesetzblatt, Teil I (1987), S.481 ff.

5. Bundesärzteordnung.
   - Vom 16. April 1987 -
   Bundesgesetzblatt, Teil I (1987)No. 26, S.1218-1224
   ⊟ 87636

6. Gesetz zur Änderung der Bundesärzteordnung und weiterer Bundesgesetze für Heilberufe.
   - Vom 23. März 1992 -
   Bundesgesetzblatt Teil I,Bonn; (1992)No.17, 7.April, S.719-726
   ⊟ 115754

0086 Bundesbaugesetz (BBauG)

1. Bundesbaugesetz.
   - Vom 23. Juli 1960 -
   Bundesgesetzblatt, Teil I (1960), S.341

2. Vollzug des Bundesbaugesetzes. Berücksichtigung des Schallschutzes im Städtebau.
   Ministerialblatt für das Land Nordrhein-Westfalen, 24(1971)No. 137, S. 2129-2136
   ⊟ 2536

3. Bundesbaugesetz - Bauleitplanung, Sicherung der Bauleitplanung, Erhaltung baulicher Anlagen, Erschließungsrecht.
   Ministerialblatt für das Land Nordrhein-Westfalen, 24(1976)No. 152, S.2712-2728
   ⊟ 43646

4. Bundesbaugesetz
   Bundesgesetzblatt, Teil I (1976)No. 105, S.2256-2317
   ⊟ 42453

5. Gesetz zur Änderung des
   Bundesbaugesetzes.
   Bundesgesetzblatt, Teil I (1976)No.
   105, S.2221-2255
   ⊟ 42452

6. Berichtigung des Gesetzes zur
   Änderung des Bundesbaugesetzes
   sowie der Bekanntmachung der
   Neufassung des
   Bundesbaugesetzes und des
   Städtebauförderungsgesetzes.
   Bundesgesetzblatt, Teil I (1976)No.
   147, S.3617
   ⊟ 43444

0087 Bundesdatenschutzgesetz (BDSG)

1. Gesetz zum Schutz vor Mißbrauch
   personenbezogener Daten bei der
   Datenverarbeitung
   Bundesgesetzblatt, Teil I (1977)No.
   7, S.201-214
   ⊟ 44018

0088 Bundesimmissionsschutzgesetz (BImSchG)

1. Gesetz zum Schutz vor schädlichen
   Umwelteinwirkungen durch
   Luftverunreinigungen, Geräusche,
   Erschütterungen und ähnliche
   Vorgänge.
   - Vom 15. März 1974 -
   Bundesgesetzblatt (1974)No. 27,
   S.721-743
   ⊟ 32648

2. Erste Verordnung zur Durchführung
   des Bundes-
   Immissionsschutzgesetzes.
   Verordnung über Feuerungsanlagen.
   - Vom 28. August 1974 -
   Gesetz- und Verordnungsblatt für
   Berlin, 30(1974)No. 86, S.2343-2351
   ⊟ 33700

3. Allgemeine Verwaltungsvorschrift
   zur ersten Verordnung zur
   Durchführung des Bundes-
   Immissionsschutzgesetzes.
   Verwaltungsvorschrift zur
   Verordnung über Feuerungsanlagen.
   Gemeinsames Ministerialblatt,
   26(1975)No. 18, S.429-436
   ⊟ 37725

4. Erste Verordnung zur Änderung der
   ersten Verordnung zur Durchführung
   des Bundes-
   Immissionsschutzgesetzes.
   - Vom 22. September 1978 -
   Gesetz- und Verordnungsblatt für
   Berlin, 34(1978)No. 83, S.2183-2188

5. Zweite Verordnung zur
   Durchführung des Bundes-
   Immissionsschutzgesetzes.
   Verordnung über
   Chemischreinigungsanlagen.
   Gesetz- und Verordnungsblatt für
   Berlin, 30(1974)No. 86, S.2352-2353
   ⊟ 33701

6. Vierte Verordnung zur Durchführung
   des Bundes-
   Immissionsschutzgesetzes.
   Verordnung über
   genehmigungsbedürftige Anlagen.
   Bundesgesetzblatt (1975)No. 18,
   S.499-506
   ⊟ 36902

7. Vierte Verordnung zur Durchführung
   des Bundes-
   Immissionsschutzgesetzes.
   Verordnung über
   genehmigungsbedürftige Anlagen.
   - Vom 14. März 1997 -
   Bundesgesetzblatt Teil I, Bonn;
   (1997) No.17, 20. März, S. 504-522
   ⊟ 210359

8. Gesetz zur Änderung des Bundes-
   Immissionsschutzgesetzes.
   Bundesgesetzblatt (1976)No. 50,
   S.1148
   ⊟ 41208

9. Gesetz zur Änderung des Bundes-
   Immissionsschutzgesetzes.
   - Vom 28. März 1980 -
   Bundesgesetzblatt, Teil I (1980),
   S.373

10. 13. Verordnung zur Durchführung
    des Bundes-
    Immissionsschutzgesetzes.
    Verordnung über
    Großfeuerungsanlagen.
    - Vom 22. Juni 1983 -
    Bundesgesetzblatt, Teil I (1983),
    S.719

11. Zweites Gesetz zur Änderung des
    Bundes-Immissionsschutzgesetzes.
    - Vom 4. Oktober 1985 -
    Bundesgesetzblatt, Teil I (1985),
    S.1950

12. Verordnung zur Änderung der Neunten Verordnung zur Durchführung des Bundes-Immissionsschutzgesetzes.
- Vom 20. März 1992 -
Bundesgesetzblatt Teil I,Bonn; (1992)No.14, 27.März, S.536-543.
⌨ 115752

13. Fünfte Verordnung zur Durchführung des Bundes-Immissionsschutzgesetzes.
Verordnung über Immissionsschutz- und Störfallbeauftragte.
- Vom 30. Juli 1993 -
Bundesgesetzblatt Teil I,Bonn; (1993)No.42, 7.August, S.1433-1435.
⌨ 118951

14. Zweiundzwanzigste Verordnung zur Durchführung des Bundes-Immisionsschutzgesetzes.
Verordnung über Immissionswerte.
- Vom 26. Oktober 1993 -
Bundesgesetzblatt Teil I,Bonn; (1993)No.58, 5.November, S.1819,1820.
⌨ 120212

15. Verordnung zur Änderung der Siebzehnten, der Neunten und der Vierten Verordnung zur Durchführung des Bundes-Immissionsschutzgesetzes.
- Vom 23. Februar 1999 -
Bundesgesetzblatt Teil I, Bonn; (1999) No.8, 26. Februar, S. 186-189
⌨ 214610

0089 Bundespflegesatzverordnung (BPflV)

1. Verordnung zur Regelung der Krankenhauspflegesätze.
- Vom 25. April 1973 -
Bundesgesetzblatt, Teil I (1973), S.333-356
⌨ 18267

2. Erste Verordnung zur Änderung der Bundespflegesatzverordnung.
- Vom 23. Juni 1976 -
Bundesgesetzblatt, Teil I (1976), S.1675

3. Zweite Verordnung zur Änderung der Bundespflegesatzverordnung.
- Vom 8. März 1978 -
Bundesgesetzblatt, Teil I (1978)No. 13, S.386
⌨ 48847

4. Dritte Verordnung zur Änderung der Bundespflegesatzverordnung.
- Vom 22. Mai 1979 -
Bundesgesetzblatt, Teil I (1979), S.583
⌨ 55601

5. Vorentwurf einer vierten Verordnung zur Änderung der Bundespflegesatzverordnung.
- Vom März 1980 -
Mitteilungen der Berliner Krankenhausgesellschaft (1980)No. 71

6. Zweite Verordnung zur Änderung der Gebührenordnung für Ärzte und Vierte Verordnung zur Änderung der Bundespflegesatzverordnung.
- Vom 20. Dezember 1984 -
Bundesgesetzblatt, Teil I (1984)No. 55, S.1680,1681
⌨ 79039

7. Verordnung zur Regelung der Krankenhauspflegesätze.
- Vom 21. August 1985 -
Bundesgesetzblatt, Teil I (1985)No. 44, S.1666-1694
⌨ 81444

8. Erste Verordnung zur Änderung der Bundespflegesatzverordnung 1985.
Heger 1.9.1989, 13 S.
⌨ 102389

9. Bundespflegesatzverordnung.
Kommentar mit einer umfassenden Einführung in das Pflegesatzrecht.
Kohlhammer 1993, 317 S.
⌨ 122410

10. Verordnung zur Regelung der Krankenhauspflegesätze vom 21. August 1985 zuletzt geändert durch das Gesundheits-Strukturgesetz vom 18.12.1992.
- Stand: Dezember 1992 -
Krankenhaus Umschau,Kulmbach; 62(1993)No.1, Sonderbeilage, 12 S.
⌨ 116819

11. Bundespflegesatzverordnung
1995.
Das Krankenhaus,Köln; 86(1994)No.
5, Beilage, 80 S.
⌨ 122037

12. Verordnung zur Neuordnung des
Pflegesatzrechts.
- Vom 8. Juli 1994 -
Krankenhaus Umschau,Kulmbach;
63(1994)No.7, Beilage Sonderheft
Bundespflegesatzverordnung '95, 66
S.
⌨ 122743

13. Bundespflegesatzverordnung
1994.
AOK Verlag August 1994, 175 S.
⌨ 124002

14. Verordnung zur Regelung der
Krankenhauspflegesätze (einschl. 1.
und 2. Änderungsverordnung BPflV
vom 22. September 1995).
- Stand: September 1995 -
Krankenhaus Umschau,Kulmbach;
64(1995)No.10, Sonderheft 9/95, 74
S.
⌨ 127909

15. Bundespflegesatzverordnung.
Kommentar mit einer umfassenden
Einführung in das Recht der
Krankenhausfinanzierung.
Kohlhammer 1995, 2. überarb.Aufl.,
438 S.
⌨ 127994

16. Verordnung zur Neuordnung des
Pflegesatzrechts.
- Vom 26. September 1994 -
Bundesgesetzblatt Teil I,Bonn;
(1994)No.67, 7.Oktober, S.2750-
2765.
⌨ 123355

17. Erste Verordnung zur Änderung
der Bundespflegesatzverordnung
- Vom 18. Dezember 1995 -
Bundesgesetzblatt Teil I, Bonn;
(1995) No.68, 28.Dezember, S.
1988-2002
⌨ 200730

18. Zweite Verordnung zur Änderung
der Bundespflegesatzverordnung
- Vom 18. Dezember 1995 -
Bundesgesetzblatt Teil I, Bonn;
(1995) No.68, 28.Dezember, S.
2003-2005
⌨ 200730

19. Dritte Verordnung zur Änderung
der Bundespflegesatzverordnung
- Vom 18. Dezember 1995 -
Bundesgesetzblatt Teil I, Bonn;
(1995) No.68, 28.Dezember, S. 2006
⌨ 200730

20. Vierte Verordnung zur Änderung
der Bundespflegesatzverordnung.
- Vom 17. April 1996 -
Bundesgesetzblatt Teil I, Bonn;
(1996) No.22, 22. April, S. 619
⌨ 202224

21. Fünfte Verordnung zur Änderung
der Bundespflegesatzverordnung.
- Vom 9. Dezember 1997 -
Bundesgesetzblatt Teil I, Bonn;
(1997) No.82, 16. Dezember, S.
2874-2881
⌨ 210124

22. Bundespflegesatzverordnung '95.
In der Fassung der 5. ÄndV und den
durch die Selbstverwaltung
vereinbarten Fallpauschalen- und
Sonderentgeltkatalogen
- Stand: 1. 1. 1999 -
Kulmbach: Baumann, 1998, 142 S.
⌨ 213937

0090 Bundessozialhilfegesetz (BSHG)

1. Bundessozialhilfegesetz.
- Fassung vom 18. September 1969
-
Bundesgesetzblatt, Teil I (1969),
S.1688 ff.

2. Bekanntmachung der Neufassung
des Bundessozialhilfegesetzes.
- Vom 13. Februar 1976 -
Bundesgesetzblatt, Teil I (1976),
S.289

3. Bekanntmachung der Neufassung
des Bundessozialhilfegesetzes.
- Vom 22. Dezember 1981 -
Bundesgesetzblatt, Teil I (1981),
S.15

4. Bekanntmachung der Neufassung
des Bundessozialhilfegesetzes.
- Vom 24. Mai 1983 -
Bundesgesetzblatt, Teil I (1983),
S.613 ff.

5. Viertes Gesetz zur Änderung des
Bundessozialhilfegesetzes.
- Vom 21. Juni 1985 -
Bundesgesetzblatt, Teil I (1985),
S.1081

6. Fünftes Gesetz zur Änderung des Bundessozialhilfegesetzes.
- Vom 28. Oktober 1986 -
Bundesgesetzblatt, Teil I (1986), S.1657

7. Bekanntmachung der Neufassung des Bundessozialhilfegesetzes.
- Vom 20. Januar 1987 -
Bundesgesetzblatt, Teil I (1987), S.401

8. Berichtigung der Neufassung des Bundessozialhilfegesetzes.
- Vom 27. Januar 1987 -
Bundesgesetzblatt, Teil I (1987), S.494

9. Bekanntmachung der Neufassung des Bundessozialhilfegesetzes.
- Vom 23. März 1994 -
Bundesgesetzblatt Teil I,Bonn;
(1994)No.20, 7.April, S.646-672
⌨ 122714

0091 Chemie-Labor-Richtlinien

Richtlinien für chemische Laboratorien.
Köln, Carl Heymanns Verlag o.J., 107 S.
⌨ 39622

0092 Chemikalien

Erste Verordnung zur Änderung chemikalienrechtlicher Verordnungen.
- Vom 12. Juni 1996 -
Bundesgesetzblatt, Teil I, Bonn;
(1996)No. 29, S. 818-823
⌨ 209431

0093 Chemikalien-Altstoff-Verordnung (ChemG-Altstoff-VO)

Chemikalien-Altstoff-Verordnung
- Vom 2. Dezember 1981 -
Bundesgesetzblatt, Teil I (1981), S.1239
⌨ 66504

0094 Chemikaliengesetz (ChemG)

1. Gesetz zum Schutz vor gefährlichen Stoffen.
- Vom 16. September 1980 -
Bundesgesetzblatt, Teil I (1980)No. 58, S.1718-1728
⌨ 612557

2. Verordnung zur Bestimmung der Anmeldestelle nach dem Chemikaliengesetz.
- Vom 2. Dezember 1981 -
Bundesgesetzblatt, Teil I (1981), S.1238
⌨ 66504

3. Allgemeine Verwaltungsvorschrift zur Durchführung der Bewertung nach § 12 Abs.2 Chemikaliengesetz.
- Vom 18. Dezember 1981 -
Bundesanzeiger (1981)No. 240, S.2

4. Erste Verordnung zur Änderung der Verordnung über Anmeldeunterlagen und Prüfnachweise nach dem Chemikaliengesetz.
- Vom 14. Oktober 1986 -
Bundesgesetzblatt, Teil I (1986), S. 1641

5. Gesetz zum Schutz vor gefährlichen Stoffen.
- Vom 25. Juli 1994 -
Bundesgesetzblatt Teil I,Bonn;
(1994)No.47, 29.Juli, S.1704-1732
⌨ 122715

6. Zweite Verordnung zur Änderung der Verordnung zum Schutz vor gefährlichen Stoffen.
- Vom 19. September 1994 -
Bundesgesetzblatt Teil I,Bonn;
(1994)No.64, 29.September, S.2557-2561.
⌨ 123854

0095 Chemikaliengesetz (ChemG Anmelde- und Prüfnachweis-VO)

Verordnung über Anmeldeunterlagen und Prüfnachweise nach dem Chemikaliengesetz
- Vom 30. November 1981 -
Bundesgesetzblatt, Teil I (1981), S.1234

0096 Chemikaliengesetz (ChemG Gefährlichkeitsmerkmale-VO)

Verordnung über die Gefährlichkeitsmerkmale von Stoffen und Zubereitungen nach dem Chemikaliengesetz
- Vom 18. Dezember 1981 -
Bundesgesetzblatt, Teil I (1981), S.1487
⌨ 66581

0097 Computertomograph, Beschaffungsgrundsätze

Grundsätze für die Beschaffung und den Einsatz von Computertomographiegeräten. Hier: Empfehlung des Beirats für Krankenhausfragen nach § 7 Abs.4 KHG
Mitteilungsblatt der Krankenhausgesellschaft Nordrhein-Westfalen (1980)No. 7, lfd.No. 59, S.4
⊟ 60629

0098 Dampfkesselverordnung

1. Dampfkesselverordnung.
   - Vom 8. September 1965 -
   Bundesgesetzblatt, Teil I (1965), S.1300
2. Erste Verordnung zur Änderung der Dampfkesselverordnung.
   - Vom 30. Juli 1968 -
   Bundesgesetzblatt, Teil I (1968), S.881

0099 Datenschutzgesetz

Gesetz zu dem Übereinkommen zum Schutz des Menschen bei der automatisierten Verarbeitung personenbezogener Daten.
Bundesgesetzblatt, Teil II (1985), S.538

0100 Datenübermittlungs-Grundsätze

Grundsätze für die Gestaltung der automatisierten Datenübermittlung.
Gemeinsames Ministerialblatt, 29(1978)No. 11, S.190-198
⊟ 4905

0101 Datenübermittlungs-Vereinbarung

1. Vereinbarung gemäß Paragraph 301 Abs.3 SGB V über das Verfahren zur Abrechnung und Übermittlung der Daten nach Paragraph 301 Abs.1 SGB V . 1. Fortschreibung zwischen den GKV-Spitzenverbänden und der DKG .
   - Stand: 31.Oktober 1995 -
   Das Krankenhaus, Köln; 88 (1996) No.1, Beilage, 53 S.
   ⊟ 200523

2. Datenübermittlung nach Paragraph 301 Abs. 3 SGB V (mit Materialien)
   - Fortschreibung 9.7.1996 -
   Düsseldorf: Deutsche Krankenhaus Verlagsgesellschaft, 1996, 459 S.
   ⊟ 205032

0102 Desinfektions-Dosiergeräte

Richtlinien der Bundesanstalt für Materialprüfung und des Bundesgesundheitsamtes für Desinfektions-Dosiergeräte.
Bundesgesundheitsblatt, 21(1978)No. 7, S.115-117,119
⊟ 49073

0103 Desinfektionsmittel

Richtlinie des Robert-Koch-Institutes zur Prüfung der Wirksamkeit von Desinfektionsmitteln für chemische Instrumentendesinfektion bei Tuberkulose.
- Fassung vom 1.9.1994 -
Bundesgesundheitsblatt,Köln; 37(1994)No.11, S.474-477.
⊟ 123707

0104 Desinfektionsmittelliste

Liste der vom Bundesgesundheitsamt geprüften und anerkannten Desinfektionsmittel und - verfahren.
- Stand: 1. Dezember 1981 (8. Ausgabe) -
Dienstblatt des Senats von Berlin (1982)No. 7, S.42-50
⊟ 67985

0105 Desinfektionsverfahren-Richtlinie

Richtlinie des Bundesgesundheitsamtes zur Prüfung von thermischen Desinfektionsverfahren in Reinigungsautomaten in der Fassung.
- Vom 1. Mai 1980 -
Bundesgesundheitsblatt, 23(1980)No. 23, S. 364, 365
⊟ 61830

0106 Diätassistenten

VDD-Berufsrichtlinien (Verband der Diätassistenten - Deutscher Bundesverband)
- Ausgabe Dezember 1997 -
Düsseldorf: Verband der Diätassistenten-VDD, 1997, 12 S.
⊟ 216192

0107 Diätassistenten, Ausbildungs- und Prüfungsverordnung (DiätAss-APrV)
Ausbildungs- und Prüfungsverordnung für Diätassistentinnen und Diätassistenten.
- Vom 1. August 1994 -
Bundesgesetzblatt Teil I,Bonn; (1994)No.54, 16.August, S.2088-2101.
▣ 122718

0108 Diätverordnung (Diät-VO)
1. Bekanntmachung der Neufassung der Diätverordnung.
- Vom 2. September 1981 -
Bundesgesetzblatt, Teil I (1981), S. 906
2. Bekanntmachung der Neufassung der Diätverordnung.
- Vom 21. Januar 1982 -
Bundesgesetzblatt, Teil I (1982), S.71
3. Bekanntmachung der Neufassung der Diätverordnung.
- Vom 25. August 1988 -
Mitteilungen der Berliner Krankenhausgesellschaft,Berlin; (1988)No.239,12.Oktober, 13 S.
▣ 97932

0109 Druckbehälterverordnung (DruckbehV)
Druckbehälterverordnung.
- Vom 27. Februar 1980 -
Bundesgesetzblatt, Teil I (1980), S.184

0110 Druckgasbehälter
Druckgasbehälter.
Sicherheitsmassnahmen beim Reinigen und Instandsetzen von Druckgasbehältern für Flüssiggas.
- Bekanntmachung des BMA vom 16. Dezember 1991 -
Bundesarbeitsblatt,Köln; (1992)No.4, 31.März, S.78, 79.
▣ 115748

0111 Druckgasverordnung
Druckgasverordnung.
- Vom 20. Juni 1968 -
Bundesgesetzblatt, Teil I (1968), S.730

0112 Druckkammern, Sicherheitsregeln
Sicherheitsregeln für begehbare Druckkammern zu therapeutischen

Zwecken.
Köln, Carl Heymanns Verlag 1978, 29 S.
▣ 50255

0113 Druckluftverordnung
1. Druckluftverordnung.
- Vom 4. Oktober 1972 -
Bundesgesetzblatt Teil I, Bonn; (1972), S. 1909 ff
2. Erste Verordnung zur Änderung der Druckluftverordnung.
- Vom 19. Juni 1997 -
Bundesgesetzblatt Teil I, Bonn; (1997) No.39, 24. Juni, S. 1384-1402
▣ 209632

0114 EDV-Anlagen, Beschaffungsgrundsätze
Grundsätze für die Beschaffung von EDV-Anlagen.
Gemeinsames Ministerialblatt, 24(1973)No. 3, S.30-56
▣ 17250

0115 EHEC-Infektionen
EHEC-Infektionen - Erkennung, Verhütung, Bekämpfung. Merkblatt für Ärzte.
- Stand 1996 -
Bundesgesundheitsblatt, Köln; 40 (1997) No.6, S. 210-211
▣ 212067

0116 Eichgesetz
1. Eichgesetz.
- Vom 11. Juli 1969 -
Bundesgesetzblatt, Teil I (1969), S.759
2. Gesetz zur Änderung des Eichgesetzes.
- Vom 6. Juli 1973 -
Bundesgesetzblatt, Teil I (1973), S.716
3. Zweites Gesetz zur Änderung des Eichgesetzes.
- Vom 20. Januar 1976 -
Bundesgesetzblatt, Teil I (1976), S.141
4. Neufassung des Eichgesetzes.
- Vom 22. Februar 1985 -
Bundesgesetzblatt, Teil I (1985), 410

5. Gesetz über das Mess- und
Eichwesen.
- Vom 23. März 1992 -
Bundesgesetzblatt Teil I,Bonn;
(1992)No.17, 7. April, S. 706-718
▯ 115753

0117 Eichgültigkeitsverordnung

1. Eichgültigkeitsverordnung.
- Vom 18. Juni 1970 -
Bundesgesetzblatt, Teil I (1970), S.
802
▯ 34614

2. Erste Verordnung zur Änderung der
Eichgültigkeitsverordnung.
- Vom 12. November 1971 -
Bundesgesetzblatt, Teil I (1971),
S.1803

3. Zweite Verordnung zur Änderung
der Eichgültigkeitsverordnung.
Verordnung über Pflichten der
Besitzer von Meßgeräten.
- Vom 4. Juli 1974 -
Bundesgesetzblatt, Teil I (1974)No.
71, S.1443, 1444

4. Bekanntmachung der Neufassung
der Verordnung über die
Gültigkeitsdauer der Eichung.
- Vom 5. August 1976 -
Bundesgesetzblatt, Teil I (1976),
S.2082

5. Vierte Verordnung zur Änderung der
Eichgültigkeitsverordnung.
- Vom 16. Juni 1983 -
Bundesgesetzblatt, Teil I (1983),
S.707

0118 Eichordnung (EO)

1. Eichordnung.
- Vom 15. Januar 1975 -
Bundesgesetzblatt (1975)No. 6,
S.233-253
▯ 36900

2. Fünfte Verordnung zur Änderung
der Eichordnung.
- Vom 15. Dezember 1982 -
Bundesgesetzblatt, Teil I (1982),
S.1750

3. Eichordnung.
- Vom 12. August 1988 -
Bundesgesetzblatt Teil I,Bonn;
(1988)No.43, 26. August, S. 1657-
1684
▯ 94247

0119 Eichpflicht-Ausnahmeverordnung

1. Verordnung über die Ausnahmen
von der Eichordnung.
- Vom 22. März 1972 -
Bundesgesetzblatt (1972)No. 28,
S.514-522
▯ 4680

2. Zweite Verordnung zur Änderung
der Eichpflicht-
Ausnahmeverordnung.
- Vom 5. Juli 1973 -
Bundesgesetzblatt, Teil I (1973),
S.748

3. Dritte Verordnung zur Änderung der
Eichpflicht-Ausnahmeverordnung.
Bundesgesetzblatt (1974)No. 142,
S.3703,3704
▯ 36670

4. Vierte Verordnung zur Änderung der
Eichpflicht-Ausnahmeverordnung.
Bundesgesetzblatt (1976)No. 149,
S.3701-3709
▯ 43445

5. Verordnung über Ausnahmen von
der Eichpflicht.
- Vom 15. Dezember 1982 -
Bundesgesetzblatt, Teil I (1982),
S.1745

0120 Eichpflichtverordnung

1. Zweite Verordnung über die
Eichpflicht von Meßgeräten.
- Vom 6. August 1975 -
Bundesgesetzblatt, Teil I (1975)No.
96, S.2161,2162
▯ 38292

2. Verordnung zur Änderung der
zweiten und dritten Verordnung über
die Eichpflicht von Meßgeräten.
- Vom 21. Dezember 1979 -
Bundesgesetzblatt, Teil I (1979),
S.2347

0121 Einkommenssteuergesetz

Bekanntmachung der Neufassung des
Einkommenssteuergesetzes.
- Vom 15. April 1986 -
Gesetz- und Verordnungsblatt für
Berlin, 42(1986)No. 27, S.674-759
▯ 85330

0122 Elektrische Anlagen in explosionsgefährdeten Räumen (ElexV)

1. Verordnung über elektrische Anlagen in explosionsgefährdeten Räumen.
- Vom 15. August 1963 -
Bundesgesetzblatt, Teil I (1963), S.697

2. Zweite Verordnung zur Änderung der Verordnung über elektrische Anlagen in explosionsgefährdeten Räumen.
- Vom 29. Januar 1968 -
Bundesgesetzblatt, Teil I (1968), S.109

3. Verordnung über elektrische Anlagen in explosionsgefährdeten Räumen.
- Vom 27. Februar 1980 -
Bundesgesetzblatt, Teil I (1980), S.214

4. Verordnung über elektrische Anlagen in explosionsgefährdeten Räumen.
- 1995 -
Heymanns 1995, 4.Auflage, 22 S.
⌨ 127688

0123 Energieeinsparungsgesetz (EnEG)

Gesetz zur Einsparung von Energie in Gebäuden.
- Vom 22. Juli 1976 -
Bundesgesetzblatt, Teil I (1976)No. 87, S.1873-1875

0124 Entsorgungsfachbetriebe- verordnung (EfbV)

Verordnung über Entsorgungsfachbetriebe.
- Vom 10. September 1996 -
Bundesgesetzblatt Teil I, Bonn; (1996) No.47, 20.September, S. 1365-1460
⌨ 203723

0125 Ergotherapeut, Ausbildungs- und Prüfungsordnung

Ausbildungs- und Prüfungsordnung für Beschäftigungs- und Arbeitstherapeuten.
Bundesgesetzblatt (1977)No. 19, S.509-521
⌨ 44833

0126 Erschwerniszulagenverordnung (EZulV)

Verordnung über die Gewährung von Erschwerniszulagen.
- März 1992 -
Bundesgesetzblatt Teil I,Bonn; (1992)No.14, 27.März, S.520, 521, 523-526
⌨ 115751

0127 Erste-Hilfe-Maßnahmen (MFAG)

Bekanntmachung der Richtlinie über Erste-Hilfe-Maßnahmen - RM 003 - Leitfaden für medizinische Maßnahmen bei Unfällen mit gefährlichen Gütern.
- Vom 10. Oktober 1984 -
Bundesanzeiger (1984)No. 235, S.13707

0128 ETB-Richtlinie für UF-Ortschaum

Begrenzung der Formaldehydemission in die Raumluft bei Verwendung von Harnstoff- Formaldehydharz- Ortschaum. Richtlinie, herausgegeben vom Ausschuß für Einheitliche Technische Baubestimmungen.
- Vom 3. Juni 1986 -
Ministerialblatt für das Land Nordrhein-Westfalen, 39(1986)No. 49, S.835-843
⌨ 84861

0129 Europäischer Abfallkatalog - EAK-Verordnung (EAKV)

Verordnung zur Einführung des Europäischen Abfallkatalogs.
- Vom 13. September 1996 -
Bundesgesetzblatt Teil I, Bonn; (1996) No.47, 20.September, S. 1365-1460
⌨ 203723

0130 Explosionsschutz

Neuregelung des Explosionsschutzes im medizinischen Bereich. Hessische Krankenhausgesellschaft,Rundschreiben (1974)No. 23, S.1 und Anhang
⌨ 36709

0131 Familienpflegerin

Empfehlungen des Deutschen Vereins für eine bundeseinheitliche Ausbildungsordnung zur Familienpflegerin. Nachrichtendienst des Deutschen Vereins für Öffentliche und Private

Fürsorge,Frankfurt; 72(1992)No.2,
S.37-39.
🖫 112189

0132 Fetale Zellen und Gewebe

Richtlinien zur Verwendung fetaler
Zellen und fetaler Gewebe
Deutsches Ärzteblatt,Köln;
88(1991)No.48,28.November,
Ausgabe B, S.2788-2791
🖫 112112

0133 Feuerlöscher

Sicherheitsregeln für die Ausrüstung
von Arbeitsstätten mit Feuerlöschern.
VdS 2001 5/78(01).
- Mai 1978 -
Verband der Sachversicherer 1978, 4
S.
🖫 111498

0134 Flächendesinfektionsmittel gegen Tuberkulose

1. Richtlinie des
Bundesgesundheitsamtes zur
Prüfung von
Flächendesinfektionsmitteln auf
Wirksamkeit gegenüber
Tuberkulose-Bakterien.
- Fassung vom 1. August 1978 -
Bundesgesundheitsblatt,
22(1979)No. 5, S. 99,100
🖫 53425

2. Richtlinie des
Bundesgesundheitsamtes zur
Prüfung der Wirksamkeit von
Flächendesinfektionsmitteln für die
Desinfektion bei Tuberkulose.
- Fassung vom 1. April 1994 -
Bundesgesundheitsblatt,Köln;
37(1994)No. 6, S. 274-278.
🖫 122172

0135 Flächendesinfektionsmittelliste

Richtlinie des Robert Koch-Institutes
zur Prüfung der Viruzidie von
chemischen
Flächendesinfektionsmitteln und
Instrumentendesinfektionsmitteln, die
in die Liste gemäss Paragraph 10 c
des Bundes-Seuchengesetzes
aufgenommen werden sollen.
- Fassung vom 1. März 1995 -
Bundesgesundheitsblatt,Köln;
38(1995)No.6, S. 242
🖫 126768

0136 Fluglärmschutz-Gesetz

1. Gesetz zum Schutz gegen Fluglärm.
- Vom 30. März 1971 -
Bundesgesetzblatt (1971)No. 28, S.
2282-287
🖫 527

2. Änderung des Gesetzes gegen
Fluglärm.
- Vom 14. Dezember 1976 -
Bundesgesetzblatt, Teil I (1977),
S.667

0137 Gebührenordnung für Ärzte (GOÄ)

1. Zweite Verordnung zur Änderung
der Gebührenordnung für Ärzte und
Vierte Verordnung zur Änderung der
Bundespflegesatzverordnung.
Bundesrat Drucksache 574/84.
- Vom 28. November 1984 -
Bundesgesetzblatt, Teil I (1984)No.
55, S.1680
🖫 79039

2. Gebührenordnung für Ärzte mit
Gebührenverzeichnis für ärztliche
Leistungen Bundesärzteordnung.
- Stand: 1. Juni 1985 -
München, Deutscher Taschenbuch
Verlag 1985, 345 S.
🖫 85861

3. Vierte Verordnung zur Änderung der
Gebührenordnung für Ärzte.
- Vom 18. Dezember 1995 -
Bundesgesetzblatt Teil I, Bonn;
(1995) No.67, 23.Dezember, S.
1861-1935
🖫 200727

4. Bekanntmachung der Neufassung
der Gebührenordnung für Ärzte.
- Vom 9.Februar 1996 -
Bundesgesetzblatt Teil I, Bonn;
(1996) No.10, 22. Februar, S. 210-
214
🖫 201639

0138 Geburtshilflich-gynäkologische Versorgung

Richtlinien für die Organisation der
geburtshilflich-gynäkologischen
Versorgung in Krankenhäusern.
Empfehlung der Deutschen
Krankenhausgesellschaft (DKG).
- Vom 24. Oktober 1978 -
Das Krankenhaus, 70(1978)No. 12,

S.479-482
🖳 52569

0139 Gefahrgut-Ausnahmeverordnung

1. Siebente Verordnung zu Änderung
von
Gefahrgutausnahmeverordnungen.
- Vom 9. März 1992 -
Bundesgesetzblatt Teil I,Bonn;
(1992)No.11, 14.März, S.391-406.
🖳 115750

2. Vierte Verordnung zur Änderung der
Gefahrgut-Ausnahmeverordnung.
- Vom 22. Juni 1997 -
Bundesgesetzblatt Teil I, Bonn;
(1997) No.41, 27. Juni, S. 1509
🖳 210362

3. Gefahrgut-Ausnahmeverordnung.
- Vom 23. Juni 1993 -
Bundesgesetzblatt, Teil I, Bonn ;
(1993), S. 994 ff.

4. Änderung der Gefahrgut-
Ausnahmeverordnung
- Vom 31. Mai 1996 -
Bundesgesetzblatt, Teil I, Bonn ;
(1996), S. 744 ff.

5. Änderung der Gefahr-
Ausnahmeverordnung.
- Vom 22. Juni 1997 -
Bundesgesetzblatt,Teil I, Bonn;
(1997)S. 1509ff

6. Verordnung zur Änderung
gefahrgutrechtlicher und anderer
Vorschriften.
- Vom 23. Juni 1999 -
Bundesgesetzblatt Teil I,Bonn;
(1999)No. 33, 28. Juni, S.1435-1437

0140 Gefahrgutausnahmeverordnung Straße (GGVS)

1. Erste Verordnung zur Änderung der
Straßen-
Gefahrgutausnahmeverordnung.
- Vom 24. Mai 1984 -
Bundesgesetzblatt, Teil 1 (1984)No.
29.Mai

2. Vierte Verordnung zur Änderung der
Gefahrgutverordnung Straße.
- Vom 13. April 1993 -
Bundesgesetzblatt Teil I,Bonn;
(1993)No.15, 23. April, S.448-458
🖳 117967

3. Fünfte Verordnung zur Änderung
der Gefahrgutverordnung Straße,
Neufassung der Klasse 6.2
"Ansteckungsgefährliche Stoffe".
Mitteilungen der Berliner
Krankenhausgesellschaft,Berlin;
(1995)No.lfd. 143, 22. September, 39
S.
🖳 127795

0141 Gefahrgutbeauftragten-prüfungsverordnung (PO Gb)

Verordnung über die Prüfung von
Gefahrgutbeauftragten.
- Vom 1. Dezember 1998 -
Bundesgesetzblatt Teil I, Bonn; (1998)
No.78, 10. Dezember, S. 3514-3516
🖳 213941

0142 Gefahrgutbeauftragtenverordnung (GbV)

1. Beförderung gefährlicher Güter -
Gefahrgutbeauftragtenverordnung.
Mitteilungsblatt der
Krankenhausgesellschaft Nordrhein-
Westfalen,Düsseldorf; (1992)No.1,
S. 17-19.
🖳 111952

2. Erste Verordnung zur Änderung der
Gefahrgutbeauftragtenverordnung.
Verordnung über die Bestellung von
Gefahrgutbeauftragten und die
Schulung der beauftragten Personen
in Unternehmen und Betrieben.
- Vom 26. März 1998 -
Bundesgesetzblatt Teil I, (1998)No.
20, 2. April, S. 640-657
🖳 212545

0143 Gefahrgutbeförderungsgesetz (GGBefG)

1. Gesetz zur Änderung des Gesetzes
über die Beförderung gefährlicher
Güter.
- Vom 6. August 1998 -
Bundesgesetzblatt Teil I, Bonn;
(1998) No.50, 13. August, S. 2037-
2041
🖳 212008

2. Bekanntmachung der Neufassung des Gefahrgutbeförderungsgesetzes. Gesetz über die Beförderung gefährlicher Güter.
- Vom 29. September 1998 - Bundesgesetzblatt Teil I, Bonn; (1998) No.68, 9. Oktober, S. 3114-3119
▣ 212938

0144 Gefahrstoffe, Grenzwerte

Gefahrstoffe 1999. Mit aktuellen Grenzwerten. Verzeichnis der Berufsgenossenschaft für Gesundheitsdienst und Wohlfahrtspflege. Wiesbaden: Universum, 1998, 192 S., ISBN 3-933355-00-1
▣ 215301

0145 Gefahrstoffverordnung (GefStoffV)

1. Verordnung über Gefährliche Stoffe.
- Vom 26. August 1986 - Bundesgesetzblatt, Teil I (1986), S.1470
2. Erste Verordnung zur Änderung der Gefahrstoffverordnung.
- Vom 16. Dezember 1987 - Bundesgesetzblatt, Teil I, Bonn; (1987)No. 22. Dezember, S.272 ff
▣ 97929
3. Verordnung zum Schutz vor gefährlichen Stoffen. ZH 1/220. Köln: Heymanns, 1997, 637 S., ISBN 3-452-23708-7
▣ 207605

0146 Gentechnik-Sicherheitsverordnung (GenTSV)

Gentechnik-Sicherheitsverordnung
- Bekanntmachung vom 29. April 1997
-
Bundesarbeitsblatt, Stuttgart; (1997) No.7-8, S. 87-93
▣ 208567

0147 Gentechnikgesetz (GenTG)

1. Gesetz zur Regelung von Fragen der Gentechnik.
- Vom 20. Juni 1990 - Bundesminister fuer Forschung und Technologie 1991,1.erweiterter Nachdruck, S.63-79.
▣ 115467

2. Erstes Gesetz zur Änderung des Gentechnikgesetzes. Neufassung des Gentechnikgesetzes.
- Vom 16. Dezember 1993 - Bundesgesetzblatt Teil I,Bonn; (1993)No. 67, 21. Dezember, S. 2059-2083
▣ 119861

0148 Gerätesicherheitsgesetz (GSG)

1. Gesetz über die technischen Arbeitsmittel.
- Vom 24. Juni 1968 - Bundesgesetzblatt, Teil I (1968), S.717
2. Erste Verordnung zum Gesetz über technische Arbeitsmittel.
- Vom 11. Juni 1979 - Bundesgesetzblatt, Teil I (1979), S.629
3. Änderung des Gesetzes über die technischen Arbeitsmittel.
- Vom 13. August 1979 - Bundesgesetzblatt, Teil I (1979), S.1432
4. Allgemeine Verwaltungsvorschrift zum Gesetz über die technischen Arbeitsmittel.
- Vom 27. Oktober 1970 - Bundesanzeiger (1970)No. 205
5. Änderung der allgemeinen Verwaltungsvorschrift zum Gesetz über die technischen Arbeitsmittel.
- Vom 11. Juni 1979 - Bundesanzeiger (1979)No. 108
6. Verzeichnis A und B der allgemeinen Verwaltungsvorschrift zum Gesetz über technische Arbeitsmittel.
- Vom Januar 1980 - Bundesarbeitsblatt (1980)No. 2, S.71-91
7. Erster und zweiter Nachtrag zum Verzeichnis A und B der allgemeinen Verwaltungsvorschrift zum Gesetz über technische Arbeitsmittel.
- Vom August 1981 und September 1982 - DIN-Mitteilungen (1981)No. 1, S. 50-56

8. Prüfstellenverzeichnis der allgemeinen Verwaltungsvorschrift zum Gesetz über technische Arbeitsmittel.
- Vom März 1979 -
Bundesarbeitsblatt (1979)No. 3, S. 70-85

9. Erster Nachtrag zum Prüfstellenverzeichnis der allgemeinen Verwaltungsvorschrift zum Gesetz über technische Arbeitsmittel.
- Vom Oktober 1979 -
Bundesarbeitsblatt (1979)No. 10, S. 108,109

10. Verordnung über Prüfstellen nach dem Gerätesicherheitsgesetz.
- Vom 2. Januar 1980 -
Bundesgesetzblatt, Teil I (1980), S. 1

11. Bekanntmachung der Neufassung der Verordnung über Prüfstellen nach dem Gerätesicherheitsgesetz.
- Vom 30. Oktober 1981 -
Bundesgesetzblatt, Teil I (1981)No. 4, S. 1172

12. Gerätesicherheits-Prüfstellenverordnung - Allgemeine Verwaltungsvorschrift zum Gerätesicherheitsgesetz.
Bundesarbeitsblatt (1985)No. 9, S.74-76
⌨ 81429

13. Bekanntmachung der Neufassung der Gerätesicherheits-Prüfstellenverordnung.
- Vom 15. Januar 1986 -
Bundesgesetzblatt, Teil I (1986)No. 4, S.124-128
⌨ 83273

14. Gesetz über technische Arbeitsmittel.
- Vom 24. Juni 1968 in der Fassung vom 18. Februar 1986 -
Köln,u. a.; Heymanns 1991, ZH 1/399, 7.Auflage, S.1-17 (Auch: Bundesgesetzblatt I, 1968, S. 717 ff; Bundesgesetzblatt I, 1986, S. 265 ff)
⌨ 112083

15. Allgemeine Verwaltungsvorschrift zum Gesetz über technische Arbeitsmittel.
- Vom 27. Oktober 1970 in der Fassung vom 18. Mai 1990 -
Bundesanzeiger (1970), Nr. 205;
Bundesanzeiger (1990)Nr. 98
⌨ 112083

16. Verordnung zum Gerätesicherheitsgesetz und zur Änderung der Druckbehälterverordnung.
- Vom 25. Juni 1992 -
Bundesgesetzblatt Teil I,Bonn; (1992)No.29, 30.Juni, S.1171-1173.
⌨ 115468

17. Zweites Gesetz zur Änderung des Gerätesicherheitsgesetzes.
- Vom 26. August 1992 -
Bundesgesetzblatt Teil I,Bonn; (1992)No.41,1.September, S.1564-1575
⌨ 115470

18. Bekanntmachung der Neufassung des Gerätesicherheitsgesetzes.
- Vom 23. Oktober 1992 -
Bundesgesetzblatt Teil I,Bonn; (1992)No.49,30.Oktober, S.1793-1800
⌨ 115471

19. Gerätesicherheitsgesetz und Verordnungen zum Gerätesicherheitsgesetz.
- Stand: 1995 -
Heymanns 1995, 12. Auflage, 58 S.
⌨ 127687

20. Verordnung zum Gerätesicherheitsgesetz und zur Änderung der Aufzugsverordnung.
- Vom 17. Juni 1998 -
Bundesgesetzblatt Teil I, Bonn; (1998) No.37, 24. Juni, S. 1393-1396
⌨ 211858

0149 **Gesetzliche Krankenversicherung, Rechnungswesen und Statistik (GKV)**

Rechnungswesen und Statistik der gesetzlichen Krankenversicherung (GKV). Änderungen des Kostenrahmens und der amtlichen Statistik.
- Erlaß des BMG vom 8. Dezember 1994 -
Bundesarbeitsblatt,Köln; (1995)No.2,

S.85-91
🖳 125183

0150 Gesundheits-Reformgesetz (GRG)

1. Gesetz zur Strukturreform im
   Gesundheitswesen.
   - Vom 20. Dezember 1988 -
   Bundesgesetzblatt Teil I,Bonn;
   (1988)No.62, 29.Dezember, S. 2477
   ff
   🖳 95051

2. Gesetz zur Strukturreform im
   Gesundheitswesen.
   Kohlhammer 1989, 450 S.
   🖳 95619

0151 Gesundheitseinrichtungen-Neuordnungs-Gesetz (GNG)

Gesetz über die Neuordnung zentraler
Einrichtungen des
Gesundheitswesens.
- Vom 24. Juni 1994 -
Bundesgesetzblatt Teil I,Bonn;
(1994)No.39, 30.Juni, S.1416-1424.
🖳 122296

0152 Gesundheitssicherstellungsgesetz (GesSG)

Gesetz zur Anpassung des
Gesundheitswesens an besondere
Anforderungen eines
Verteidigungsfalles (Entwurf).
- Vom 31. Mai 1980 -
Das öffentliche Gesundheitswesen,
42(1980)No. 12, S.960-966
🖳 62409

0153 Gesundheitsstrukturgesetz (GSG)

1. Gesetz zur Sicherung und
   Strukturverbesserung der
   gesetzlichen Krankenversicherung.
   - Vom 21. Dezember 1992 -
   Bundesgesetzblatt Teil I,Bonn;
   (1992)No. 59, 29. Dezember, S.
   2266-2334
   🖳 116202

2. Gesundheitsstrukturgesetz 1993.
   Referentenentwürfe.
   Sonderrundschreiben der
   Krankenhausgesellschaft Schleswig-
   Holstein,Kiel; (1992)No.31, 20. Juli,
   ca.100 S.
   🖳 116218

3. Gesundheitsstrukturgesetz 1993 -
   Entwurf der Fraktionen.
   Sonderrundschreiben der
   Krankenhausgesellschaft Schleswig-
   Holstein,Kiel; (1992)No.48, 11.
   November, ca.100 S.
   🖳 116220

4. Gesetz zur Sicherung und
   Strukturverbesserung der
   gesetzlichen Krankenversicherung.
   Kommentar.
   - Stand: seit 1.Januar 1993,
   Loseblattsammlung -
   Schulz 1993, Loseblattsammlung,
   ca.1000 S.
   🖳 117682

5. Gesetz zur Sicherung und
   Strukturverbesserung der
   Gesetzlichen Krankenversicherung.
   Textausgabe mit amtlicher
   Begründung, Materialien und
   Überblick über die wichtigsten
   krankenhausrelevanten Vorschriften.
   Deutsche Krankenhaus
   Verlagsgesellschaft 1993, 598 S.
   🖳 119422

0154 Gesundheitsuntersuchungs-Richtlinien

Gesundheitsuntersuchungs-Richtlinien
Bundesarbeitsblatt,Köln; (1989)No.10,
S.44-46.
🖳 99477

0155 Gesundheitswesen, Ländergesetze

Richtlinie für Ländergesetze über das
Gesundheitswesen.
- Fassung vom 14. Dezember 1972 -
Stuttgart, Georg Thieme Verlag 1974,
53 S.
🖳 60997

0156 Gewerbeordnung

1. Neufassung der Gewerbeordnung.
   - Vom 1. Januar 1978 -
   Bundesgesetzblatt, Teil I (1978),
   S.97

2. Erste Änderung der
   Gewerbeordnung durch Gesetz.
   - Vom 12. Februar 1979 -
   Bundesgesetzblatt, Teil I (1979),
   S.149

3. Zweite Änderung der Gewerbeordnung durch Gesetz.
- Vom 13. August 1979 -
Bundesgesetzblatt, Teil I (1979), S.1432

4. Änderung der Gewerbeordnung durch Gesetz.
- Vom 17. März 1980 -
Bundesgesetzblatt, Teil I (1980), S.31

5. Gewerbeordnung, hier: Paragraph 30 Privatkrankenanstalten.
Mitteilungen der Berliner Krankenhausgesellschaft,Berlin; (1990)No.260, 1.Nov., 2 S.
⊟ 108904

6. Neufassung der Gewerbeordnung.
- Vom 22. Februar 1999 -
Bundesgesetzblatt Teil I, Bonn; (1999) No.9, 2. März, S. 202-238
⊟ 215172

0157 GKV-Finanzstärkungsgesetz (GKVFG)

Gesetz zur Stärkung der Finanzgrundlagen der gesetzlichen Krankenversicherung in den neuen Ländern.
- Vom 24. März 1998 -
Bundesgesetzblatt Teil I, Bonn; (1998) No.18, 27. März, S. 526-528
⊟ 211268

0158 GKV-Gesundheitsreform 2000

Referentenentwurf eines Gesetzes zur Reform der gesetzlichen Krankenversicherung ab dem Jahr 2000.
- Stand: 25. Mai 1999 -
Bonn: Bundesministerium für Gesundheit, 1999, ca. 150 S.
⊟ 215926

0159 GKV-Neuordnungsgesetz (GKV-NOG)

1. Gesetzentwürfe eines Ersten und Zweiten Gesetzes zur Neuordnung von Selbstverwaltung und Eigenverantwortung in der gesetzlichen Krankenversicherung.
DKG Aktuell, Düsseldorf; (1996) No.18, 8. November, 92 S.
⊟ 204902

2. Erstes Gesetz zur Neuordnung von Selbstverwaltung und Eigenverantwortung in der gesetzlichen Krankenversicherung (1. GKV-Neuordnungsgesetz - 1. GKV-NOG). Zweites Gesetz zur Neuordnung von Selbstverwaltung und Eigenverantwortung in der gesetzlichen Krankenversicherung (2. GKV- Neuordnungsgesetz - 2. GKV-NOG).
- Vom 23. Juni 1997 -
Bundesgesetzblatt Teil I, Bonn; (1997) No.42, 30. Juni, S. 1518-1536
⊟ 207999

3. Bekanntmachung über das Inkrafttreten des 2. GKV-Neuordnungsgesetzes.
- Vom 3. Januar 1998 -
Bundesgesetzblatt Teil I, Bonn; (1998) No.1, 7. Januar, S. 38
⊟ 210125

0160 GKV-Solidaritätsstärkungsgesetz (GKV-SolG)

Gesetz zur Stärkung der Solidarität in der gesetzlichen Krankenversicherung.
- Vom 19. Dezember 1998 -
Bundesgesetzblatt Teil I, Bonn; (1998) No.85, 28. Dezember , S. 3853-3863
⊟ 213809

0161 Großgeräte-Richtlinien-Ärzte

1. Richtlinien für den bedarfsgerechten und wirtschaftlichen Einsatz von medizinisch-technischen Großgeräten.
- Vom 10. Dezember 1985 -
Bundesanzeiger (1986)No. 60, Beilage S. 3

2. Richtlinien des Bundesausschusses der Ärzte und Krankenkassen für den bedarfsgerechten und wirtschaftlichen Einsatz von medizinisch-technischen Großgeräten.
- Vom 16. Oktober 1990 -
Arzt und Krankenhaus, Lübeck; 64(1991)No. 2, S. 35-38
⊟ 106473

0162 Hände-Dekontamination

Richtlinie für die Prüfung und Bewertung von Hände-Dekontaminationspräparaten, herausgegeben von der Deutschen

Gesellschaft für Hygiene und Mikrobiologie.
- Stand: 8. Juli 1986 -
Zentralblatt für Bakteriologie,Mikrobiologie und Hygiene,I.Abt.,Orig.B, 182(1986)No. 5-6, S.562-570
🖫 88929

0163 Haushaltsbegleitgesetz 1984

Artikel 23 "Änderung des Krankenhausfinanzierungsgesetzes" und Artikel 24 "Änderung des Krankenversicherungs-Kostendämpfungsgesetzes" aus dem Gesetz über Maßnahmen zur Entlastung der öffentlichen Haushalte.
Bundesgesetzblatt (1983)No. 53, S.1513,1561,1562
🖫 75224

0164 Hebammen, Ausbildungs- und Prüfungsverordnung (HebAPrV)

1. Ausbildungs- und Prüfungsordnung für Hebammen.
- Vom 3. September 1981 -
Bundesgesetzblatt, Teil I (1981)No. 38, S.923-935
🖫 66803

2. Verordnung zur Änderung der Anlage zum Hebammengesetz und der Anlage zum Krankenpflegegesetz.
- Vom 22. Mai 1986 -
Bundesgesetzblatt, Teil I (1986), S.833

3. Verordnung zur Änderung der Ausbildungs- und Prüfungsordnung für Hebammen.
- Vom 10. November 1986 -
Bundesgesetzblatt, Teil I (1986), S.1732 ff.

4. Bekanntmachung der Neufassung der Ausbildungs- und Prüfungsverordnung für Hebammen und Entbindungspfleger.
- Vom 16. März 1987 -
Bundesgesetzblatt, Teil I (1987), S.932 ff.

0165 Hebammen, Berufsordnung (HebBO)

1. Berufsordnung für Hebammen und Entbindungspfleger.
- Vom 27. März 1991 -
Deutsche Hebammenzeitschrift,Hannover; 43(1991)No.7, S.300-302.
🖫 108606

2. Verordnung des Sozialministeriums über die Berufspflichten der Hebammen und Entbindungspfleger
Deutsche Hebammenzeitschrift,Hannover; 45(1993)No.2, S.72,73.
🖫 117019

0166 Hebammengesetz (HebG)

1. Gesetz über den Beruf der Hebamme und des Entbindungspflegers.
- Vom 4. Juni 1985 -
Bundesgesetzblatt, Teil I (1985)No. 26, S.902-909
🖫 80834

2. Verordnung zur Änderung der Anlage zum Hebammengesetz.
- Vom 22. Mai 1986 -
Bundesgesetzblatt, Teil I (1986)No. 24, S. 833
🖫 84633

0167 Hebammenhilfe-Gebührenverordnung

Verordnung über Gebühren für Hebammenhilfe ausserhalb der gesetzlichen Krankenversicherung.
- Vom 22. Juli 1987 -
Bayerisches Gesetz- und Verordnungsblatt; (1987)No.18, S.271-274.
🖫 90203

0168 Hebammenhilfe-Gebührenverordnung (HebGV)

1. Neunte Verordnung zur Änderung der Verordnung über die von den Krankenkassen den freiberuflich tätigen Hebammen für Hebammenhilfe zu zahlenden Gebühren.
- Vom 19. Dezember 1980 -
Gesetz- und Verordnungsblatt für Berlin, 37(1981)No. 6, S. 188,189
🖫 61710

2. Elfte Verordnung zur Änderung der Hebammenhilfe-Gebührenordnung.
- Vom 24. Mai 1984 -
Gesetz- und Verordnungsblatt für Berlin, 42(1986)No. 63, S.1764
⊟ 77009

3. Hebammenhilfe-Gebührenverordnung.
- Vom 28. Oktober 1986 -
Bundesgesetzblatt (1986), S.1662 ff.
⊟ 87925

4. Erste Verordnung zur Änderung der Hebammenhilfe-Gebührenverordnung.
- Vom 6. Juli 1990 -
Deutsche Hebammenzeitschrift,Hannover; 42(1990)No.8, S.317-319.
⊟ 104234

5. Dritte Verordnung zur Änderung der Hebammenhilfe-Gebührenverordnung
- Vom 7. Oktober 1997 -
Bundesgesetzblatt Teil I, Bonn; (1997) No.67, 13. Oktober, S. 2397-2409
⊟ 209629

0169 Heilberufsänderungsgesetz (HeilBÄndG)

Gesetz über den Beruf der Diätassistentin und des Diätassistenten und zur Änderung verschiedener Gesetze über den Zugang zu anderen Heilberufen.
- Vom 8. März 1994 -
Bundesgesetzblatt Teil I,Bonn; (1994)No.15,15.März, S.446-450.
⊟ 121258

0170 Heilmittel- und Hilfsmittel-Richtlinien

1. Richtlinien über die Verordnung von Heilmitteln und Hilfsmitteln in der kassenärztlichen Versorgung.
- Vom 26. Februar 1982 -
Bundesanzeiger (1982)No. 125 A, Beilage, S. 3-7
⊟ 70205

2. Änderung der Richtlinien über die Verordnung von Heilmitteln und Hilfsmitteln in der kassenärztlichen Versorgung.
- Vom 10. Dezember 1985 -
Bundesanzeiger (1986)No. 60, Beilage, S.5

3. Überarbeitung der Heilmittel- und Hilfsmittel-Richtlinien.
- Änderungsbeschluß vom 17. Juni 1992 -
Deutsches Ärzteblatt,Köln; 89(1992)No.41, 9.Oktober, Ausgabe B, S. 2123-2135
⊟ 115229

4. Änderung der Heilmittel- und Hilfsmittel-Richtlinien.
- Änderungsbeschluß vom 31. August 1993 -
Deutsches Ärzteblatt,Köln; 90(1993)No.48, 3.Dezember, Ausgabe B, S.2400-2401
⊟ 120824

0171 Heilquellenschutzgebiete

Neufassung der Richtlinien für Heilquellenschutzgebiete.
- Fassung vom Februar 1978 -
Heilbad und Kurort, 31(1979)No. 11, S.342-362
⊟ 56349

0172 Heimgesetz (HeimG)

1. Gesetz über Altenheime, Altenwohnheime und Pflegeheime für Volljährige.
- Vom 7. August 1974 -
Gesetz- und Verordnungsblatt für Berlin, 30(1974)No. 77, S.2013-2017
⊟ 33394

2. Erstes Gesetz zur Änderung des Heimgesetzes.
- Vom 23. April 1990 -
Bundesgesetzblatt Teil I, Bonn (1990)No. 21, 27. April, S. 758-762
⊟ 101855

3. Bekanntmachung der Neufassung des Heimgesetzes.
- Vom 23. April 1990 -
Bundesgesetzblatt Teil I, Bonn (1990)No. 21, 27. April, S. 763-768
⊟ 101856

4. Änderung Artikel 7 des
Heimgesetzes.
- Juli 1996 -
Bundesgesetzblatt Teil I; (1996), S.
1088

5. Zweites Gesetz zur Änderung des
Heimgesetzes.
- Vom 3. Februar 1997 -
Bundesgesetzblatt Teil I, Bonn;
(1997) No.8, 12. Februar, S. 158-160
🖫 206799

0173 Heimleiter, Qualifizierung

Rahmenbedingungen und
Qualifikationsmerkmale für eine
berufsständische Aus-, Fort- und
Weiterbildung zur qualifizierten
Heimleiterin, zum qualifizierten
Heimleiter.
Heim und Pflege,Kulmbach;
23(1992)No.12, Sonderbeilage, S.485-
492.
🖫 116555

0174 Heimmindestbauverordnung (HeimMindBauV)

1. Verordnung über bauliche
Mindestanforderungen für
Altenheime, Altenwohnheime und
Pflegeheime für Volljährige.
- Vom 27. Januar 1978 -
Bundesgesetzblatt (1978)No. 6,
S.189-193
🖫 48421

2. Erste Verordnung zur Änderung der
Verordnung über bauliche
Mindestanforderungen für
Altenheime, Altenwohnheime und
Pflegeheime für Volljährige.
- Vom 3. Mai 1983 -
Bundesgesetzblatt, Teil I (1983)No.
20, S.547-550
🖫 73029

3. Bekanntmachung der Neufassung
der Heimmindestbauverordnung.
- Vom 3. Mai 1983 -
Bundesgesetzblatt, Teil I (1983)No.
20, S. 550-555
🖫 73029

0175 Heimmitwirkungsverordnung (HeimmitwV)

1. Verordnung über die Mitwirkung der
Bewohner von Altenheimen,
Altenwohnheimen und Pflegeheimen
für Volljährige in Angelegenheiten
des Heimbetriebes.
- Vom 19. Juli 1976 -
Bundesgesetzblatt Teil I,Bonn;
(1976)S.1819 ff

2. Erste Verordnung zur Änderung der
Verordnung über die Mitwirkung der
Bewohner von Altenheimen,
Altenwohnheimen und Pflegeheimen
für Volljährige in Angelegenheiten
des Heimbetriebes
- Vom 16. Juli 1992 -
Bundesgesetzblatt Teil I,Bonn;
(1992)No. 34, 22. Juli, S.1337-1339
🖫 115469

3. Bekanntmachung der Neufassung
der Heimmitwirkungsverordnung.
- Vom 16. Juli 1992 -
Bundesgesetzblatt Teil I,Bonn;
(1992)No.34, 22.Juli, S.1340-1345.
🖫 115469

0176 Heimpersonalverordnung (HeimPersV)

1. Verordnung über personelle
Anforderungen für Heime.
- Vom 19. Juli 1993 -
Bundesgesetzblatt Teil I,Bonn;
(1993)No.37, 24.Juli, S.1205-1207.
🖫 118727

2. Erste Verordnung zur Änderung der
Verordnung über personelle
Anforderungen für Heime.
- Vom 22. Juni 1998 -
Bundesgesetzblatt Teil I, Bonn;
(1998) No.38, 26. Juni, S. 1506
🖫 211860

0177 Heimsicherungsverordnung

Verordnung über die Pflichten der
Träger von Altenheimen,
Altenwohnheimen und Pflegeheimen
für Volljährige im Falle der
Entgegennahme von Leistungen zum
Zwecke der Unterbringung eines
Bewohners oder Bewerbers.
- Vom 24. April 1978 -
Gesetz- und Verordnungsblatt für
Berlin, 34(1978)No. 35, S.1060-1064
🖫 49774

0178 Heizungsanlagen-Verordnung (HeizAnlV)

1. Verordnung über energieeinsparende Anforderungen an heizungstechnische Anlagen und Brauchwasseranlagen.
- Vom 22. September 1978 -
Bundesgesetzblatt, Teil I (1978)No. 55, S.1581-1583
🖩 51247

2. Verordnung über energiesparende Anforderungen an heizungstechnische Anlagen und Brauchwasseranlagen
- Vom 22. März 1994 -
Bundesgesetzblatt,Teil I; (1994)No. 19, 31. März, S. 613-617
🖩 122815

0179 Heizungsbetriebs-Verordnung (HeizBetrV)

Verordnung über energieeinsparende Anforderungen an den Betrieb von heizungstechnischen Anlagen und Brauchwasseranlagen.
- Vom 22. September 1978 -
Bundesgesetzblatt, Teil I (1978)No. 55, S.1584-1585
🖩 51248

0180 Hepatitis C

Hepatitis C - Erkennung, Behandlung und Verhütung. Merkblatt für Ärzte.
- Stand 1996 -
Bundesgesundheitsblatt, Köln; 41 (1998) No.4, S. 180-182
🖩 211269

0181 Hirntod

Kriterien des Hirntodes. Entscheidungshilfen zur Feststellung des Hirntodes.
- Vom 29. Juni 1991 -
Deutsches Ärzteblatt,Köln; 88(1991)No.49, 5.Dezember, Ausgabe B, S.2855-2860.
🖩 112118

0182 Hochschulbauförderungsgesetz

1. Hochschulbauförderungsgesetz
- Vom 1. September 1969 -
Bundesgesetzblatt Teil I, Bonn; (1969) S. 1556 ff

2. Änderung des Hochschulbauförderungsgesetzes
- Vom 20. Oktober 1995 -
Bundesgesetzblatt Teil I, Bonn; (1995) S. 1442 ff

3. Zweites Gesetz zur Änderung des Hochschulbauförderungsgesetzes
- Vom 20. August 1996 -
Bundesgesetzblatt Teil I, Bonn; (1996) No.44, 28.August, S. 1327-1328
🖩 204657

0183 Hochschulkliniken, Kostenrichtwerte

Kostenrichtwerte, Kostenplanungsverfahren für Hochschulkliniken.
Bundesminister für Bildung und Wissenschaft, Schriftenreihe Hochschule, Band 12, 1974
🖩 37379

0184 Homöopatisches Arzneibuch (HAB)

Bekanntmachung der Neufassung des Homöopatischen Arzneibuches 1. Ausgabe.
- Vom 25. Oktober 1985 -
Bundesgesetzblatt, Teil I (1985), S.2035

0185 In-vitro-Fertilisation und Embryotransfer

1. Richtlinien zur Durchführung von In-vitro-Fertilisation (IVF) und Embryo-Transfer (ET) als Behandlungsmethode der menschlichen Sterilität.
Entschließung des 88. Deutschen Ärztetages
- Vom 15. Mai 1985 -
Deutsche Krankenpflegezeitschrift, 39(1986)No. 4, S.280-284
🖩 84588

2. Richtlinien zur Durchführung der In-vitro-Fertilisation mit Embryotransfer und des intratubaren Gameten- und Embryonentransfer als Behandlungsmethoden der menschlichen Sterilität.
Berliner Ärzte, Köln; 27(1990)No.10, 3. Oktober, S. 33-34
🖩 106790

0186 Infektionskrankheiten
Hygienemassnahmen bei
Infektionskrankheiten.
Krankenhaus-Hygiene und
Infektionsverhütung,Heidelberg;
14(1992)No.4, August, S.109-114
▣ 115620

0187 Intensivmedizin
Richtlinien für die Organisation der
Intensivmedizin in den
Krankenhäusern. Empfehlung der
Deutschen Krankenhausgesellschaft
(DKG).
- Vom 9. September 1974 -
Das Krankenhaus, 66(1974)No. 11,
S.457-460
▣ 33785

**0188 Internationale
Gesundheitsvorschriften**
Verordnung über die Inkraftsetzung
einer Änderung der Internationalen
Gesundheitsvorschriften.
- Vom 17. März 1982 -
Bundesgesetzblatt, Teil I (1982), S.286

**0189 Jugendarbeitsschutzgesetz
(JArbSchG)**
1. Durchführung des
Jugendarbeitsschutzgesetzes.
Ministerialblatt für das Land
Nordrhein-Westfalen, 29(1976)No.
109, S.1940-1953
▣ 42878

2. Jugendarbeitsschutzgesetz.
Mitteilungsblatt der
Krankenhausgesellschaft Nordrhein-
Westfalen (1985)No. 6, S. 6-9
▣ 80848

0190 Kassenärztliche Bedarfsplanung
Gesetz zur Verbesserung der
kassenärztlichen Bedarfsplanung.
- Vom 19. Dezember 1986 -
Bundesgesetzblatt, Teil I (1986),
S.2593 ff.
▣ 88990

0191 Katastrophen-Einsatzplan
Muster eines Katastrophen-
Einsatzplanes für Krankenhäuser auf
der Grundlage des Katastrophen-
Dispositivs der
Berufsgenossenschaftlichen

Unfallklinik Frankfurt/Main.
Die Berufsgenossenschaft (1980)No.
Juni, S.5-8
▣ 61429

**0192 Katastrophenschutz-Ausbildungs-
Verwaltungsvorschrift (KatS-
Ausbildungs-VwV)**
Allgemeine Verwaltungsvorschrift über
die zusätzliche Ausbildung des
Katastrophenschutzes.
- Vom 27. Februar 1972 -
Gemeinsames Ministerialblatt (1972),
S.190

**0193 Katastrophenschutz-Ausstattungs-
Verwaltungsvorschrift (KatS-
Ausstattungs-VwV)**
Allgemeine Verwaltungsvorschrift über
die zusätzliche Ausstattung des
Katastrophenschutzes.
- Vom 27. Februar 1972 -
Gemeinsames Ministerialblatt (1972),
S.188

**0194 Katastrophenschutz-Organisations-
Verwaltungsvorschrift (KatS-
Organisations-VwV)**
Allgemeine Verwaltungsvorschrift über
die Organisation des
Katastrophenschutzes.
Gemeinsames Ministerialblatt (1972),
S.181

**0195 Katastrophenschutz-
ergänzungsgesetz (KatSErgG)**
Gesetz zur Ergänzung des
Katastrophenschutzgesetzes und
anderer Vorschriften.
- Vom 23. Januar 1990 -
Bundesgesetzblatt Teil I,Bonn;
(1990)No.3, 26.Januar, S.120-125.
▣ 101400

0196 Kernspintomographie
Neugefasste
Qualifikationsvoraussetzungen für
Kernspintomographie, Langzeit-EKG
und Herzschrittmacher-Nachsorge.
- Ab 1. April 1992 -
Deutsches Ärzteblatt,Köln;
89(1992)No.8, 21.Februar, Ausgabe B,
S.391-394.
▣ 112419

0197 Kernspintomographie

Richtlinien zur Durchführung der
Kernspintomographie in der
kassenärztlichen Versorgung.
Empfehlungen des
Bundesgesundheitsamtes zur
Vermeidung gesundheitlicher Risiken
verursacht durch magnetische und
hochfrequente elektromagnetische
Felder bei der NMR- Tomographie und
In-vivo-NMR-Spektroskopie.
- Vom 6. Dezember 1984 -
Deutsches Ärzteblatt, 82(1985)No. 1-2,
S.52-59
▣ 79082

0198 KHG-Beirats-Verordnung (KHG-BeiratsV)

1. Verordnung über die Bildung eines
Beirates zur Beratung des
Ausschusses für Fragen der
wirtschaftlichen Sicherung der
Krankenhäuser.
Bundesgesetzblatt (1976)No. 126,
S.3004-3005
▣ 42877

2. Berichtigung der Verordnung über
die Bildung eines Beirates zur
Beratung des Ausschusses für
Fragen der wirtschaftlichen
Sicherung der Krankenhäuser.
Bundesgesetzblatt (1976)No. 144,
S.3417
▣ 43282

0199 Kinder- und Jugendlichenpsychotherapeut, Ausbildungs- und Prüfungsverordnung (KJPsychTh-APrV)

Ausbildungs- und Prüfungsverordnung
für Kinder- und
Jugendlichenpsychotherapeuten.
- Vom 18. Dezember 1998 -
Bundesgesetzblatt Teil I, Bonn; (1998)
No.83, 22. Dezember, S. 3761-3772
▣ 213808

0200 Kinder-Richtlinien

Bekanntmachung der Änderung der
Richtlinien des Bundesausschusses
der Ärzte und Krankenkassen über die
Früherkennung der Krankheiten bei
Kindern bis zur Vollendung des 4.
Lebensjahres.

- Vom 31. Oktober 1979 -
Bundesanzeiger (1980)No. 22, Beilage
4, S.18

0201 Kindergartengesetz

Durchführung des
Kindergartengesetzes.
Ministerialblatt für das Land Nordrhein-
Westfalen, 29(1976)No. 136, S.2440
▣ 43283

0202 Kostendämpfungs-Ergänzungsgesetz (KVEG)

Gesetz zur Ergänzung und
Verbesserung der Wirksamkeit
kostendämpfender Maßnahmen in der
Krankenversicherung.
- Vom 22. Dezember 1981 -
Bundesgesetzblatt, Teil I (1981)No. 59,
S.1578-1584
▣ 66191

0203 KOV-Strukturgesetz 1990

Gesetz zur Verbesserung der Struktur
der Leistungen nach dem
Bundesversorgungsgesetz.
- 23. März 1990 -
Bundesgesetzblatt Teil I,Bonn;
(1990)No.15,23.März, S.582-588.
▣ 101411

0204 Krankenfahrzeuge

Ausrüstung von Krankenfahrzeugen
mit Beleuchtungseinrichtungen,
rückstrahlenden Mitteln und
akustischen Warngeräten.
Ministerialblatt für das Land Nordrhein-
Westfalen, 33(1980)No. 120,
S.2695,2696
▣ 62254

0205 Krankenhaus-Buchführungsverordnung (KhBV)

1. Verordnung über die Rechnungs-
und Buchführungspflichten von
Krankenhäusern.
Bundesgesetzblatt (1978)No. 19,
S.473-493
▣ 49401

2. Erste Verordnung zur Änderung der Krankenhaus-Buchführungsverordnung.
- Vom 12. Dezember 1985 -
Bundesgesetzblatt, Teil I (1985)No. 60, S.2258-2261
⊞ 83212

3. Zweite Verordnung zur Änderung der Krankenhaus-Buchführungsverordnung.
- Vom 16. Dezember 1986 -
Bundesgesetzblatt, Teil I (1986)No. 68, S.2511-2523
⊞ 86609

4. Bekanntmachung der Neufassung der Krankenhaus-Buchführungsverordnung.
- Vom 24. März 1987 -
Bundesgesetzblatt, Teil I (1987)No. 23, 24 S.
⊞ 88408

0206 Krankenhaus-Kostendämpfungsgesetz

Gesetz zur Änderung des Gesetzes zur wirtschaftlichen Sicherung der Krankenhäuser und zur Regelung der Krankenhauspflegesätze.
- Vom 22. Dezember 1981 -
Bundesgesetzblatt, Teil I (1981)No. 59, S.1568-1577
⊞ 66192

0207 Krankenhaus-Neuordnungsgesetz (KHNG)

1. Gesetz zur Neuordnung der Krankenhausfinanzierung.
- Vom 20. Dezember 1984 -
Bundesgesetzblatt, Teil I (1984)No. 56, S.1716-1722
⊞ 79038

2. Gesetz zur Neuordnung der Krankenhausfinanzierung 1997. Referentenentwurf.
Bonn: Bundesministerium für Gesundheit, 1995, 28 S.
⊞ 201794

0208 Krankenhausbibliothek

Richtlinien für öffentliche Krankenhausbibliotheken.
Dbi-Materialien Band 26. Berlin, Deutsches Bibliotheksinstitut 1983, 41 S.
⊞ 77502

0209 Krankenhausfinanzierungsgesetz (KHG)

1. Gesetz zur wirtschaftlichen Sicherung der Krankenhäuser und zur Regelung der Krankenhauspflegesätze.
- Vom 29. Juni 1972 -
Bundesgesetzblatt, Teil I (1972)No. 60, S.1009-1017
⊞ 4863

2. Entwurf eines Gesetzes zur Änderung des Krankenhausfinanzierungsgesetzes.
- Vom 29. August 1978 -
Deutscher Bundestag, Drucksachen 8/2067 und 8/3495
⊞ 51292

3. Erste Verordnung zur Neufestsetzung der Bemessungsgrundlage nach § 10 Abs.1 des Krankenhausfinanzierungsgesetzes.
Bundesgesetzblatt (1976)No. 74, S.1666
⊞ 42056

4. Dritte Verordnung zur Neufestsetzung der Bemessungsgrundlage nach § 10 Abs.1 des Krankenhausfinanzierungsgesetzes.
- Vom 21. Dezember 1979 -
Bundesgesetzblatt, Teil I (1979)No. 77, S.2388
⊞ 57471

5. Bekanntmachung der Neufassung des Krankenhausfinanzierungsgesetzes -
Gesetz zur wirtschaftlichen Sicherung der Krankenhäuser und zur Regelung der Krankenhauspflegesätze.
- Vom 23. Dezember 1985 -
Bundesgesetzblatt, Teil I (1986)No. 2, S.33-39
⊞ 83091

6. Erste Verordnung zur Neufestsetzung der Wertgrenze nach § 10 Abs.1 Satz 1 Nr.2 und der Förderbeträge nach § 10 Abs.2 des Krankenhausfinanzierungsgesetzes.
- Vom 10. Juli 1984 -
Bundesgesetzblatt, Teil I (1984)No. 29, S.891
⊞ 77436

7. Bekanntmachung der Neufassung des Krankenhausfinanzierungsgesetzes.
   - Vom 10. April 1991 - Bundesgesetzblatt Teil I,Bonn; (1991)No.24, 24.April, S.886-894.
   ⊟ 107429

8. Gesetz zur wirtschaftlichen Sicherung der Krankenhäuser mit den Änderungen des Gesundheits-Strukturgesetz vom 18.12.1992.
   - Stand: Dezember 1992 - Krankenhaus Umschau, Kulmbach; 62(1993)No.1, Sonderbeilage, 12 S.
   ⊟ 116819

0210 Krankenhaushygienerichtlinie

1. Richtlinie für die Erkennung, Verhütung und Bekämpfung von Krankenhausinfektionen. Bundesgesundheitsblatt, 19(1976)No. 1, S.1-7. Und: Stuttgart,New York; Gustav Fischer Verlag, Loseblattsammlung, wird laufend ergänzt
   ⊟ 42088

2. Krankenhaushygiene. Erkennung - Verhütung - Bekämpfung von Krankenhausinfektionen. Gustav Fischer 1988, 3.neubearb.und erw.Auflage, 458 S.
   ⊟ 105976

3. Krankenhaushygiene. Erkennung - Verhütung - Bekämpfung von Krankenhausinfektionen. Gustav Fischer 1992, 4.neubearb.Auflage, 486 S.
   ⊟ 119703

4. Richtlinie für Krankenhaushygiene und Infektionsprävention, Lieferung 12.
   - Stand: Oktober 1994 - Gustav Fischer 1994, Loseblattsammlung.
   ⊟ 124201

5. Anlagen zur Richtlinie für die Erkennung, Verhütung und Bekämpfung von Krankenhausinfektionen. Weiterbildung zur Hygienefachschwester bzw. zum Hygienefachpfleger. Anlage zu Ziffer 5.3.7 der Richtlinie für Krankenhaushygiene und Infektionsprävention. Bundesgesundheitsblatt, 20(1977), S.158,159

6. Anforderungen der Hygiene an Schleusen im Krankenhaus. Anlage zu Ziffer 4.2.3 der Richtlinie für Krankenhaushygiene und Infektionsprävention. Bundesgesundheitsblatt, 22(1979), S.181-183

7. Anforderungen der Hygiene an die funktionelle und bauliche Gestaltung von Operationsabteilungen. Anlage zu Ziffer 4.3.3 der Richtlinie für Krankenhaushygiene und Infektionsprävention. Bundesgesundheitsblatt, 22(1979), S.183-185

8. Anforderungen der Hygiene an die funktionelle und bauliche Gestaltung von Infektionseinheiten Anlage zu Ziffer 4.3.5 der Richtlinie für Krankenhaushygiene und Infektionsprävention. Bundesgesundheitsblatt, 22(1979), S.186,187

9. Anforderungen der Hygiene an die funktionelle und bauliche Gestaltung von Einrichtungen der Bettenaufbereitung (Desinfektion und Reinigung). Anlage zu den Ziffern 4.4.2 und 6.5 der Richtlinie für Krankenhaushygiene und Infektionsprävention. Bundesgesundheitsblatt, 22(1979), S.187-189

10. Anforderungen der Hygiene an die Krankenhauswäscherei und den Waschvorgang und Bedingungen für die Vergabe von Krankenhauswäsche an gewerbliche Wäschereien. Anlage zu den Ziffern 4.4.3 und 6.4 der Richtlinie für Krankenhaushygiene und Infektionsprävention. Bundesgesundheitsblatt, 22(1979), S.189-192

11. Anforderungen der Hygiene an die Wäsche aus Einrichtungen des Gesundheitsdienstes, die Wäscherei und den Waschvorgang und Bedingungen für die Vergabe von Wäsche an gewerbliche Wäschereien. Anlage zu den Ziffern 4.4.3 und 6.4 der Richtlinie für Krankenhaushygiene und Infektionsprävention.
Bundesgesundheitsblatt,Köln; 38(1995)No. 7, S. 280-283
🖳 126769

12. Anforderungen der Hygiene an die funktionelle und bauliche Gestaltung von Transportanlagen. Anlage zu Ziffer 4.5.3 der Richtlinie für Krankenhaushygiene und Infektionsprävention.
Bundesgesundheitsblatt, 22(1979), S.192-193

13. Durchführung der Sterilisation. Anlage zu Ziffer 7.1 der Richtlinie für Krankenhaushygiene und Infektionsprävention.
Bundesgesundheitsblatt, 22(1979), S.193-200

14. Anforderungen der Hygiene an die funktionelle und bauliche Gestaltung von Sterilisationseinheiten. Anlage zu Ziffer 4.4.1 der Richtlinie für Krankenhaushygiene und Infektionsprävention.
Bundesgesundheitsblatt, 23(1980), S.165-166
🖳 59623

15. Anforderungen der Hygiene an die funktionelle und bauliche Gestaltung von Einheiten für Intensivmedizin (Intensivtherapie). Teilanlage zu Ziffer 4.3.4 der Richtlinie für Krankenhaushygiene und Infektionsprävention.
Bundesgesundheitsblatt, 22(1979), S.446-448

16. Anforderungen der Hygiene an die funktionelle und bauliche Gestaltung von Einheiten für Intensivmedizin. Anlage zu Ziffer 4.3.4 der Richtlinie für Krankenhaushygiene und Infektionsprävention.
Bundesgesundheitsblatt,Köln; 38(1995)No.4, S.158-160.
🖳 125601

17. Kommentar zur Anlage zu Ziffer 4.3.4 "Anforderungen der Hygiene an die funktionelle und bauliche Gestaltung von Einheiten für Intensivmedizin" - Abmessungen für Krankenräume.
Bundesgesundheitsblatt, Köln; 41 (1998) No.6, S. 272
🖳 212005

18. Anforderungen der Hygiene an die funktionelle und bauliche Gestaltung der Dialyseeinheiten. Teilanlage zu Ziffer 4.3.4 der Richtlinie für Krankenhaushygiene und Infektionsprävention.
Bundesgesundheitsblatt, 22(1979), S.448,449

19. Anforderungen der Hygiene an die funktionelle und bauliche Gestaltung von Dialyseeinheiten. Anlage zu Ziffer 4.3.4 der Richtlinie für Krankenhaushygiene und Infektionsprävention. Anforderungen der Krankenhaushygiene bei der Dialyse. Anlage zu Ziffer 5.1.
Bundesgesundheitsblatt,Köln; 37(1994)No.12, S.510-512
🖳 124786

20. Der Hygienebeauftragte. Anlage zu Ziffer 5.3.5 der Richtlinie für Krankenhaushygiene und Infektionsprävention.
Bundesgesundheitsblatt, 22(1979), S.449-451

21. Anforderungen der Hygiene an die funktionelle und bauliche Gestaltung von Krankenhauseinrichtungen für die Versorgung ambulanter Patienten. Anlage zu Ziffer 4.3.2 der Richtlinie für Krankenhaushygiene und Infektionsprävention.
Bundesgesundheitsblatt, 23(1980), S.164-165
🖳 59623

22. Anforderungen der Hygiene an die funktionelle und bauliche Gestaltung von Krankenhausküchen. Anlage zu den Ziffern 4.4.5 und 6.3 Richtlinie für Krankenhaushygiene und Infektionsprävention.
Bundesgesundheitsblatt, 23(1980), S.166-168
🖳 59623

23. Durchführung der Desinfektion.
Anlage zu Ziffer 7.2 der Richtlinie für
Krankenhaushygiene und
Infektionsprävention.
Bundesgesundheitsblatt, 23(1980),
S.356-364
⌨ 61829

24. Anforderungen der Hygiene an die
funktionelle und bauliche Gestaltung
von Pflegeeinheiten. Anlage zu Ziffer
4.3.1 der Richtlinie für
Krankenhaushygiene und
Infektionsprävention.
Bundesgesundheitsblatt,
24(1981)No. 13, S.212-214

25. Anforderungen der Hygiene an die
funktionelle und bauliche Gestaltung
von Einrichtungen der
Physiotherapie (Physikalischen
Therapie). Anlage zu den Ziffern
4.3.7 und 6.11 der Richtlinie für
Krankenhaushygiene und
Infektionsprävention.
Bundesgesundheitsblatt,
24(1981)S.393-394

26. Die Hygienefachkraft. Anlage zu
Ziffer 5.3.7 der Richtlinie für
Krankenhaushygiene und
Infektionsprävention.
Bundesgesundheitsblatt,
25(1982)No. 24, S.391, 392
⌨ 68613

27. Anforderungen der Hygiene an die
funktionelle und bauliche Gestaltung
von radiologischen und
nuklearmedizinischen Einrichtungen
im Krankenhaus. Anlage zu Ziffer
4.3.6 der Richtlinie für
Krankenhaushygiene und
Infektionsprävention.
Bundesgesundheitsblatt,
26(1983)No. 1, S.22-23

28. Anforderungen der Hygiene an die
Abfallentsorgung. Anlage zu Ziffer
6.8 der Richtlinie für
Krankenhaushygiene und
Infektionsprävention.
Bundesgesundheitsblatt,
26(1983)No. 1, S.24-25

29. Anforderungen der Hygiene an die
Abfallentsorgung. Anlage zu Ziffer
6.8 der Richtlinie für
Krankenhaushygiene und
Infektionsprävention.
Bundesgesundheitsblatt,Köln;
37(1994),No.10, S. 437-439
⌨ 123706

30. Anforderungen der
Krankenhaushygiene in Pflege,
Diagnostik und Therapie. Anlage zu
Ziffer 5. 1 der Richtlinie für
Krankenhaushygiene und
Infektionsprävention.
Bundesgesundheitsblatt,
28(1985)No. 6, S.185-188
⌨ 80801

31. Anforderungen der Hygiene an
bestehende Krankenhäuser. Anlage
zu Ziffer 4.6 der Richtlinie für
Krankenhaushygiene und
Infektionsprävention.
Bundesgesundheitsblatt,
28(1985)No. 9, S.275-282
⌨ 81877

32. Anforderungen der Hygiene an die
funktionelle und bauliche Gestaltung
von Entbindungsabteilungen.
Teilanlage zu Ziffer 4.3.4 der
Richtlinie für Krankenhaushygiene
und Infektionsprävention.
Bundesgesundheitsblatt, 30(1987),
S.142-146

33. Hygienische Maßnahmen zur
Verhütung der Übertragung von HIV
im Krankenhaus. Anlage zur Ziffer
5.1 der Richtlinie für
Krankenhaushygiene und
Infektionsprävention.
Bundesgesundheitsblatt, (1988)No.
3, S.97-99
⌨ 92088

34. Neue Weiterbildungs-Richtlinien.
Krankenschwester/-pfleger bzw.
Kinderkrankenschwester/ pfleger für
die Krankenhaushygiene
(Hygienefachkraft). Anlage zu Ziffer
5.3.7 der Richtlinie für
Krankenhaushygiene und
Infektionsprävention.
Hygiene-Praxis,Norderstedt;
(1991)No.3,Oktober, S.6.
⌨ 112479

35. Der Krankenhaushygieniker.
Neufassung der Ziffer 5.3.4 der
Richtlinie für Krankenhaushygieniker.
Bundesgesundheitsblatt (1989)No.9,
S. 422-423
🖫 99211

36. Krankenhaushygieniker.
Neufassung Ziffer 5.3.4 der Richtlinie
für Krankenhaushygiene und
Infektionsprävention.
Bundesgesundheitsblatt (1991)No.5,
S.235 ff.
🖫 109521

37. Hygienische Untersuchungen in
Krankenhäusern und anderen
medizinischen Einrichtungen. Anlage
zu Ziffer 5.6 der Richtlinie für
Krankenhaushygiene und
Infektionsprävention.
- 1993 -
Bundesgesundheitsblatt,Köln;
36(1993)No.6, S.244, 245.
🖫 118620

38. Anforderungen der Hygiene beim
ambulanten Operieren in
Krankenhaus und Praxis. Anlage zu
Ziffern 5.1 und 4.3.3 der Richtlinie für
Krankenhaushygiene und
Infektionsprävention
- Mai 1993 -
Bundesgesundheitsblatt,Köln;
37(1994)No.5, S. 226-229
🖫 122079

39. Anforderungen der Hygiene an die
Infektionsprävention bei
übertragbaren Krankheiten. Anlage
zu Ziffer 5.1 der Richtlinie für
Krankenhaushygiene und
Infektionsprävention.
- Mai 1994 -
Bundesgesundheitsblatt,Köln;
37(1994)No.Sonderheft Mai, 47 S.
🖫 122080

40. Anforderungen der
Krankenhaushygiene in der
operativen Medizin. Neufassung der
Anlage zu Ziffer 5.1.der Richtlinie für
Krankenhaushygiene und
Infektionsprävention.
- 1991 -
Bundesgesundheitsblatt (1991)No.5,
S.232 ff
🖫 109521

41. Anforderungen der Hygiene an die
Aufbereitung von Medizinprodukten.
Anlage zu Ziffer 7 der Richtlinie für
Krankenhaushygiene und
Infektionsprävention.
Bundesgesundheitsblatt,Köln;
35(1992)No.12, S.642-644
🖫 117333

42. Anforderungen der Hygiene an den
Betrieb von medizinischen
Laboratorien. Anlage zu Ziffer 5. 2.3.
Richtlinie für Krankenhaushygiene
und Infektionsprävention.
Anforderungen der Hygiene an die
funktionell und bauliche Gestaltung
von medizinischen Laboratorien.
Anlage zu Ziffer 4.3. 8.
Bundesgesundheitsblatt,Köln;
38(1995)No.1, S.32-34
🖫 124788

43. Anforderungen der Hygiene bei
endoskopischen Maßnahmen.
Teilanlage zu Ziffer 5.1 der Richtlinie
für die Erkennung, Verhütung und
Bekämpfung von
Krankenhausinfektionen.
Bundesgesundheitsblatt,Köln;
31(1988)No.11, S. 456, 457
🖫 95674

44. Anforderungen der Hygiene an den
Krankentransport einschließlich
Rettungstransport in
Krankenkraftwagen. Anlage zu Ziffer
4.5.3 der Richtlinie für die
Erkennung, Verhütung und
Bekämpfung von
Krankenhausinfektionen.
Bundesgesundheitsblatt,Köln!
32(1989)No.4, S. 169-170
🖫 97012

45. Anforderungen der Hygiene an die
funktionelle und bauliche Gestaltung
und an den Betrieb von
krankenhauseigenen und das
Krankenhaus versorgenden
Apotheken. Anlage zu Ziffer 4.4.4
der Richtlinie für die Erkennung,
Verhütung und Bekämpfung von
Krankenhausinfektionen.
Bundesgesundheitsblatt,Köln;
32(1989)No.1, S. 30-31
🖫 96401

46. Anforderungen der Hygiene an die funktionelle und bauliche Gestaltung von Einheiten für Prosektur bzw. Pathologie. Anlage zu Ziffer 4.3.9 der Richtlinie für die Erkennung, Verhütung und Bekämpfung von Krankenhausinfektionen. Bundesgesundheitsblatt,Köln; 32(1989)No. 4, S. 168-169
🖫 97011

47. Anforderungen der Hygiene an Aufenthalts- und Umkleideräume. Anlage zu Ziffer 4.2 der Richtlinie für die Erkennung, Verhütung und Bekämpfung von Krankenhausinfektionen. Bundesgesundheitsblatt, Köln; 31(1988)No .7, S. 252
🖫 93884

48. Anforderungen an Kanal- und Schachtverbindungen, Leitungen. Anlage zu Ziffer 4.5.2 der Richtlinie für die Erkennung, Verhütung und Bekämpfung von Krankenhausinfektionen. Bundesgesundheitsblatt,Köln; 31(1988)No.7, S.256
🖫 93886

49. Anforderungen an die Beschaffenheit des Wassers in Badeanlagen und Einrichtungen zur Hydrotherapie. Anlage zu Ziffer 4.3.7 und 6.11 der Richtlinie für die Erkennung, Verhütung und Bekämpfung von Krankenhausinfektionen. Bundesgesundheitsblatt,Köln; 31(1988)No. 7, S. 253-256
🖫 93885

50. Anforderungen der Hygiene an die Wasserversorgung. Anlage zu Ziffer 4.4.6 und 6.7 der Richtlinie für die Erkennung, Verhütung und Bekämpfung von Krankenhausinfektionen. Bundesgesundheitsblatt,Köln; 31(1988)No.7, S.253-256
🖫 93885

0211 Krankenhauspflege-Richtlinie

Richtlinie des Bundesausschusses der Ärzte und Krankenkassen über die Verordnung von Krankenhauspflege.
- Vom 14. Juli 1982 -
Bundesanzeiger (1982)No. 125, Beilage, S.8
🖫 70206

0212 Krankenhausstatistik-Verordnung (KHStatV)

1. Referentenentwurf einer Verordnung zur Durchführung einer Krankenhausstatistik-Verordnung. Führen und Wirtschaften im Krankenhaus (1988)No. 1, S.46
🖫 91612

2. Krankenhausstatistik-Verordnung. - Überarbeiteter Referentenentwurf des BMA. Bundesminister für Arbeit und Sozialordnung 1989, ca.70 S.
🖫 95057

3. Empfehlungen der Ausschüsse zur Verordnung über die Bundesstatistik für Krankenhäuser
- 11. September 1989 -
Verlag Heger 1989, 11 S.
🖫 102390

4. Verordnung über die Bundesstatistik für Krankenhäuser.
- Vom 10. April 1990 -
Bundesgesetzblatt Teil I,Bonn; (1990)No.19,19. April, S.730, 731
🖫 101413

0213 Krankenpflege, EG-Beschlüsse

Richtlinien und Beschlüsse des Rates der Europäischen Gemeinschaften zur Krankenpflege. 77/ 452/EWG, 77/453/EWG, 77/454/EWG, 77/455/EWG, 81/1057/EWG. Deutsche Krankenpflegezeitschrift, 35(1982)No. 7, Beilage

0214 Krankenpflegeausbildungs-empfehlung

1. Empfehlungen. Mindeststandards der Kranken- und Kinderkrankenpflegeausbildung nach dem Krankenpflegegesetz und Perspektive der Neuordnung dieser Ausbildungen.
- 1994 -
Landesfachbeirat Krankenpflege beim Ministerium für Arbeit, Gesundheit und Soziales des Landes Nordrhein-Westfalen April 1994, 29 S.
🖫 123345

2. Entwurf einer empfehlenden Richtlinie für die Kranken- und Kinderkrankenpflegeausbildung. Im Auftrag des Ministeriums für Frauen, Jugend, Familie und Gesundheit des Landes Nordrhein- Westfalen.
   - 1998 -
   Düsseldorf: Ministerium für Arbeit,Gesundheit und Soziales Nordrhein-Westfalen, 1998, 115 S.
   🖫 213629

0215 Krankenpflegegesetz (KrPflG)

1. Krankenpflegegesetz.
   - Vom 20. September 1965 -
   Bundesgesetzblatt, Teil I (1965), S.1443

2. Gesetz zur Änderung des Krankenpflegegesetzes.
   - Vom 4. Mai 1972 -
   Bundesgesetzblatt, Teil I (1972)No. 40, S.753

3. Änderung des Krankenpflegegesetzes durch Artikel 7 des Gesetzes.
   - Vom 22. Dezember 1981 -
   Bundesgesetzblatt, Teil I (1981), S.1588

4. Gesetz über die Berufe in der Krankenpflege.
   - Vom 4. Juni 1985 -
   Bundesgesetzblatt, Teil I (1985)No. 26, S.893-901
   🖫 80959

5. Verordnung zur Änderung der Anlage zum Krankenpflegegesetz.
   - Vom 22. Mai 1986 -
   Bundesgesetzblatt, Teil I (1986)No. 24, S.833
   🖫 84633

6. Krankenpflegegesetz und Ausbildungs- und Prüfungsverordnung für die Berufe in der Krankenpflege.
   Heymann 1991, 2.überarb.Auflage, 240 S.
   🖫 118391

7. Krankenpflegegesetz. Kommentierte Ausgabe mit Ausbildungs- und Prüfungsverordnung für die Berufe in der Krankenpflege.
   Kunz 1994, 2.Auflage,
   🖫 123293

8. Krankenpflegegesetz mit Ausbildungs- und Prüfungsordnung für die Berufe in der Krankenpflege. Kommentar.
   Kohlhammer 1994, 4. Aufl., 424 S.
   🖫 127995

9. Krankenpflegegesetz mit Ausbildungs- und Prüfungsverordnung für die Berufe in der Krankenpflege. Textausgabe.
   Hagen: Kunz, 1995, 75 S., ISBN 3-89495-031-5
   🖫 200405

0216 KrankenpflegeschülerInnen, Rechtverhältnisse

Richtlinien der Vereinigung der Kommunalen Arbeitgeberverbände (VKA) zur Regelung der Rechtsverhältnisse der Schülerinnen/Schüler, die nach Massgabe des Krankenpflegegesetzes oder des Hebammengesetzes ausgebildet werden.
- Vom 11. Juni 1985. -
Verbandsmitteilungen.Informationen des Evangelischen Krankenhausverbandes,Stuttgart; (1985)No.4,22.Oktober,Anlage, 21 S.
🖫 91761

0217 Krankentransport-Richtlinien

Richtlinien über die Verordnung von Krankenfahrten, Krankentransport- und Rettungsdienstleistungen.
- Vom 26. Februar 1982 -
Bundesanzeiger, 34(1982)No. 125, Beilage, S.9
🖫 70207

0218 Krankenversicherungs-Kostendämpfungsgesetz (KVKG)

Gesetz zur Dämpfung der Ausgabenentwicklung und zur Strukturverbesserung in der gesetzlichen Krankenversicherung.
Bundesgesetzblatt (1977)No. 39, S.1069-1085
🖫 46014

0219 Krankenversicherungs-Weiterentwicklungsgesetz (KVWG)

Gesetz zur Weiterentwicklung des Kassenarztrechts.
Bundesgesetzblatt (1975)No. 151,

S.3871-3877
🔲 43612

0220 Krebsfrüherkennungs-Richtlinien

1. Bekanntmachung einer Änderung der Richtlinien des Bundesausschusses der Ärzte und Krankenkassen über die Früherkennung von Krebserkrankungen.
   - Vom 9. Oktober 1979 -
   Bundesanzeiger (1979)No. 195, S.1

2. Änderung der Richtlinien über die Früherkennung von Krebserkrankungen.
   - Vom 26. Februar 1982 -
   Bundesanzeiger (1982)No. 125, Beilage, S.10

3. Änderung der Krebsfrüherkennungs-Richtlinien.
   - Vom 23. September 1986 -
   Bundesanzeiger (1986)No. 224, S.16310

0221 Krebsregistergesetz (KRG)

Gesetz über Krebsregister
- Vom 4. November 1994 -
Bundesgesetzblatt Teil I,Bonn;
(1994)No.79, 11.November, S.3351-3355.
🔲 124083

0222 Krebsregistersicherungsgesetz

Gesetz zur Sicherung und vorläufigen Fortführung der Datensammlungen des "Nationalen Krebsregisters" der ehemaligen Deutschen Demokratischen Republik.
- Vom 21. Dezember 1992 -
Bundesgesetzblatt Teil I,Bonn;
(1992)No.59, 29.Dezember, S.2335-2337.
🔲 116203

0223 Küchenhygieneplan

Küchenhygieneplan.
- Januar 1992 (5. Fassung) -
Krankenhaus-Hygiene und Infektionsverhütung,Heidelberg;
14(1992)No.4, August, S.123-128.
🔲 115622

0224 Labor-Richtlinien

Richtlinien für Laboratorien vom Hauptverband der gewerblichen

Berufsgenossenschaften.
- Ausgabe: April 1982 -
Köln, Heymanns Verlag 1982, 66 S.
🔲 71872

0225 Laboratoriumsuntersuchungen

Richtlinien der Kassenärztlichen Bundesvereinigung für die Durchführung von Laboratoriumsuntersuchungen in der kassenärztlichen/vertragsärztlichen Versorgung.
Deutsches Ärzteblatt,Köln;
89(1992)No.9, 28.Februar, Ausgabe B, S.477-479
🔲 112421

0226 Laboratoriumsuntersuchungen-Richtlinien

1. Richtlinien der Kassenärztlichen Bundesvereinigung über die Arbeitsweise und die medizinischen Erfordernisse bei der Erbringung von Laboratoriumsuntersuchungen.
   Die Gruppenpraxis, 9(1982)No. 3, S.4-10
   🔲 68330

2. Richtlinien der Kassenärztlichen Bundesvereinigung für die Durchführung von Laboratoriumsuntersuchungen in der kassenärztlichen/vertragsärztlichen Versorgung.
   Deutsches Ärzteblatt, Köln;
   88(1991)No. 3, 17. Januar, S. 97-99
   🔲 106209

0227 Laborberichtsverordnung

1. Verordnung über die Berichtspflicht für positive HIV-Bestätigungstests.
   - Vom 9. September 1987 -
   Bundesgesetzblatt, Teil I (1987), S.2141
   🔲 90081

2. Verordnung über die Berichtspflicht für positive HIV-Bestätigungstests.
   - Vom 18. Dezember 1987 -
   Bundesgesetzblatt, Teil I (1987)No. 617, S.2819
   🔲 92057

0228 Lebensmittelhygiene

Verordnung über Lebensmittelhygiene und zur Änderung der Lebensmitteltransportbehälter-

Verordnung.
- Vom 5. August 1997 -
Bundesgesetzblatt, Teil I, (1997)No.
56, 8. August, S. 2008-2015
🖳 209443

0229 Leitung von Pflegeeinheiten, Weiterbildungsrichtlinien

Weiterbildungsrichtlinien für Lehrgänge
zur Leitung von Pflege-,
Wohngruppen- und
Funktionseinheiten.
- Juni 1994 -
BALK-Info,Ratingen; 6(1995)No.17, I.
Quartal, S. 56, 57
🖳 126414

0230 Logopäde, Ausbildung (LogAPrO)

Ausbildungs- und Prüfungsordnung für
Logopäden.
- Vom 1. Oktober 1980 -
Gesetz- und Verordnungsblatt für
Berlin, 36(1980)No. 75, S. 2380-2385
🖳 60589

0231 Logopädengesetz

Gesetz über den Beruf des
Logopäden.
- Vom 7. Mai 1980 -
Bundesgesetzblatt, Teil I (1980)No. 22,
S.529-531
🖳 59641

0232 Masseur- und Physiotherapeutengesetz (MPhG)

1. Gesetz zur Änderung des Gesetzes
über die Ausübung der Berufe des
Masseurs, des Masseurs und
medizinischen Bademeistern und
des Krankengymnasten.
- Vom 27. Juni 1985 -
Bundesgesetzblatt, Teil I (1985)No.
35, S.1249,1250
🖳 81025

2. Gesetz über die Verlängerung einer
vorläufigen Ausbildungsregelung bei
den Berufen des Masseurs, des
Masseurs und medizinischen
Bademeisters und des
Krankengymnasten.
- Vom 9. Dezember 1986 -
Bundesgesetzblatt (1986), S.2343

3. Gesetz über die Berufe in der
Physiotherapie.
- Vom 26. Mai 1994 -
Bundesgesetzblatt Teil I,Bonn;
(1994)No.31, 31.Mai, S.1084-1088
🖳 122078

4. Masseur- und
Physiotherapeutengesetz.
Stuttgart, u.a.: Kohlhammer, 1997,
302 S., ISBN 3-17-012977-5
🖳 209802

0233 Medizingeräteverordnung (MedGV)

1. Verordnung über die Sicherheit
medizinisch-technischer Geräte.
- Vom 14. Januar 1985 -
Bundesgesetzblatt, Teil I (1985)No.
2, S.93-99
🖳 79263

2. Grundsätze für die Bauartprüfung
medizinisch-technischer Geräte der
Gruppen 1 und 2. Gerätebuch nach
§ 13 MedGV.
- Vom 30. Oktober 1985 -
Bundesarbeitsblatt (1986)No. 1,
S.55-66
🖳 83038

3. Durchführung der
Medizingeräteverordnung (MedGV)
Paragraph 11 und Paragraph 22
Abs. 2.
Krankenhaustechnik,Landsberg;
13(1987)No.10, S.11,12.
🖳 92355

4. Grundsätze für die
sicherheitstechnische Prüfung nach
Paragraph 28 Abs. 2 in Verbindung
mit Paragraph 27 der
Medizingeräteverordnung (MedGV)
und entsprechende Prüfungen.
- Vom 11. Juni 1992 -

0234 Medizinischer Dienst der Krankenversicherung

Richtlinien über die Zusammenarbeit
der Krankenkassen mit dem
Medizinischen Dienst der
Krankenversicherung.
- Vom 27. August 1990 -
DOK-Politik Praxis Recht,Bonn;
72(1990)No.20, 15.Oktober, S.639-
642.
🖳 105200

0235 Medizinprodukte, Kodex

Kodex Medizinprodukte.
MTD, Amtzell; 23 (1997) No.9, S. 105-108 und No.12, S. 107-108 (Dok. Nr. 212129)
⊟ 209898

0236 Medizinprodukte-Betreiberverordnung (MPBetreibV)

Verordnung über das Errichten, Betreiben und Anwenden von Medizinprodukten.
- Vom 29. Juni 1998 -
Bundesgesetzblatt Teil I, Bonn; (1998) No.42, 6. Juli, S. 1762-1770
⊟ 211892

0237 Medizinprodukte-Verordnung (MPV)

Verordnung über Medizinprodukte.
- Vom 17. Dezember 1997 -
Bundesgesetzblatt Teil I, Bonn; (1997) No.86, 23. Dezember, S. 3138-3149
⊟ 209446

0238 Medizinprodukte-Verschreibungsverordnung (MPVerschrV)

Verordnung über die Verschreibungspflicht von Medizinprodukten.
- Vom 17. Dezember 1997 -
Bundesgesetzblatt, Teil I, Bonn; (1997)S. 3146-3147
⊟ 209446

0239 Medizinprodukte-Vertriebsverordnung (MPVertrV)

Verordnung über Vertriebswege für Medizinprodukte.
- Vom 17. Dezember 1997 -
Bundesgesetzblatt, Teil I, Bonn; (1997)S. 3148-3149
⊟ 209446

0240 Medizinproduktegesetz (MPG)

1. Gesetz über Medizinprodukte
- Vom 2. August 1994 -
Bundesgesetzblatt Teil I,Bonn; (1994)No. 52, 9. August, S.1963-1984
⊟ 122716

2. Gesetz über Medizinprodukte
Wiesbaden: Bundesvereinigung Verbandmittel und Medicalprodukte-BVMED, 1995, 79 S.
⊟ 201401

3. Medizinproduktegesetz.
Kommentierte Ausgabe mit Arbeitshilfen und Materialien.
Landsberg: ecomed, 1997, 402 S., ISBN 3-609-64132-0
⊟ 210456

4. Medizinproduktegesetz.
Kommentierte Ausgabe mit Arbeitshilfen und Materialien.
Landsberg: ecomed, 1998, 471 S., ISBN 3-609-64134-7
⊟ 213218

5. Erstes Gesetz zur Änderung des Medizinproduktegesetzes.
- Vom 6. August 1998 -
Bundesgesetzblatt Teil I, Bonn; (1998) No.49, 11. August, S. 2005-2007
⊟ 212013

6. MPG (Gesetz über Medizinprodukte), Verordnungen, EG-Richtlinien.
Wiesbaden: Bundesfachverband Medizinprodukteindustrie, 1998, 312 S.
⊟ 213200

0241 Medizinproduktegesetz-TSE-Verordnung (MPG-TSE-V)

Verordnung über Grundlegende Anforderungen bei Medizinprodukten zum Schutz vor TSE.
Bundesgesetzblatt Teil I, Bonn; (1997) S.2786, 2842
⊟ 212370

0242 Mednet

Förderrichtlinien zur Einrichtung von Kompetenznetzwerken für die Medizin (Mednet).
- Vom 15. September 1997 -
Mitteilungen Hamburgische Krankenhausgesellschaft, Hamburg; (1997) No.lfd. 347, 21. Oktober, 5 S.
⊟ 209444

0243 Meßwesen

1. Gesetz über Einheiten im
   Meßwesen.
   - Vom 2. Juli 1969 -
   Bundesgesetzblatt, Teil I (1969),
   S.709

2. Ausführungsvorschriften zum
   Gesetz über Einheiten im
   Meßwesen.
   - Vom 26. Juni 1970 -
   Bundesgesetzblatt, Teil I (1970),
   S.981

3. Gesetz zur Änderung des Gesetzes
   über Einheiten im Meßwesen.
   - Vom 6. Juli 1973 -
   Bundesgesetzblatt, Teil I (1973),
   S.720

4. Zweite Verordnung zur Änderung
   der Ausführungsverordnung zum
   Gesetz über Einheiten im
   Meßwesen.
   - Vom 12. Dezember 1977 -
   Bundesgesetzblatt, Teil I (1977),
   S.2547

0244 Mikroverfilmung

Richtlinien für die Mikroverfilmung von
Schriftgut in der Bundesverwaltung
nebst Musterdienstanweisung.
Gemeinsames Ministerialblatt,
29(1978)No. 11, S.188-190
⌷ 49404

0245 MTA-Gesetz (MTAG)

1. Gesetz über technische Assistenten
   in der Medizin.
   - Vom 2. August 1993 -
   Bundesgesetzblatt Teil I,Bonn;
   (1993)No. 42, 7. August, S. 1402-
   1406
   ⌷ 118949

2. Gesetz über technische Assistenten
   in der Medizin - MTAG mit
   Ausbildungs- und
   Prüfungsverordnung für technische
   Assistenten in der Medizin.
   Kommentar.
   Kohlhammer 1995, 280 S.
   ⌷ 127609

0246 Mutterschafts-Richtlinien

1. Bekanntmachung der Neufassung
   der Richtlinien des
   Bundesausschusses der Ärzte und
   Krankenkassen über die ärztliche
   Betreuung während der
   Schwangerschaft und nach der
   Entbindung.
   - Vom 31. Oktober 1979 -
   Bundesanzeiger (1980)No. 22,
   Beilage, S. 4

2. Änderung der Richtlinien des
   Bundesausschusses der Ärzte und
   Krankenkassen über die ärztliche
   Betreuung während der
   Schwangerschaft und nach der
   Entbindung.
   - Vom 7. Januar 1981 -
   Bundesanzeiger (1981)No. 7, S.1

3. Änderung der Richtlinien des
   Bundesausschusses der Ärzte und
   Krankenkassen über die ärztliche
   Betreuung während der
   Schwangerschaft und nach der
   Entbindung.
   - Vom 26. Februar 1982 -
   Bundesanzeiger (1982)No. 125, S.13

4. Richtlinien über die ärztliche
   Betreuung während der
   Schwangerschaft und nach der
   Entbindung.
   - Vom 10. Dezember 1985 -
   Bundesanzeiger (1986)No. 60, S.6

0247 Mutterschutzgesetz (MuSchG)

1. Gesetz zum Schutze der
   erwerbstätigen Mutter. Gesetz zur
   Änderung des Mutterschutzrechts.
   - Vom 24. Januar 1997 -
   Bundesgesetzblatt Teil I (1997)No.3,
   24. Januar, S. 23-28
   ⌷ 209433

2. Gesetz zur Änderung des
   Mutterschutzrechts.
   - Vom 20. Dezember 1996 -
   Bundesgesetzblatt Teil I (1996)No.
   69, 30. Dezember, S. 2110-2112
   ⌷ 209433

0248 Mutterschutzrichtlinienverordnung (MuSchuRiV)

Verordnung zur ergänzenden
Umsetzung der EG-Mutterschutz-
Richtlinie.

- Vom 15. April 1997 -
Mitteilungen Hamburgische
Krankenhausgesellschaft, Hamburg;
(1997) No.lfd. 161, 7. Mai, 5 S.
⌨ 209436

0249 MutterschutzVO für weibliche Sanitätsoffiziere (MuSchVSanOff(w))

Mutterschutz für Frauen in der
Laufbahn der Offiziere des
Sanitätsdienstes.
- Vom 29. Januar 1986 -
Bundesgesetzblatt, Teil I (1986), S.236

0250 Nachweisverordnung (NachwV)

Verordnung über Verwertungs- und
Beseitigungsnachweise.
- Vom 10. September 1996 -
Bundesgesetzblatt Teil I, Bonn; (1996)
No.47, 20.September, S. 1365-1460

0251 Notstromaggregat

Richtlinien für Planung, Errichtung und
Betrieb von Anlagen mit
Notstromaggregaten.
- 1982 -
Frankfurt, Verlags- und
Wirtschaftsgesellschaft der
Elektrizitätswerke 1982, 11 S.
⌨ 74171

0252 Operationseinrichtungen

Brand- und Explosionsschutz in
Operationseinrichtungen.
- Stand: Mai 1977 -
Hamburg, Berufsgenossenschaft für
Gesundheitsdienst und
Wohlfahrtspflege, Merkblatt 639

0253 Operationseinrichtungen

Grundsätze für die Arbeitssicherheit in
OP-Einrichtungen.
- Stand: Oktober 1968 -
Hamburg, Berufsgenossenschaft für
Gesundheitsdienst und
Wohlfahrtspflege 1968
⌨ 12129

0254 Orthoptist, Ausbildungs- und Prüfungsverordnung (OrthoptAPrV)

Ausbildungs- und
Pruefungsverordnung für
Orthoptistinnen und Orthoptisten.
- Vom 21. März 1990 -

Bundesgesetzblatt Teil I,Bonn;
(1990)No.14, 27.März, S.563-571.
⌨ 101410

0255 Orthoptistengesetz (OrthoptG)

Gesetz über den Beruf der Orthoptistin
und des Orthoptisten.
- Vom 28. November 1989 -
Bundesgesetzblatt Teil I,Bonn; (1989)
5. Dezember, S. 2061ff
⌨ 102594

0256 Partnerschaftsgesellschaftsgesetz (Part GG)

Gesetz über
Partnerschaftsgesellschaften
Angehöriger Freier Berufe.
- Ab 1. Juli 1995 in Kraft -
Bundesgesetzblatt (1994)No. 48, S.
1744 ff
⌨ 126183

0257 Personenstandsgesetz

Dreizehnte Verordnung zur Änderung
der Verordnung zur Ausführung des
Personenstandsgesetzes.
- Vom 24. März 1994 -
Bundesgesetzblatt Teil I,Bonn;
(1994)No.19, 31.März, S.621, 622
⌨ 122802

0258 Pflege-Abgrenzungsverordnung (Pflege-AbgrV)

Verordnung über die Abgrenzung der
in der Pflegevergütung und in den
Entgelten für Unterkunft und
Verpflegung nicht zu
berücksichtigenden
Investitionsaufwendungen von den
vergütungsfähigen Aufwendungen für
Verbrauchsgüter.
- Entwurf Juni 1995 -
Heim und Pflege,Kulmbach;
26(1995)No.7, S.270-274
⌨ 127293

0259 Pflege-Buchführungsverordnung (PBV)

1. Verordnung über die Rechnungs-
und Buchführungspflichten der
Pflegeeinrichtungen
- Vom 22. September 1995 -
(Bundesrats-Drucksache 502/95)
⌨ 127884

2. Verordnung über die Rechnungs-
und Buchführungspflichten der
Pflegeeinrichtungen
- Vom 22. November 1995 -
Bundesgesetzblatt Teil I, Bonn;
(1995) No.59, 29.November, S.
1528-1548
▣ 200724

0260 Pflege-Personalregelung

1. Regelung über Massstäbe und
Grundsätze für den Personalbedarf
in der stationären Krankenpflege
(Bestandteil des GSG)
- 30. Oktober 1992 (ab 1. Januar
1993 in Kraft) -
Drucksache 12/3608 des Deutschen
Bundestages
▣ 117174

2. Verordnung zur Änderung der
Pflege-Personalregelung.
- Vom 17. April 1996 -
Bundesgesetzblatt Teil I, Bonn;
(1996) No.22, 22. April, S. 620
▣ 202225

3. Pflege-Personalregelung.
Kommentar mit
Anwendungsbeispielen für die
Praxis.
Stuttgart, u.a.: Kohlhammer, 1995,
282 S., ISBN 3-17-012913-9
▣ 202705

0261 Pflege-Versicherungsgesetz (PflegeVG, SGB XI)

1. Sozialgesetzbuch SGB XI - Soziale
Pflegeversicherung.
Erich Schmidt 1995,
Loseblattsammlung, ca. 800 S. mit
den jeweiligen Ergänzungen (z.Z. 13
Lieferungen)
▣ 126701

2. Pflegeversicherung. Kommentar.
Grundwerk.
Schulz 1994, Loseblattsammlung,
ca.700 S.
▣ 124000

3. Entwurf eines Gesetzes zur sozialen
Absicherung des Risikos der
Pflegebedürftigkeit
Heger 1993, 192 S.
▣ 118660

4. Gesetz zur sozialen Absicherung
des Risikos der Pflegebedürftigkeit
- Vom 26. Mai 1994 -
Bundesgesetzblatt Teil I,Bonn;
(1994)No.30, 28.Mai, S.1014-1073.
▣ 122077

5. Berichtigung des Pflege-
Versicherungsgesetzes.
- Vom 23. September 1994 -
Bundesgesetzblatt Teil I,Bonn;
(1994)No.68, 11.Oktober, S.2797
▣ 123357

6. Gesetz zur Änderung des Gesetzes
zur sozialen Absicherung des
Risikos der Pflegebedürftigkeit.
- Vom 15. Dezember 1995 -
Bundesgesetzblatt Teil I, Bonn;
(1995) No.65, 21.Dezember, S.
1724-1725
▣ 200726

7. Gesetz zum Inkraftsetzen der 2.
Stufe der Pflegeversicherung.
- Vom 31. Mai 1996 -
Bundesgesetzblatt Teil I, Bonn;
(1996) No.27, 7. Juni, S. 718
▣ 202298

8. Erstes Gesetz zur Änderung des
Elften Buches Sozialgesetzbuch und
anderer Gesetze.
- Vom 14. Juni 1996 -
Bundesgesetzblatt Teil I, Bonn;
(1996) No.30, 24.Juni, S. 830-840
▣ 203117

9. Zweites Gesetz zur Änderung des
Elften Buches Sozialgesetzbuch.
- Vom 29. Mai 1998 -
Bundesgesetzblatt Teil I, Bonn;
(1998) S. 1188 ff

10. Drittes Gesetz zur Änderung des
Elften Buches Sozialgesetzbuch.
- Vom 5. Juni 1998 -
Bundesgesetzblatt Teil I, Bonn;
(1998) No.33, 12. Juni, S. 1229
▣ 212148

0262 Pflegebedürftige, Förderung von Versorgungsmodellen

Richtlinien über die Förderung von
Modellen zur Verbesserung der
Versorgung Pflegebedürftiger.
- Vom 14. Dezember 1994 -
Bundesarbeitsblatt,Köln; (1995)No.2,
S.91-93
▣ 125184

0263 Pflegebedürftigkeit (BVG § 11 Abs.4 und § 12 Abs.5)

Leistungen bei Pflegebedürftigkeit nach Paragraph 11 Abs.4 und Paragraph 12 Abs.5 BVG.
Bundesarbeitsblatt,Köln; (1992)No.5, S.113.
🖳 116520

0264 Pflegebedürftigkeits-Richtlinien (PflRi)

1. Richtlinien der Spitzenverbände der Pflegekassen über die Abgrenzung der Merkmale der Pflegebedürftigkeit und der Pflegestufen sowie zum Verfahren der Feststellung der Pflegededürftigkeit.
- Vom 6. September 1994 -
Heim und Pflege,Kulmbach; 25(1994)No.11, S.344, 345
🖳 123773

2. Richtlinien der Spitzenverbände der Pflegekassen über die Abgrenzung der Merkmale der Pflegebedürftigkeit und der Pflegestufen sowie zum Verfahren der Feststellung der Pflegebedürftigkeit.
- Vom 7. November 1994 -
Die Betriebskrankenkasse,Essen; 83(1995)No.1, S.39-46
🖳 125554

3. Die Richtlinien zur Pflegebedürftigkeit. Beschluß der Spitzenverbände
- Vom 21. Dezember 1995 -
Altenheim, Hannover; 35 (1996) No.3, S. 252-256
🖳 201265

0265 Pflegedienst, Ausbildung

Gesetz zum Europäischen Übereinkommen vom 25. Oktober 1967 über die theoretische und praktische Ausbildung von Krankenschwestern und Krankenpflegern.
- Vom 13. Juni 1972 -
Deutsche Krankenpflegezeitschrift, 25(1972)No. 9, S.478

0266 Pflegedienst, Ausbildungs- und Prüfungsverordnung (KrPflAPrV)

Ausbildungs- und Prüfungsverordnung für die Berufe in der Krankenpflege.
- Vom 16. Oktober 1985 -
Bundesgesetzblatt, Teil I (1985)No. 52, S.1973-2000
🖳 82229

0267 Pflegedienst, Weiterbildung und Prüfung Gemeindepflege

Muster für eine landesrechtliche Ordnung der Weiterbildung und Prüfung von Krankenschwestern, Krankenpflegern und Kinderkrankenschwestern für Gemeindepflege. Empfehlung der Deutschen Krankenhausgesellschaft (DKG).
- Vom 8. Dezember 1977 -
Das Krankenhaus (1978)No. 1, S.31-34
🖳 48788

0268 Pflegedienst, Weiterbildung und Prüfung Intensivpflege

Muster für eine landesrechtliche Ordnung der Weiterbildung und Prüfung von Krankenschwestern, Krankenpflegern und Kinderkrankenschwestern in der Intensivpflege. Empfehlung der Deutschen Krankenhausgesellschaft (DKG).
- Vom 16. November 1976 -
Das Krankenhaus (1976)No. 12, S.439-446
🖳 43553

0269 Pflegedienst, Weiterbildung und Prüfung Operationsdienst

Muster für eine landesrechtliche Ordnung der Weiterbildung und Prüfung von Krankenschwestern, Krankenpflegern und Kinderkrankenschwestern für den Operationsdienst. Empfehlung der Deutschen Krankenhausgesellschaft (DKG).
- Vom 27. November 1979 -
Das Krankenhaus (1980)No. 1, S.14-20
🖳 56588

0270 Pflegedienst, Weiterbildungs- und Prüfungsordnung Psychiatrie

Muster für eine landesrechtliche Ordnung der Weiterbildung und Prüfung von Krankenschwestern, Krankenpflegern und Kinderkrankenschwestern für

Psychiatrie. Empfehlung der
Deutschen Krankenhausgesellschaft
(DKG).
- Vom 22. Juni 1978 -
Deutsche Krankenpflegezeitschrift
(1978)No. 7, S.351-354
⊟ 50232

0271 Pflegehilfsmittelverzeichnis (SGB V § 128)

Bekanntmachung des
Pflegehilfsmittelverzeichnisses als
Anlage des Hilfsmittelverzeichnisses
nach Paragraph 128 SGB V.
- Vom 14. März 1996 -
Bundesanzeiger, Bonn; 48 (1996)
No.155a, 20. August, S. 2-22
⊟ 204259

0272 Pharmakant

Verordnung über die Berufsausbildung
zum Pharmakanten/zur Pharmakantin.
- Vom 25. Juli 1979 -
Bundesgesetzblatt, Teil I (1979)No. 48,
S.1305-1315
⊟ 55600

0273 Pharmazeutisch-technischer Assistent (PTA-APrV)

Neufassung des Gesetzes über den
Beruf des pharmazeutisch-technischen
Assistenten. Ausbildungs- und
Prüfungsverordnung für
pharmazeutisch-technische
Assistentinnen und pharmazeutisch-
technische Assistenten.
- Vom 23. September 1997 -
Bundesgesetzblatt Teil I, Bonn; (1997)
No.65, 30. September, S. 2349-2363
⊟ 209630

0274 Psychiatrie-Personalverordnung (Psych-PV)

1. Verordnung über Maßstäbe und
Grundsätze für den Personalbedarf
in der stationären Psychiatrie.
- Vom 18. Dezember 1990 -
Bundesgesetzblatt, Teil I,Bonn;
(1990)No. 72, 28. Dezember, S.
2930-2939
⊟ 106484

2. Psychiatrie-Personalverordnung.
Textausgabe mit Materialien und
Erläuterungen für die Praxis
Stuttgart, u.a.; Kohlhammer 1994, 2.,
erweiterte Auflage, 240 S.
⊟ 123292

3. Psychiatrie-Personalverordnung.
Textausgabe mit Materialien und
Erläuterungen für die Praxis.
Stuttgart, u.a.: Kohlhammer, 3.
überarbeitete Auflage 1996, 259 S.,
ISBN 3-17-014156-2
⊟ 204304

0275 Psychisch Kranke

Gesetz zur Verbesserung der
ambulanten und teilstationären
Versorgung psychisch Kranker.
- Vom 26. Februar 1986 -
Bundesgesetzblatt, Teil I (1986)No. 6,
S.324 ff.
⊟ 84376

0276 Psychotherapeut, Ausbildungs- und Prüfungsverordnung (PsychTh-APrV)

Ausbildungs- und Prüfungsverordnung
für Psychologische
Psychotherapeuten.
- Vom 18. Dezember 1998 -
Bundesgesetzblatt Teil I, Bonn; (1998)
No.83, 22. Dezember, S. 3749-3760
⊟ 213807

0277 Psychotherapeutengesetz (PsychThG)

Gesetz über die Berufe des
Psychologischen Psychotherapeuten
und des Kinder- und
Jugendlichenpsychotherapeuten, zur
Änderung des Fünften Buches
Sozialgesetzbuch und anderer
Gesetze.
- Vom 16. Juni 1998 -
Bundesgesetzblatt Teil I, Bonn; (1998)
No.36, 23. Juni, S. 1311-1321
⊟ 211857

0278 Psychotherapie-Richtlinien

1. Richtlinien des Bundesausschusses der Ärzte und Krankenkassen über die Durchführung der Psychotherapie in der kassenärztlichen Versorgung.
- Vom 3. Juli 1987 -
Deutsches Ärzteblatt, 84(1987)No. 37, S.1502-1506
🖫 89227

2. Änderung der Psychotherapie-Richtlinien in der Fassung vom 3. Juli 1987 (zuletzt geändert am 4. Mai 1990).
- Vom 9. April 1991 -
Deutsches Ärzteblatt, 88(1991)No. 27, 4. Juli, Ausgabe B, S. 1605-1608
🖫 108487

3. Änderungen und Ergänzungen der Psychotherapie-Richtlinien.
- Vom 31. August 1993 -
Deutsche Ärzteblatt,Köln; 90(1993)No.48, 3.Dezember, Ausgabe B, S.2398, 2399
🖫 120823

0279 Qualitätskontrolle-Richtlinie

Richtlinie der Bundesärztekammer zur Durchführung der statistischen Qualitätskontrolle und von Ringversuchen im Bereich der Heilkunde.
- Vom 12. Juli 1971 -

0280 Qualitätsprüfungen nach Paragraph 80 SGB XI in der ambulanten, teilstationären, Kurzzeitpflege

Bekanntmachung der Gemeinsamen Grundsätze und Maßstäbe zur Qualität und Qualitätssicherung einschließlich des Verfahrens zur Durchführung von Qualitätsprüfungen nach Paragraph 80 SGB XI in der ambulanten Pflege, in der teilstationären Pflege (Tages- und Nachtpflege), in der Kurzzeitpflege.
- Vom 31. Mai 1996 -
Bundesanzeiger, Bonn; 48 (1996) No.152a, 15. August, S. 2-14
🖫 204258

0281 Qualitätsprüfungen nach Paragraph 80 SGB XI in vollstationären Pflegeeinrichtungen

Bekanntmachung der Gemeinsamen Grundsätze und Maßstäbe zur Qualität und Qualitätssicherung einschließlich des Verfahrens zur Durchführung von Qualitätsprüfungen nach Paragraph 80 SGB XI in vollstationären Pflegeeinrichtungen.
- Vom 21. Oktober 1996 -
Mitteilungen der Berliner Krankenhausgesellschaft, Berlin; (1997) No.lfd. 93, 23. September, 5 S.
🖫 210364

0282 Qualitätssicherung ambulanter Operationen

Richtlinie der Bundesärztekammer zur Qualitätssicherung ambulanter Operationen.
- Beschluß der Bundesärztekammer vom 13.4.1994 -
Deutsches Ärzteblatt,Köln; 91(1994)No.38, 23. September, S. A-2509-2511
🖫 123963

0283 Qualitätssicherung Computertomographie

Leitlinien der Bundesärztekammer zur Qualitätssicherung in der Computertomographie.
Deutsches Ärzteblatt,Köln; 89(1992)No.49, 4.Dezember, Ausgabe B, S.2681-2689.
🖫 116751

0284 Qualitätssicherung Endoskopie

Richtlinie der Bundesärztekammer zur Qualitätssicherung endoskopischer Eingriffe.
BADK-Information, Köln; (1995) No.November, Sonderheft Krankenhaushaftung, S. 55-57
🖫 201684

0285 Qualitätssicherung medizinische Laboratorien (RiLi-BÄK)

1. Übergangsregelungen für die "Richtlinien der Bundesärztekammer zur Qualitätssicherung in medizinischen Laboratorien". - Richtlinien der Bundesärztekammer zur Qualitätssicherung in der Immunhämatologie.
Deutsches Ärzteblatt, Köln; 89(1992)No. 6, 7. Februar, Ausgabe B, S. 337-341
🖩 112123

2. Ergänzung der "Richtlinien der Bundesärztekammer zur Qualitätssicherung in medizinischen Laboratorien".
Deutsches Ärzteblatt,Köln; 91(1994)No.4, 28.Januar, Ausgabe B, S.175-177.
🖩 120831

3. Eichwesen/Richtlinien der Bundesärztekammer zur Qualitätssicherung in medizinischen Laboratorien.
Mitteilungen der Berliner Krankenhausgesellschaft,Berlin; (1994)No. lfd. 160, 4. August, 4 S.
🖩 122810

0286 Radiologie und Nuklearmedizin-Richtlinien

Richtlinien der Kassenärztlichen Bundesvereinigung für Radiologie und Nuklearmedizin.
- Vom 8. Dezember 1979 -
Mitteilungsblatt der Kassenärztlichen Vereinigung Berlin, 27(1980)No. 2, S.46-55
🖩 81900

0287 Raumdesinfektion mit Formaldehyd

Raumdesinfektion mit Formaldehyd
- Ausgabe Dezember 1996 (GP 3) -
Hamburg: Berufsgenossenschaft für Gesundheitsdienst und Wohlfahrtspflege-BGW, 1996, 21 S.
🖩 206715

0288 Rehabilitation der Behinderten, Empfehlungen und Entschließungen des Europarates

1. Empfehlungen und Entschließungen des Europarates zur Rehabilitation der Behinderten.
Ministerialblatt für das Land Nordrhein-Westfalen, 25(1972)No. 70, S.1164

2. Empfehlungen und Entschließungen des Europarates zur Rehabilitation der Behinderten.
Ministerialblatt für das Land Nordrhein-Westfalen, 27(1974)No. 101, Ausgabe A, S.1544

0289 Rehabilitations-Angleichungsgesetz (RehaAnglG)

1. Gesetz über die Angleichung der Leistungen zur Rehabilitation.
- Vom 7. August 1974 -
Bundesgesetzblatt, Teil I (1974), S.1881
🖩 33395

2. Durchführung des Gesetzes über die Angleichung der Leistungen zur Rehabilitation.
Ministerialblatt für das Land Nordrhein-Westfalen, 30(1977)No. 44, S.605,606
🖩 45658

0290 Rehabilitations-Richtlinien

Richtlinien des Bundesausschusses der Ärzte und Krankenkassen über Verträge nach § 368r RVO.
- Vom 19. März 1976 -
Bundesanzeiger (1976)No. 55

0291 Restbestimmungs-Verordnung (RestBestV)

Verordnung zur Bestimmung von Reststoffen nach Paragraph 2 Absatz 3 des Abfallgesetzes.
- Vom 3. April 1990 -
Bundesgesetzblatt Teil I,Bonn; (1990)No.17,10.April, S.614-700
🖩 102890

0292 Rettungsassistentengesetz (RettAssG, RettAssPrV)

1. Gesetz über den Beruf der Rettungsassistentin und des Rettungsassistenten.
- Vom 10. Juli 1989 -
Bundesgesetzblatt Teil I,Bonn; (1989)No.35,14.Juli, S.1384-1386
⊟ 98477

2. Ausbildungs- und Prüfungsverordnung für Rettungsassistentinnen und Rettungsassistenten
- Vom 7. November 1989 -
Bundesgesetzblatt, Teil I, Bonn (1989)No. 24. November, S. 1966 ff
⊟ 103153

3. Rettungsassistentengesetz mit Ausbildungs- und Prüfungsverordnung für Rettungsassistentinnen und - assistenten.
Köln: Kohlhammer, 1991, 232 S., ISBN 3-17-010995-2
⊟ 202704

4. Rettungsassistentengesetz: mit Ausbildungs- und Prüfungsverordnung für Rettungsassistentinnen und Rettungsassistenten.
Stuttgart, u.a.: Kohlhammer, 1997, 271 S., ISBN 3-17-014817-6
⊟ 209103

0293 Richtlinie Strahlenschutz in der Medizin

1. Richtlinien für den Strahlenschutz bei Verwendung radioaktiver Stoffe und beim Betrieb von Anlagen zur Erzeugung ionisierender Strahlen und Bestrahlungseinrichtungen mit radioaktiven Quellen in der Medizin.
Gemeinsames Ministerialblatt, 30(1979)No. 31, S.638-662
⊟ 58021

2. Durchführung der Strahlenschutzverordnung: hier Richtlinie für den Strahlenschutz bei Verwendung radioaktiver Stoffe und beim Betrieb von Anlagen zur Erzeugung ionisierender Strahlen und Bestrahlungseinrichtungen mit radioaktiven Quellen in der Medizin.
Gemeinsames Ministerialblatt,Bonn; 43(1992)No.40,19.November, S.991-1022.
⊟ 117335

0294 Röntgen-Apparaterichtlinien

Neufassung der Röntgen-Apparaterichtlinien.
- Vom 1. Februar 1984 -
Mitteilungsblatt der Kassenärztlichen Vereinigung Berlin, 31(1984)No. 2, S.37-42
⊟ 81760

0295 Röntgen-Richtlinien Kassenpraxis

1. Röntgen-Richtlinien für die Kassenpraxis. Richtlinien der Kassenärztlichen Bundesvereinigung über die Röntgeneinrichtungen in der Kassenpraxis.
- Vom 9. Mai 1977 -
Mitteilungsblatt der Kassenärztlichen Vereinigung Berlin, 24(1977)No. 9, S. 412-417
⊟ 47930

2. Ergänzung der Richtlinien der Kassenärztlichen Bundesvereinigung über die Röntgeneinrichtungen in der Kassenpraxis.
- Vom 9. Mai 1977, in der Fassung vom 22. Mai 1978 -
Deutsches Ärzteblatt, 76(1979)No. 3, S.179
⊟ 52677

0296 Röntgenverordnung (RöV)

1. Verordnung über den Schutz vor Schäden durch Röntgenstrahlen.
Bundesgesetzblatt, Teil I (1973)No. 18, S.173-192
⊟ 17926

2. Durchführung der Röntgenverordnung
Köln, Carl Heymanns Verlag 1974, 47 S.
⊟ 36226

3. Durchführung der Röntgenverordnung, Richtlinie für Strahlenschutzprüfungen nach § 4 Abs.1 der Röntgenverordnung.
- Vom 4. Januar 1982 -
Bundesarbeitsblatt (1982)No. 4, S.51-81
🖥 68819

4. Verordnung über den Schutz vor Schäden durch Röntgenstrahlen.
- Vom 8. Januar 1987 -
Bundesgesetzblatt, Teil I (1987)No. 3, S.114-133
🖥 91656

5. Richtlinie für Sachverständigenprüfungen nach Röntgenverordnung.
Wirtschaftsverlag NW 1988,2.überarb.Auflage, 121 S.
🖥 105942

6. Empfehlungen über Aufzeichnungen nach Paragraph 28 der Röntgenverordnung .(: Schriftenreihe der Bundesanstalt für Arbeitsschutz, Regelwerke, Rw 16.)
Bundesanstalt für Arbeitsschutz, (1989) 28 S..
🖥 105582

7. Röntgenverordnung. Textausgabe mit Anmerkungen.
Koeln,u. a.; Heymanns 1991, ZH 1/480, 3. Auflage, 59 S.
🖥 112082

8. Durchführung der Röntgenverordnung.
Bundesarbeitsblatt,Köln; (1993)No. 6, 28. Mai, S. 62
🖥 118726

9. Durchführung der Strahlenschutzverordnung und der Röntgenverordnung. Richtlinie für die physikalische Strahlenschutzkontrolle zur Ermittlung der Körperdosen.
- Vom 20. Dezember 1993 -
Gemeinsames Ministerialblatt,Bonn; (1994)No.7, S.286-307
🖥 122803

10. Sachverständigenprüfungen nach der Röntgenverordnung .
- Stand: 1. Januar 1994 -
Bundesarbeitsblatt,Koeln; (1994)No.1, S.68,69.
🖥 120618

11. Richtlinie über Anforderungen an Personendosismessstellen nach Strahlenschutz- und Röntgenverordnung.
- Vom 26. April 1994 -
Mitteilungen der Saarländischen Krankenhausgesellschaft,Saarbrück en; (1994)No.lfd. 100, 5. Dezember, 9 S.
🖥 124641

12. Verordnung zur Änderung der Strahlenschutzverordnung und der Röntgenverordnung.
- Vom 25. Juli 1996 -
Bundesgesetzblatt Teil I, Bonn; (1996) No.39, 31.Juli, S. 1172
🖥 202897

13. Richtlinie nach Paragraph 16 der Röntgenverordnung zur Durchführung von Prüfungen zur Qualitätssicherung in der Röntgendiagnostik und die Hinweise zur Abnahmeprüfung.
Bonn: Bundesministerium für Arbeit und Sozialordnung, 1996, 34 S.
🖥 203722

14. Durchführung der Röntgenverordnung.
Qualitätssicherung bei Röntgendiagnostikeinrichtungen nach Paragraph 15 RöV. 22. Bekanntmachung des BMA vom 19. Dezember 1996. Muster einer Gestattung nach Paragraph 20 Abs. 3 Nr. 4 RöV. 23. Bek. des BMA vom 3. März 1997. Die digitale Radiographie mit Speicherfolien (DLR). 24. Bek. des BMA vom 3. März 1997.
- Vom 3. März 1997 -
Bundesarbeitsblatt, Stuttgart; (1997) No.3, S. 52-55
🖥 206821

15. Durchführung der Röntgenverordnung (RöV).
Röntgenfilme mit CE-Kennzeichnung gemäß der Richtlinie 93/42/EWG.
- (Ergänzung der 22. Bekanntmachung des BMA vom 3. Juli 1997) -
Bundesarbeitsblatt (1997)No. 9, S. 51
🖥 210369

16. Durchführung der
Röntgenverordnung.
Sachverständigenprüfungen nach
der RöV. 20. Bekanntmachung des
BMA.
- Vom 1. Mai 1998 -
Bundesarbeitsblatt, Stuttgart; (1998)
No.5, S. 52-55
⌑ 211603

17. Richtlinie für
Sachverständigenprüfungen nach
Röntgenverordnung.
- Novellierte Ausgabe 1998 -
Bremerhaven: Wirtschaftsverlag NW,
1998, 133 S., ISBN 3-89701-169-7
⌑ 213599

0297 Sachverständigenrat

Erlaß über die Errichtung eines
Sachverständigenrates für die
Konzertierte Aktion im
Gesundheitswesen beim
Bundesminister für Arbeit und
Sozialordnung.
- Vom 12. Dezember 1985 -
Bundesarbeitsblatt (1986)No. 3,
S.50,51
⌑ 83638

0298 Schwerbehindertengesetz

1. Neufassung des Gesetzes zur
Sicherung der Eingliederung
Schwerbehinderter in Arbeit, Beruf
und Gesellschaft.
- Vom 8. Oktober 1979 -
Bundesgesetzblatt, Teil I (1979)No.
12, S.1649 ff.
⌑ 56361

2. Erstes Gesetz zur Änderung des
Schwerbehindertengesetzes.
- Vom 24. Juli 1986 -
Bundesgesetzblatt, Teil I (1986),
S.1110

3. Bekanntmachung der Neufassung
des Schwerbehindertengesetzes.
- Vom 26. August 1986 -
Bundesgesetzblatt, Teil I (1986),
S.1421

**0299 Schwerbehindertengesetz-
Werkstättenverordnung**

Dritte Verordnung zur Durchführung
des Schwerbehindertengesetzes.
- Vom 13. August 1980 -
Bundesgesetzblatt, Teil I (1980)No. 48,

S.1365-1369
⌑ 60621

**0300 Schwerpflegebedürftigkeits-
Richtlinien**

Schwerpflegebedürftigkeits-Richtlinien.
Bundesarbeitsblatt,Köln; (1989)No.10,
S. 43, 44.
⌑ 99476

0301 Schwerverbranntenzentren

Empfehlungen zu Einrichtungen von
Schwerverbranntenzentren mit
gestuftem Behandlungs- und
Pflegesystem (Unveröffentlichte
Vorlage).
- November 1977 -
Ministerium für Arbeit, Gesundheit und
Soziales des Landes Nordrhein-
Westfalen, Landesfachbeirat für
Krankenhauswesen
⌑ 49043

0302 Sonstige-Hilfen-Richtlinien

1. Änderung der Richtlinien über
Sonstige Hilfen: Ärztliche
Maßnahmen zur
Empfängnisregelung, zur
Sterilisation und zum
Schwangerschaftsabbruch.
- Vom 7. Januar 1981 -
Bundesanzeiger (1981)No. 7, S.2

2. Richtlinien über Sonstige Hilfen:
Ärztliche Maßnahmen zur
Empfängnisregelung, Sterilisation
und zum Schwangerschaftsabbruch.
- Vom 10. Dezember 1986 -
Bundesanzeiger (1986)No. 60,
Beilage, S.17

0303 Sozialarbeit im Krankenhaus

Basisinformationen und
Handlungskonzept für Sozialarbeit im
Krankenhaus.
Mainz; Deutsche Vereinigung für den
Sozialdienst im Krankenhaus, 1996, 80
S.
⌑ 204517

0304 Sozialdienst-Richtlinien

Richtlinien - Deutsche Vereinigung für
den Sozialdienst im Krankenhaus.
Sozialdienst im Krankenhaus
(1977)No. 11-12, Beilage
⌑ 47835

0305 Sozialgesetzbuch Fünftes Buch (SGB V)

1. Sozialgesetzbuch Fünftes Buch.
- Vom 20. Dezember 1988 -
Bundesgesetzblatt Teil I,Bonn;
(1988)No. 62, 29. Dezember, S. 2477 ff
🖥 95051

2. Änderung des SGB V durch Artikel 3 des Gesetzes.
- Vom 6. Dezember 1991 -
Bundesgesetzblatt Teil I, (1991)S. 2142

3. Zweites Gesetz zur Änderung des fünften Buches Sozialgesetzbuch.
- Vom 20. Dezember 1991 -
Mitteilungen der Berliner Krankenhausgesellschaft,Berlin;
(1992)No.lfd.15,30.Januar, 7 S.
🖥 111970

4. Sozialgesetzbuch Fünftes Buch. Gesetzliche Krankenversicherung. Text mit amtlichen Begründungen.
- Stand: 1. Januar 1993 -
AOK-Verlag 1993, 579 S.
🖥 120901

5. Drittes Gesetz zur Änderung des Fünften Buches Sozialgesetzbuch.
- Vom 10. Mai 1995 -
Bundesgesetzblatt Teil I,Bonn;
(1995)No.25, 18.Mai, S.678-681
🖥 126177

6. Viertes Gesetz zur Änderung des Fünften Buches Sozialgesetzbuch
- Vom 4. Dezember 1995 -
Bundesgesetzblatt Teil I, Bonn;
(1995) No.60, 9.Dezember, S. 1558
🖥 200725

7. Fünftes Gesetz zur Änderung des Fünften Buches Sozialgesetzbuch und anderer krankenversicherungsrechtlicher Vorschriften.
- Vom 18. Dezember 1995 -
Bundesgesetzblatt Teil I, Bonn;
(1995) No.68, 28.Dezember, S. 1986
🖥 200728

8. Sechstes Gesetz zur Änderung des Fünften Buches Sozialgesetzbuch Änderungsgesetz.
- Vom 18. Dezember 1995 -
Bundesgesetzblatt Teil I, Bonn;
(1995) No.68, 28.Dezember, S. 1987
🖥 200729

9. Neuntes Gesetz zur Änderung des Fünften Buches Sozialgesetzbuch.
- Vom 8. Mai 1998 -
Bundesgesetzblatt Teil I, Bonn;
(1998) No.27, 20. Mai, S. 907-908
🖥 211274

0306 Stabilisierungsgesetz (StabG)

Gesetz zur Stabilisierung der Krankenhausausgaben 1996.
- Vom 29. April 1996 (tritt mit Ablauf des 31. Dezember 1996 außer Kraft) -
Bundesgesetzblatt Teil I, Bonn; (1996) No.24, 7.Mai, S. 654-655
🖥 201640

0307 Städtebauförderungsgesetz (StBauFG)

Gesetz über städtebauliche Sanierungs- und Entwicklungsmaßnahmen in den Gemeinden.
Bundesgesetzblatt, Teil I (1976)No. 105, S.2319-2347
🖥 42454

0308 Ständige Komplikationen-Konferenz

Geschäftsordnung für die Ständige Komplikationen-Konferenz an einem Krankenhaus.
Medizinrecht, Berlin,München; 14 (1996) No.1, S. 9-12
🖥 200637

0309 Sterbebegleitung

1. Richtlinien der Bundesärztekammer für die ärztliche Sterbebegleitung.
- Vom Juni 1993 -
In: Kommentar zur MBO, 2. Auflage 1998, S. 282-284
🖥 213928

2. Entwurf der Bundesärztekammer zur Neufassung der Richtlinien zur ärztlichen Sterbebegleitung und den Grenzen zumutbarer Behandlung.
- Vom 25. April 1997 -
Krankengymnastik, München; 49 (1997) No.9, S. 1581-1583
🖥 208632

3. Grundsätze der
Bundesärztekammer zur ärztlichen
Sterbebegleitung.
- 11. September 1998 -
Deutsches Ärzteblatt, Köln;
95(1998)No.39, 25. September,
Ausgabe B, S. 1852-1853
🖫 215771

0310 Sterbehilfe-Richtlinien

Richtlinien für die Sterbehilfe.
Deutsches Ärzteblatt, 16(1979)No. 14,
S.226,228
🖫 54774

0311 Strahlenschutz-Richtlinie

Richtlinien für den Strahlenschutz bei
Verwendung radioaktiver Stoffe im
medizinischen Bereich.
Schriftenreihe des Bundesministers
des Inneren, Band 4, Stuttgart 1974
🖫 36555

0312 Strahlenschutzkommission

1. Bekanntmachung von drei
Empfehlungen der
Strahlenschutzkommission.
- Vom 8. März 1985 -
Bundesanzeiger (1985)No. 126,
Beilage
2. Bekanntmachung einer Empfehlung
der Strahlenschutzkommission.
- Vom 11. Dezember 1985 -
Bundesanzeiger (1986)No. 4, S.141

0313 Strahlenschutzregisterverordnung

Verordnung zur Einrichtung eines
Strahlenschutzregisters.
- Vom 3. April 1990 -
Bundesgesetzblatt Teil I,Bonn;
(1990)No.16, 6.April, S.607-609.
🖫 101414

**0314 Strahlenschutzverordnung
(StrlSchV)**

1. Erste Verordnung über den Schutz
vor Schäden durch Strahlen
radioaktiver Stoffe.
- Fassung vom 15. Oktober 1965 -
Bundesgesetzblatt, Teil I (1965),
S.1653

2. Zweite Strahlenschutzverordnung.
Verordnung über den Schutz vor
Schäden durch ionisierende
Strahlen.
- Vom 18. Juli 1964 -
Bundesgesetzblatt, Teil I (1964),
S.500
3. Verordnung zur Änderung der
Zweiten Strahlenschutzverordnung.
- Vom 12. August 1965 -
Bundesgesetzblatt, Teil I (1965),
S.759
4. Verordnung über den Schutz vor
Schäden durch ionisierende
Strahlen.
- Vom 13. Oktober 1976 -
Bundesgesetzblatt (1976)No. 125,
S.2905-2995
🖫 42876
5. Berichtigung der
Strahlenschutzverordnung.
Bundesgesetzblatt, Teil I (1977)No.
6, S.184-195
🖫 44259
6. Paragraphen 62 und 63
Strahlenschutzverordnung. Richtlinie
für die physikalische
Strahlenschutzkontrolle.
Bundesgesundheitsblatt,
21(1978)No. 25, S.440-446
🖫 52261
7. Änderung der
Strahlenschutzverordnung durch §
19.
- Vom 23. August 1979 -
Bundesgesetzblatt, Teil I (1979),
S.1509
8. Durchführung der
Strahlenschutzverordnung. Hier:
Rahmenrichtlinien zu Überprüfungen
nach § 76 StrlSchV. Rundschreiben
des BMI.
- Vom 4. Dezember 1980 -
Gemeinsames Ministerialblatt
(1981)No. 2, S.26
9. Erste Verordnung zur Änderung der
Strahlenschutzverordnung.
- Vom 22. Mai 1981 -
Bundesgesetzblatt, Teil I (1981),
S.445
🖫 65544

10. Durchführung der Strahlenschutzverordnung. Hier: Berechnungsgrundlage für die Ermittlung der Körperdosis bei innerer Strahlenexposition. Rundschreiben des BMI. Richtlinie zu Paragraph 63 Strahlenschutzverordnung.
- Vom 10. August 1981 -
Gemeinsames Ministerialblatt (1981)No. 23, S.322

11. Durchführung der Strahlenschutzverordnung und der Röntgenverordnung. Hier: Berichterstattung über besondere Vorkommnisse. Rundschreiben des BMI.
- Vom 14. Dezember 1981 -
Gemeinsames Ministerialblatt (1982)No. 4, S.61

12. Bekanntmachung der Neufassung der Strahlenschutzverordnung.
- Vom 30. Juni 1989 -
Bundesgesetzblatt Teil I, Bonn; (1989)No.12. Juli, S.1321ff
⊟ 102128

13. Dritte Verordnung zur Änderung der Strahlenschutzverordnung.
- Vom 30. Juli 1993 -
Bundesgesetzblatt Teil I,Bonn; (1993)No.42, 7.August, S.1432
⊟ 118950

14. Verordnung zur Änderung der Strahlenschutzverordnung und der Röntgenverordnung.
- Vom 25. Juli 1996 -
Bundesgesetzblatt Teil I, Bonn; (1996) No.39, 31.Juli, S. 1172
⊟ 202897

15. Vierte Verordnung zur Änderung der Strahlenschutzverordnung.
- Vom 18. August 1997 -
Bundesgesetzblatt Teil I, Bonn; (1997) No.59, 25. August, S. 2113-2114
⊟ 210366

0315 Technische Anlagen und Geräte, Sicherheitsbestimmungen

1. Sicherheitsbestimmungen für technische Anlagen und Geräte im Krankenhaus. 2.Lieferung.
- Stand: Juli 1989 -
Kohlhammer Juni 1989, Loseblattsammlung, ca.330 S.
⊟ 111395

2. Sicherheitsbestimmungen für technische Anlagen und Geräte im Krankenhaus. 1. Lieferung.
- Stand: Januar 1985 -
Kohlhammer Januar 1985, Loseblattsammlung, ca.330 S.
⊟ 82540

0316 Technische Regeln Druckbehälter (TRB)

1. Technische Regeln Druckbehälter. Bundesarbeitsblatt,Köln; (1995)No.2, S.98-100.
⊟ 125185

2. Technische Regeln Druckbehälter.
- Bekanntmachung des BMA vom 11. März 1998 -
Bundesarbeitsblatt, Stuttgart; (1998) No.6, S. 74-78
⊟ 211888

0317 Technische Regeln Druckgase (TRG)

Technische Regeln Druckgase.
- Bekanntmachung des BMA vom 16. März 1998 -
Bundesarbeitsblatt, Stuttgart; (1998) No. 6, S. 79
⊟ 211889

0318 Technische Regeln für Dampfkessel (TRD)

1. Technische Regeln für Dampfkessel. Ausrüstung.
- Ausgabe März 1992 -
Bundesarbeitsblatt,Köln; (1992)No.4, 31.März, S.85-88.
⊟ 115749

2. Technische Regeln für Dampfkessel.
- Bekanntmachung des BMA vom 2. März 1998 -
Bundesarbeitsblatt, Stuttgart; (1998) No.6, S. 79-82
⊟ 211890

0319 Technische Regeln für Gefahrstoffe 002 (TRGS 002)

Übersicht über den Stand der Technischen Regeln für Gefahrstoffe.
- Ausgabe: November 1994 -
Bundesarbeitsblatt; (1994)No.11, S. 47-50
▣ 124637

0320 Technische Regeln für Gefahrstoffe 003 (TRGS 003)

Allgemein anerkannte sicherheitstechnische, arbeitsmedizinische und hygienische Regeln.
- Ausgabe: November 1994 -
Bundesarbeitsblatt; (1994)No.11, S. 50-54
▣ 124637

0321 Technische Regeln für Gefahrstoffe 102 (TRGS 102, TRK)

Technische Richtkonzentration (TRK) für gefährliche Stoffe.
- Ausgabe April 1997 -
Bundesarbeitsblatt, Stuttgart; (1997)No.4, S. 57
▣ 210360

0322 Technische Regeln für Gefahrstoffe 200 (TRGS 200)

Einstufung und Kennzeichnung von Stoffen, Zubereitungen und Erzeugnissen.
- Ausgabe: November 1994 -
Bundesarbeitsblatt; (1994)No.11, S. 55-63
▣ 124637

0323 Technische Regeln für Gefahrstoffe 201 (TRGS 201)

Einstufung und Kennzeichnung von Abfällen zur Beseitigung beim Umgang.
- Bekanntmachung des BMA vom 1. Dezember 1997 -
Bundesarbeitsblatt, Stuttgart; (1997)No.12, S. 47-49
▣ 210373

0324 Technische Regeln für Gefahrstoffe 222 (TRGS 222)

Verzeichnis der Gefahrstoffe - Gefahrstoffverzeichnis.
- Ausgabe: November 1994

(aufgehoben März 1999, Bundesarbeitsblatt (1999)No.3) -
Bundesarbeitsblatt; (1994)No.11, S.63-65
▣ 124637

0325 Technische Regeln für Gefahrstoffe 400 (TRGS 400)

Ermitteln und Beurteilen der Gefährdungen durch Gefahrstoffe am Arbeitsplatz: Anforderungen.
- Ausgabe: März 1998 -
Bundesarbeitsblatt, Stuttgart; (1998) No.3, S. 53-56
▣ 211865

0326 Technische Regeln für Gefahrstoffe 402 (TRGS 402)

Ermittlung und Beurteilung der Konzentrationen gefährlicher Stoffe in der Luft in Arbeitsbereichen.
- Ausgabe November 1997 -
Bundesarbeitsblatt, Stuttgart; (1997) No.11, S. 27-33
▣ 210120

0327 Technische Regeln für Gefahrstoffe 404 (TRGS 404)

Bewertung von Kohlenwasserstoffdämpfen in der Luft am Arbeitsplatz (nur kohlenstoff- und wasserstoffhaltig).
- Ausgabe April 1997 -
Bundesarbeitsblatt, Stuttgart; (1997)No.4, S. 69
▣ 210360

0328 Technische Regeln für Gefahrstoffe 500 (TRGS 500)

Schutzmaßnahmen: Mindeststandards.
- Ausgabe: März 1998 -
Bundesarbeitsblatt, Stuttgart; (1998) No.3, S. 57-59
▣ 211866

0329 Technische Regeln für Gefahrstoffe 512 (TRGS 512)

Begasungen. Änderungen und Ergänzungen.
- Bekanntmachung des BMA vom 1. September 1998 -
Bundesarbeitsblatt, Stuttgart; (1998) No.9, S. 53, 77-78
▣ 212743

0330 Technische Regeln für Gefahrstoffe 513 (TRGS 513)

1. Begasung mit Ethylenoxid und Formaldehyd in Gas-Sterilisatoren.
- Ausgabe: April 1994 -
Bundesarbeitsblatt,Köln; (1994)No.4, S.42-48.
⌨ 121770

2. Begasungen mit Ethylenoxid und Formaldehyd in Sterilisations- und Desinfektionsanlagen.
- Ausgabe Juni 1996 -
Bundesarbeitsblatt, Stuttgart; (1996) No.6, S. 52-58
⌨ 203119

0331 Technische Regeln für Gefahrstoffe 514 (TRGS 514)

Lagern sehr giftiger und giftiger Stoffe in Verpackungen und ortsbeweglichen Behältern.
- Ausgabe Dezember 1992 -
Bundesarbeitsblatt,Köln; (1992)No.12, S. 40-51
⌨ 121214

0332 Technische Regeln für Gefahrstoffe 515 (TRGS 515)

Lagern brandfördernder Stoffe in Verpackungen und ortsbeweglichen Behältern.
- Dezember 1992 -
Bundesarbeitsblatt,Köln; (1992)No.12, S.45-51.
⌨ 121214

0333 Technische Regeln für Gefahrstoffe 522 (TRGS 522)

1. Raumdesinfektion mit Formaldehyd.
- Ausgabe Juni 1992 -
Bundesgesundheitsblatt,Köln; 35(1992)No.8, S.427-432
⌨ 114691

2. Raumdesinfektion mit Formaldehyd
- Ausgabe Juni 1992 -
Bundesarbeitsblatt,Köln; (1992)No.6, 29. Mai, S. 35-41
⌨ 116201

3. Raumdesinfektion mit Formaldehyd.
Änderungen und Ergänzungen.
- 1994 -
Bundesarbeitsblatt,Köln;
(1994)No.10, S.135, 136.
⌨ 123853

4. Raumdesinfektion mit Formaldehyd.
Änderungen und Ergänzungen
- Bekanntmachung des BMA vom 1. September 1998 -
Bundesarbeitsblatt, Stuttgart; (1998) No.9, S. 53, 78
⌨ 212743

0334 Technische Regeln für Gefahrstoffe 525 (TRGS 525)

Umgang mit Gefahrstoffen in Einrichtungen zur humanmedizinischen Versorgung.
- Ausgabe: Mai 1998 -
Bundesarbeitsblatt, Stuttgart; (1998) No.5, S. 99-105
⌨ 211605

0335 Technische Regeln für Gefahrstoffe 540 (TRGS 540)

Sensibilisierende Stoffe.
- Bekanntmachung des BMA vom 1. Dezember 1997 -
Bundesarbeitsblatt, Stuttgart; (1997) No.12, S. 58-63
⌨ 210373

0336 Technische Regeln für Gefahrstoffe 555 (TRGS 555)

Betriebsanweisung und Unterweisung nach Paragraph 20 Gefahrstoffverordnung.
- Bekanntmachung des BMA vom 1. Dezember 1997 -
Bundesarbeitsblatt, Stuttgart; (1997) No.12, S. 49-58
⌨ 210373

0337 Technische Regeln für Gefahrstoffe 900 (TRGS 900)

1. Grenzwerte in der Luft am Arbeitsplatz, Luftgrenzwerte - MAK - TRK.
- April 1995 -
Bundesarbeitsblatt,Köln; (1995)No.4, S. 47-80
⌨ 125883

2. Grenzwerte in der Luft am Arbeitsplatz - Luftgrenzwerte.
- Ausgabe April 1997 -
Bundesarbeitsblatt, Stuttgart; (1997)No.4, S. 57
⌨ 210360

0338 Technische Regeln für Gefahrstoffe 901 (TRGS 901)

Begründung und Erläuterungen zu Grenzwerten in der Luft am Arbeitsplatz.
- Ausgabe April 1997 -
Bundesarbeitsblatt, Stuttgart; (1997)No.4, S.
⊟ 210360

0339 Technische Regeln für Gefahrstoffe 905 (TRGS 905)

1. Verzeichnis krebserregender, erbgutverändernder oder fortpflanzungsgefährdender Stoffe.
- April 1995 -
Bundesarbeitsblatt,Köln; (1995)No.4, S. 47-80
⊟ 125883

2. Verzeichnis krebserzeugender, erbgutverändernder oder fortpflanzungsgefährdender Stoffe.
- Ausgabe Juni 1997 -
Mitteilungen der Berliner Krankenhausgesellschaft, Berlin; (1997) No.lfd. 74, 17. Juli, 5 S.
⊟ 210361

3. Verzeichnis krebserzeugender, erbgutverändernder oder fortpflanzungsgefährdender Stoffe.
- Ausgabe April 1997 -
Bundesarbeitsblatt, Stuttgart; (1997)No.4, S. 64
⊟ 210360

0340 Technische Regeln für Gefahrstoffe 906 (TRGS 906)

Begründung zur Bewertung von Stoffen der TRGS 906.
- Ausgabe April 1997 -
Bundesarbeitsblatt, Stuttgart; (1997)No.4, S. 64-69
⊟ 210360

0341 Technische Regeln für Gefahrstoffe 907 (TRGS 907)

Verzeichnis sensibilisierender Stoffe.
- Bekanntmachung des BMA vom 1. Dezember 1997 -
Bundesarbeitsblatt, Stuttgart; (1997) No.12, S. 65-67
⊟ 210373

0342 Technische Regeln für Gefahrstoffe 908 (TRGS 908)

Abschnitt 6: Naturgummilatex und Naturgummilatex-haltiger Staub.
- Ausgabe Januar 1998 -
Bundesarbeitsblatt, Stuttgart; (1997) No.1, S. 46-47
⊟ 211351

0343 Textilien

Textilien - Leitfaden für Krankenhäuser.
Verband der Krankenhausdirektoren Deutschlands 1992, 160 S.
⊟ 114163

0344 Tierärzte, Approbationsordnung (AppO)

Approbationsordnung für Tierärzte.
- Vom 22. April 1986 -
Bundesgesetzblatt, Teil I (1986), S.600

0345 Transfusionsgesetz (TFG)

Gesetz zur Regelung des Transfusionswesens.
- Vom 1. Juli 1998 -
Bundesgesetzblatt Teil I, Bonn; (1998) No.42, 6. Juli, S. 1752-1760
⊟ 211891

0346 Transplantationsgesetz (TPG)

Gesetz über die Spende, Entnahme und Übertragung von Organen.
- Vom 5. November 1997 -
Bundesgesetzblatt Teil I, Bonn; (1997) No.74, 11. November, S. 2631-2639
⊟ 209631

0347 Transportgenehmigungsverordnung (TgV)

Verordnung zur Transportgenehmigung.
- Vom 10. September 1996 -
Bundesgesetzblatt Teil I, Bonn; (1996) No.47, 20.September, S. 1365-1460
⊟ 203723

0348 Ultraschall-Richtlinien KBV

Richtlinien der Kassenärztlichen Bundesvereinigung (KBV) zur Durchführung von Ultraschalluntersuchungen.
- Vom 7. Dezember 1985 -
Deutsches Ärzteblatt (1986)No. 3,

S.121-131
🖫 84587

0349 Umweltstatistikgesetz (UStatG)

Gesetz über Umweltstatistiken.
- Vom 21. September 1994 -
Bundesgesetzblatt, Teil I; (1994)No.
63, 28. September, S. 2530-2536
🖫 125826

0350 Unfallverhütungsvorschrift, allgemein (VBG 1)

1. Unfallverhütungsvorschrift.
Allgemeine Vorschriften.
- Stand: 1. April 1977 -
Hamburg, Berufsgenossenschaft für
Gesundheitsdienst und
Wohlfahrtspflege 1977
🖫 46783

2. Unfallverhütungsvorschrift.
Allgemeine Vorschriften mit
Durchführungsbestimmungen.
- Stand: 1. März 1981 -
Hamburg, Berufsgenossenschaft für
Gesundheitsdienst und
Wohlfahrtspflege 1981
🖫 70617

0351 Unfallverhütungsvorschrift Betriebsärzte (VBG 123)

Unfallverhütungsvorschrift
Betriebsärzte vom 1.Dezember 1974 in
der Fassung vom 1. Oktober 1990
(Dritter Nachtrag) mit
Durchführungsanweisungen vom April
1989.
- Vom 1. Oktober 1990 mit
Durchführungsanweisungen vom April
1989 -
Berufsgenossenschaft für
Gesundheitsdienst und
Wohlfahrtspflege 1990, 20 S.
🖫 106176

0352 Unfallverhütungsvorschrift Biotechnologie (VBG 102)

Unfallverhütungsvorschrift
Biotechnologie mit
Durchführungsanweisungen.
- Vom 1. Februar 1988 -
Berufsgen.f.Ges.dienst
u.Wohlfahrtspflege Februar 1988, 21
S.
🖫 97527

0353 Unfallverhütungsvorschrift Elektrische Anlagen und Betriebsmittel (VBG 4)

Unfallverhütungsvorschrift Elektrische
Anlagen und Betriebsmittel vom 1.
April 1979 in der Fassung vom 1.
Januar 1997 (Erster Nachtrag) mit
Durchführungsanweisungen vom April
1998.
- Stand: April 1998 -
Hamburg: Berufsgenossenschaft für
Gesundheitsdienst und
Wohlfahrtspflege-BGW, 1998, 35 S.
🖫 212937

0354 Unfallverhütungsvorschrift Flüssiggas (VBG 21)

Unfallverhütungsvorschrift.
Verwendung von Flüssiggas.
- Vom 1. Oktober 1993 mit
Durchführungsanweisungen vom
Oktober 1993 -
Berufsgenossenschaft für
Gesundheitsdienst und
Wohlfahrtspflege 1993, 113 S.
🖫 119977

0355 Unfallverhütungsvorschrift Gesundheitsdienst (VBG 103)

1. Unfallverhütungsvorschrift
Gesundheitsdienst
- Stand: Oktober 1982 -
Hamburg, Berufsgenossenschaft für
Gesundheitsdienst und
Wohlfahrtspflege 1982
🖫 70616

2. Unfallverhütungsvorschrift
Gesundheitsdienst vom 1.Oktober
1982 mit
Durchführungsanweisungen vom
April 1986.
- Stand: April 1986 -
Berufsgenossenschaft für
Gesundheitsdienst und
Wohlfahrtspflege 1986, 28 S.
🖫 106175

3. Unfallverhütungsvorschrift
Gesundheitsdienst vom 1.Oktober
1982 mit
Durchführungsanweisungen vom
April 1986.
- Stand: Oktober 1993 -
Berufsgenossenschaft für
Gesundheitsdienst und
Wohlfahrtspflege 1993, 29 S.
⌨ 122908

4. Unfallverhütungsvorschrift
Gesundheitsdienst (GUV 8.1/VBG
103). Neufassung/Grundentwurf
einer Unfallverhütungsvorschrift
Krankenhaus
- Stand: 10/95 (Grundentwurf) -
Krankenhausinformation, Schwerin;
(1996) No.lfd. 6, 11. Januar, 27 S.
⌨ 202230

5. Unfallverhütungsvorschrift
Gesundheitsdienst. Vom 1. Oktober
1982 in der Fassung vom 1. Januar
1997 (Erster Nachtrag) mit
Durchführungsanweisungen vom
Januar 1997.
- Stand: Januar 1997 -
Hamburg: Berufsgenossenschaft für
Gesundheitsdienst und
Wohlfahrtspflege-BGW, 1997, 29 S.
⌨ 212936

**0356 Unfallverhütungsvorschrift
krebserregende Gefahrstoffe (VBG
113)**

Unfallverhütungsvorschrift Umgang mit
krebserzeugenden Gefahrstoffen mit
Durchführungsanweisungen.
- Stand: Oktober 1991 -
Berufsgenossenschaft für
Gesundheitsdienst und
Wohlfahrtspflege 1991, 52 S.
⌨ 115763

**0357 Unfallverhütungsvorschrift
Laserstrahlen (VBG 93)**

1. Unfallverhütungsvorschrift
Laserstrahlen
- Stand: April 1973 -
Berufsgenossenschaft der
Feinmechanik und Elektrotechnik

2. Unfallverhütungsvorschrift
Laserstrahlen.
Durchführungsanweisungen des
Hauptverbandes der gewerblichen
Berufsgenossenschaften zur VBG
93.
- Fassung vom 1. Oktober 1984 -
Köln, Carl Heymanns 1984, 16 S.
⌨ 90953

3. Unfallverhütungsvorschrift
Laserstrahlung mit
Durchführungsanweisungen.
- Vom 1. April 1988 -
Berufsgen.f.Ges.dienst
u.Wohlfahrtspflege April 1988, 52 S.
⌨ 97399

**0358 Unfallverhütungsvorschrift
Sauerstoff (VBG 62)**

Unfallverhütungsvorschrift Sauerstoff.
- Stand: 1969 -
Hamburg, Berufsgenossenschaft für
Gesundheitsdienst und
Wohlfahrtspflege 1969

**0359 Unfallverhütungsvorschrift
Sicherheitsingenieure (VBG 122)**

Unfallverhütungsvorschrift
Sicherheitsingenieure und andere
Fachkräfte für Arbeitssicherheit.
- Stand: Februar 1981 -
Hamburg, Berufsgenossenschaft für
Gesundheitsdienst und
Wohlfahrtspflege 1981

**0360 Unfallverhütungsvorschrift
Wäscherei (VBG 7 y)**

Unfallverhütungsvorschrift Wäscherei.
- Stand: April 1982 -
Hamburg, Textil- und Bekleidungs-
Berufsgenossenschaft 1982
⌨ 69863

**0361 Verordnung über die Einführung der
staatlichen Chargenprüfung bei
Blutzubereitungen**

- Vom 15. Juli 1994 -
Bundesgesetzblatt,Teil I; (1994)No. 45,
23. Juli, S. 1614-1615
⌨ 122811

**0362 Verpackungsverordnung
(VerpackV)**

Verordnung über die Vermeidung und
Verwertung von Verpackungsabfällen.

- Vom 21. August 1998 -
Bundesgesetzblatt Teil I, (1998) No.
56, 27. August, S. 2379-2389
🖫 213738

0363 Versandvorschriften

Versandvorschriften der Deutschen
Bundespost für medizinisches
Untersuchungsgut.
Mitteilungen der Berliner
Krankenhausgesellschaft,Berlin;
(1990)No.107,11.April, 12 S.
🖫 105596

0364 Wärmerückgewinnungs-Leitsätze (LeiWäKra)

Leitsätze für die Wärmerückgewinnung
in Krankenhäusern. Allgemeine
Gesichtspunkte für die Planung von
Wärmerückgewinnungsanlagen für
Krankenanstalten.
Bundesminister für Raumordnung,
Bauwesen und Städtebau 1978
🖫 61705

0365 Wärmeschutzverordnung (WärmeschutzV)

Verordnung über einen
energiesparenden Wärmeschutz bei
Gebäuden.
Bundesgesetzblatt, Teil I (1977)No. 56,
S.1554-1564
🖫 47643

0366 Wasserhaushaltsgesetz

Bekanntmachung der Neufassung des
Wasserhaushaltsgesetzes.
- Vom 23. September 1986 -
Bundesgesetzblatt, Teil I (1986)S.1529
ff.

0367 Werbung auf dem Gebiet des Heilwesens

1. Bekanntmachung der Neufassung
des Gesetzes über die Werbung auf
dem Gebiet des Heilwesens.
- 1978 -
Gesetz- und Verordnungsblatt für
Berlin, 34(1978)No. 81, S. 2161-
2165
🖫 52361

2. Bekanntmachung der Neufassung
des Gesetzes über die Werbung auf
dem Gebiet des Heilwesens
- Vom 19. Oktober 1994 -
Bundesgesetzblatt Teil I,Bonn;
(1994)No.73, 27. Oktober, S. 3068-
3072
🖫 123856

0368 Wertermittlungs-Richtlinien 1976 (WertR 76)

Bekanntmachung der Neufassung der
Richtlinien für die Ermittlung des
Verkehrswertes von Grundstücken.
Sonderdruck der Beilage zum
Bundesanzeiger Nr. 146 vom 6.
August 1976
🖫 43281

0369 Wohnungsbau-Förderung

Richtlinien des Bundesministers für
Städtebau und Wohnungswesen zur
Förderung des Wohnungsbaues für
ältere Menschen (Kapitel 2503, Titel
85206).
- Vom 30. Dezember 1971 -
Bundesbaublatt, 21(1972)No. 3, S.149-
151
🖫 3174

0370 Zahnärzte, Approbationsordnung

Vierte Verordnung zur Änderung der
Approbationsordnung für Zahnärzte.
- Vom 18. Dezember 1992 -
Bundesgesetzblatt Teil I,Bonn;
(1992)No.60, 30.Dezember, S.2426.
🖫 116204

0371 Zahnärzte, Prüfungsordnung

Dritte Verordnung zur Änderung der
Prüfungsordnung für Zahnärzte.
- Vom 17. Dezember 1986 -
Bundesgesetzblatt, Teil I (1986),
S.2524 ff.
🖫 86610

0372 Zahnheilkundegesetz (ZHG)

1. Durchführung des Gesetzes über
die Ausübung der Zahnheilkunde.
Ministerialblatt für das Land
Nordrhein-Westfalen, 33(1980)No.
79, S.1761-1772
🖫 60452

2. Erstes Gesetz zur Änderung des Gesetzes über die Ausübung der Zahnheilkunde.
   - Vom 25. Februar 1983 -
   Bundesgesetzblatt, Teil I (1983), S.187

3. Gesetz über die Ausübung der Zahnheilkunde.
   - Vom 16. April 1987 -
   Bundesgesetzblatt, Teil I (1987)No. 26, S.1225-1231
   ⊟ 87637

0373 Zentralstelle der Länder für Gesundheitsschutz (ZLG)

1. Gesetz zum Abkommen über die Zentralstelle der Länder für Gesundheitsschutz bei Medizinprodukten.
   - Vom 13. April 1995 -
   Gesetz- und Verordnungsblatt für Berlin, Berlin; 51(1995)No.20, 25. April, S. 262-264
   ⊟ 125976

2. Gesetz zum Abkommen über die Zentralstelle der Länder für Gesundheitsschutz bei Medizinprodukten.
   - Vom 21. Februar 1996 -
   Gesetz- und Verordnungsblatt für Mecklenburg-Vorpommern, Schwerin; (1996) No.4, 8.März, S. 130-133
   ⊟ 201643

3. Abkommen zur Änderung des Abkommens über die Zentralstelle der Länder für Gesundheitsschutz bei Medizinprodukten (ZLG).
   - Vom 17. April 1999 -
   Bayerisches Gesetz- und Verordnungsblatt, München; (1999) No.9, 30. April, S. 138-140
   ⊟ 216186

0374 Zivilschutzneuordnungsgesetz (ZSNeuOG)

Gesetz zur Neuordnung des Zivilschutzes.
Bevölkerungsschutz, Bonn; (1997) No.2, II. Quartal, S. 24-30
⊟ 212855

0375 Zulassungsordnung für Kassenärzte (ZO-Ärzte)

1. Zulassungsordnung für Kassenärzte.
   - Vom 28. Mai 1957 -
   Bundesgesetzblatt (1957), S.572
   ⊟ 62454

2. Erste Änderungsverordnung zur Zulassungsordnung für Kassenärzte.
   - Vom 20. Juli 1977 -
   Bundesgesetzblatt (1977), S.1332

3. Zweite Änderungsverordnung zur Zulassungsordnung für Kassenärzte.
   - Vom 24. Juli 1978 -
   Bundesgesetzblatt (1978), S.1085

4. Zulassungsordnung für Kassenärzte.
   - Vom 14. Dezember 1983 -
   Deutsches Ärzteblatt, 81(1984)No. 16, S.1297-1302
   ⊟ 77458

5. Vierte Verordnung zur Änderung der Zulassungsordnung für Kassenärzte.
   - Vom 20. Juli 1987 -
   Bundesgesetzblatt, Teil I (1987), S.1679

6. Fünfte Verordnung zur Änderung der Zulassungsordnung für Kassenärzte.
   - Vom 20. Juli 1987 -
   Bundesgesetzblatt, Teil I (1987), S.1681 ff.

7. Zulassungsordnung für Kassenärzte.
   - Fassung vom 20. Juli 1987 -
   Deutsches Ärzteblatt,Köln; 84(1987)No.49, 3.Dezember, S.2083-2088.
   ⊟ 90626

0376 Zytostatika (GUV 28.3)

1. Sichere Handhabung von Zytostatika
   - Stand: Dez.1986 -
   Berufsgenossenschaft für Gesundheitsdienst und Wohlfahrtspflege 1986, 12 S.
   ⊟ 106178

2. Sichere Handhabung von Zytostatika
   - Stand: Oktober 1998 -
   Hamburg: Berufsgenossenschaft für Gesundheitsdienst und Wohlfahrtspflege-BGW, 1998, 47 S.
   ⊟ 213938

Bundesländer

BADEN-WÜRTTEMBERG

0377 Abfallgesetz
Gesetz zur Änderung des
Landesabfallgesetzes.
- Vom 11. Dezember 1979 -
Gesetzblatt für Baden-Württemberg
(1979)No. 21, S.544

0378 Ärzte, Berufsordnung
Berufsordnung der
Landesärztekammer Baden-
Württemberg.
- Fassung vom 10. Dezember 1986 -
Ärzteblatt Baden-Württemberg,
42(1987)No. 2, Beilage, S.1-6
⌨ 86851

0379 Ärzte, Weiterbildung
Richtlinien der Ärztekammer über die
· Ermächtigung zur Weiterbildung.
Ärzteblatt Baden-Württemberg,
36(1981)No. 3, S.113-114
⌨ 63647

**0380 Ärzte, Weiterbildungsordnung der
Landesärztekammer Baden-
Württemberg**

1. Weiterbildungsordnung der
Landesärztekammer Baden-
Württemberg.
- Fassung vom 1. März 1980 -
Ärzteblatt Baden-Württemberg,
35(1980), S.285

2. Satzung der Landesärztekammer
Baden-Württemberg zur Änderung
der Weiterbildungsordnung.
- Vom 21. Januar 1981 -
Ärzteblatt Baden-Württemberg,
36(1981)No. 3, S.117-120

3. Weiterbildungsordnung der
Landesärztekammer Baden-
Württemberg.
- Fassung vom 19. Februar 1986 -
Ärzteblatt Baden-Württemberg,
41(1986)No. 3, S.165-188
⌨ 83846

**0381 Alarm- und Einsatzplan bei externen
Schadensereignissen**
Empfehlungen für einen Alarm- und
Einsatzplan bei externen
Schadensereignissen.
Baden-Württembergische
Krankenhausgesellschaft, 1983, 37 S.
⌨ 115508

0382 Bestattungsgesetz
Gesetz über das Friedhofs- und
Leichenwesen in Baden-Württemberg.
Stuttgart, Verlag Kohlhammer 1982

0383 Giftverordnung (Gift-VO)
Polizeiverordnung des Ministeriums für
Arbeit, Gesundheit und Sozialordnung
über den Handel mit Giften.
- Vom 25. Juli 1980 -
Gesetzblatt für Baden-Württemberg
(1980)No. 14, S.445

**0384 Katastrophenschutzgesetz
(LKatSG)**
Gesetz über den Katastrophenschutz.
- Vom 24. April 1979 -
Gesetzblatt für Baden-Württemberg
(1979), S.189

0385 Krankenhausbauverordnung
Bauliche Anlage, Einrichtung und
Betrieb von Krankenanstalten.
- Vom 20. Juni 1928 -
Badisches Gesetz- und
Verordnungsblatt (1928), S.197

0386 Krankenhausgesetz (LKG)

1. Krankenhausgesetz.
Gesetzblatt für Baden-Württemberg;
(1975)No. 26, Sonderdruck 6/8655
⌨ 39072

2. Landeskrankenhausgesetz Baden-
Württemberg-Kommentar-
Heinig 1988, 200 S.
⌨ 102057

3. Krankenhausgesetz Baden-Württemberg.
- Kommentar Stand: Februar 1990 (bzw. aktualisiert durch Nachlieferung) -
Stuttgart, u.a.: Kohlhammer, 1990, 990 S., Loseblattsammlung, ISBN 3-17-011321-6
🗐 206511

4. Landeskrankenhausgesetz Baden-Württemberg. Kommentar.
- 1988. Stand: Mai 1992 (Loseblattsammlung) -
Wiesbaden; Kommmunal- und Schulverlag, ISBN 3-86115-012-3

0387 Krankenhausplan

Krankenhausbedarfsplan Baden-Württemberg - Stufe 1.
Ministerium für Arbeit, Gesundheit und Sozialordnung des Landes Baden-Württemberg 1977
🗐 48298

0388 Landesdatenschutzgesetz (LDSG)

1. Gesetz zum Schutz vor Mißbrauch personenbezogener Daten bei der Datenverarbeitung.
- Vom 4. Dezember 1979 -
Gesetzblatt für Baden-Württemberg (1979)No. 21, S.534

2. Gesetz zur Änderung des Landesdatenschutzgesetzes.
- Vom 30. Juni 1982 -
Gesetzblatt für Baden-Württemberg (1982)No. 14, S.265

0389 Landesentwicklungsplan

Landesentwicklungsplan.
Mitteilung der Baden-Württembergischen Krankenhausgesellschaft (1972)No. 147, S.1, 2
🗐 4612

0390 Mentor in der Krankenpflegeausbildung

Empfehlungen zur Tätigkeit von Mentoren für die praktische Ausbildung in der Krankenpflege.
Baden-Württembergische Krankenhausgesellschaft 1990, 22 S.
🗐 115509

0391 Mutterschutzverordnung

Fünfte Verordnung der Landesregierung zur Änderung der Mutterschutzverordnung.
- Vom 5. Mai 1981 -
Gesetzblatt für Baden-Württemberg (1981)No. 10, S.262

0392 Notarztgruppe, leitende

Musterdienstordnung für die "Leitende Notarztgruppe" eines Rettungsdienstbereiches.
Anästhesiologie und Intensivmedizin, Erlangen; 38 (1997) No.5, S. 263-267
🗐 207926

0393 Öffentlicher Gesundheitsdienst

Gesetz über den Öffentlichen Gesundheitsdienst.
- Vom 12. Dezember 1994 -
Gesetz- und Verordnungsblatt Baden-Württemberg; (1994) S. 663

0394 Pflegesatzmodell

Erste Verordnung der Landesregierung zur Erprobung von Pflegesatzmodellen.
- Vom 4. Juni 1984 -
Gesetzblatt für Baden-Württemberg (1984)No. 13, S.369

0395 Psychiatrieplan

Psychiatrieplan.
Mitteilung der Baden-Württembergischen Krankenhausgesellschaft (1975)No. 219, mit Anhang
🗐 38271

0396 Rettungsdienstgesetz (RDG)

1. Baden-Württembergisches Gesetz über den Rettungsdienst.
- Vom 10. Juni 1975 -
Gesetzblatt für Baden-Württemberg (1975), S.379

2. Gesetz über den Rettungsdienst.
- Vom 19. November 1991 -
Gesetzblatt für Baden-Wuerttemberg,Stuttgart; (1991)No. 29, 30. Nov., S. 713-723
🗐 115755

0397 Sonographie-Richtlinien

Richtlinien der Kassenärztlichen Vereinigung Nordbaden zur

Durchführung ultraschalldiagnostischer
Untersuchungen im Rahmen der
kassenärztlichen Versorgung.
Ärzteblatt Baden-Württemberg,
37(1982)No. 4, S.183-188
⊟ 69006

0398 Universitätskliniken

Weisung des Kultusministeriums
Baden-Württemberg gemäß § 63
Abs.2 No.5 des Hochschulgesetzes für
die Verwaltung der Universitätskliniken
als Krankenanstalten.
Kultusministerium Baden-Württemberg
1971
⊟ 1463

0399 Unterbringungsgesetz (UBG)

1. Gesetz über die Unterbringung
psychisch Kranker.
- Vom 11. April 1983 -
Gesetzblatt für Baden-Württemberg;
(1983), S.133

2. Gesetz über die Unterbringung
psychisch Kranker.
- Vom 10. Dezember 1984 -
Gesetzblatt für Baden-Württemberg;
(1984), S. 668

BAYERN

0400 Abfallgesetz

Gesetz zur Änderung des Bayerischen Abfallgesetzes.
- Vom 4. Mai 1982 -
Bayerisches Gesetz- und Verordnungsblatt (1982)No. 10, S.236

0401 Ärzte, Berufsordnung

1. Berufsordnung für die Ärzte Bayerns.
- Vom 1. Januar 1978 -
Bayerisches Ärzteblatt, 32(1977), Sondernummer, S.22-27
🖫 62450

2. Berufsordnung für die Ärzte Bayern in der Fassung des Beschlusses des 32. Ärztetages.
- Vom 14. Oktober 1979 -
Bayerisches Ärzteblatt, 35(1980), Sondernummer, S.26-32

3. Änderung der Berufsordnung für die Ärzte Bayerns.
- Vom 1. Januar 1978 -
Bayerisches Ärzteblatt, 40(1985)No. 12, S.567-573
🖫 82820

0402 Ärzte, Weiterbildungsordnung

1. Weiterbildungsordnung für die Ärzte Bayerns.
- Vom 1. Januar 1978 -
Bayerisches Ärzteblatt, 32(1977), Sondernummer, S.28-45
🖫 62451

2. Ergänzung zur Weiterbildungsordnung für die Ärzte Bayerns.
- Vom 8. Oktober 1978 -
Bayerisches Ärzteblatt, 33(1978)No. 12, S.1431

3. Weiterbildungsordnung für die Ärzte Bayerns.
Bayerisches Ärzteblatt, 40(1985)No. 2, S.65-84
🖫 79439

4. Neufassung der Weiterbildungsordnung für die Ärzte Bayerns.
- Vom 1. Januar 1988 -
Bayerisches Ärzteblatt, 42(1987)No. 12, Beilage, 20 S.
🖫 91000

0403 Ärzte, Weiterbildungsordnung Öffentliches Gesundheitswesen

Weiterbildungsordnung für Ärzte im Gebiet "Öffentliches Gesundheitswesen."
- Vom 13. Dezember 1979 -
Bayerisches Gesetz- und Verordnungsblatt (1979)No. 26, S.447

0404 Ärzte in Notarztwagen

Vereinbarung zur Regelung des Einsatzes und der Vergütung von Ärzten in Notarztwagen in Bayern.
Arzt und Krankenhaus, 5(1980)No. 10, S.29,30
🖫 612550

0405 Apothekenhelfer, Prüfungsordnung

Prüfungsordnung für Apothekenhelfer.
- Vom 2. Januar 1980 -
Bay.Landesärztekammer 1980, 14 S.
🖫 95940

0406 Approbationsordnung (AVBÄO)

Verordnung zur Ausführung der Bundesärzteordnung und der Approbationsordnung für Ärzte.
- Vom 16. September 1981 -
Bayerisches Gesetz- und Verordnungsblatt (1981)No. 21, S.383

0407 Arzneimittel-Vorschrift

Verordnung zum Vollzug arznei- und betäubungsmittelrechtlicher Vorschriften.
- Vom 5. Januar 1982 -
Bayerisches Gesetz- und Verordnungsblatt (1982)No. 2, S.33

0408 Bauordnung (BayBO)

1. Bekanntmachung der Neufassung
der Bayerischen Bauordnung.
- Vom 18. April 1994 -
Bayerisches Gesetz- und
Verordnungsblatt,München;
(1994)No.9, 26. April, S.251-289.
⌷ 121412

2. Bayerische Bauordnung.
- Vom 4. August 1997 -
Bayerisches Gesetz- und
Verordnungsblatt, München; (1997)
No.17, 27. August, S. 433-471
⌷ 210353

0409 Benutzungsentgeltverordnung

Verordnung über die Festsetzung der
Benutzungsentgelte im Luft- und im
Landrettungsdienst in Bayern.
- Vom 30. November 1993 -
Bayerisches Gesetz- und
Verordnungsblatt,Muenchen;
(1993)No.29,15.Dezember, S.917.
⌷ 120249

0410 Chemikaliengesetz (BayAGChemG)

Bayerisches Ausführungsgesetz zum
Chemikaliengesetz.
- Vom 20. Juli 1982 -
Bayerisches Gesetz- und
Verordnungsblatt (1982)No. 19, S.478

0411 Darlehen (KHG § 12)

Paragraph 12 KHG. Förderung bei der
Aufnahme von Darlehen gemäß § 12
des Gesetzes zur wirtschaftlichen
Sicherung der Krankenhäuser und zur
Regelung der Krankenhauspflegesätze
(KHG).
- Vom 29. Juni 1972 -
Mitteilungen der Bayerischen
Krankenhausgesellschaft (1981)No.
13, lfd. Ziffer 286, Beilage, 8 S.
⌷ 67885

0412 Datenschutz (BayKrG Artikel 13)

Vorläufiges Merkblatt zum Datenschutz
in Krankenhäusern nach Artikel 13 des
Bayerischen Krankenhausgesetzes.
Mitteilungen der Bayerischen
Krankenhausgesellschaft (1980)No.
10, Beilage
⌷ 60897

0413 Datenschutzgesetz (BayDSG)

Bayerisches Datenschutzgesetz.
- Vom 23. Juli 1993 -
Bayerisches Gesetz- und
Verordnungsblatt,München;
(1993)No.19, 30.Juli, S.498-510.
⌷ 118696

0414 Dialyse-Richtlinien

Richtlinien über die fachlichen
Voraussetzungen zur Ausführung der
Dialysebehandlung in der ambulanten
kassenärztlichen Versorgung.
- Vom 1. Januar 1980 -
Dialyseversorgungplan (Stand:
1.12.1983), Bayerisches
Staatsministerium für Arbeit und
Sozialordnung, S.137,138
⌷ 75160

0415 Gift-Verordnung (Gift-VO)

Landesverordnung über Gifte und
hochgiftige Stoffe.
- Vom 28. Juli 1980 -
Bayerisches Gesetz- und
Verordnungsblatt (1980)No. 17, S.359

0416 Hebammen, Berufsordnung

1. Verordnung zur Änderung der
Berufsordnung für Hebammen und
Entbindungspfleger.
- Vom 9. April 1996 -
Bayerisches Gesetz- und
Verordnungsblatt, München; (1996)
No.9, 30.April, S. 156
⌷ 204052

2. Verordnung zur Änderung der
Berufsordnung für Hebammen und
Entbindungspfleger.
- Vom 9. April 1996 -
Bayerisches Gesetz- und
Verordnungsblatt, München; (1996)
No.9, 30. April, S. 148
⌷ 216187

0417 Hebammengesetz

Fünfte Verordnung zur Änderung der
Verordnung über den Vollzug des
Hebammengesetzes.
- Vom 12. Juni 1979 -
Bayerisches Gesetz- und
Verordnungsblatt (1979)No. 14, S.170

**Hebammenhilfe-
Gebührenverordnung**

Siehe 0167

0418 Heilberufe-Kammergesetz (HKaG)

Gesetz über die Berufsausübung, die
Berufsvertretungen und die
Berufsgerichtsbarkeit der Ärzte,
Zahnärzte, Tierärzte und Apotheker .
- In der Fassung der Bekanntmachung
vom 20.Juli 1994 -
Bayerisches Gesetz- und
Verordnungsblatt,München;
(1994)No.21, 31.August, S.854-872.
🖩 123352

0419 Hochschulgesetz (BayHSchG)

Bayerisches Hochschulgesetz.
Abschnitt besondere Vorschriften: a)
Universitäten (Klinikum, Klinika).
- In der Fassung der Bekanntmachung
vom 2. Oktober 1998 -
Bayerisches Gesetz- und
Verordnungsblatt, München; (1998)
No.20, 15. Oktober, S. 761-764
🖩 213737

**0420 Immissionsschutzgesetz
(BayImSchG)**

Gesetz zur Änderung des Bayerischen
Immissionsschutzgesetzes.
- Vom 4. Mai 1982 -
Bayerisches Gesetz- und
Verordnungsblatt (1982)No. 10, S.236

0421 Jahreskrankenhausbauprogramm

Jahreskrankenhausbauprogramm
1985 des Freistaates Bayern.
Gemeinsame Bekanntmachung der
Bayerischen Staatsministerien für
Arbeit und Sozialordnung und der
Finanzen.
- Vom 5. Dezember 1984 -
Amtsblatt des Bayerischen
Staatsministeriums für Arbeit und
Sozialordnung, 39(1984)No. 24,
Beilage, S.A 230-A 238
🖩 81165

**0422 Katastrophenschutzgesetz
(BayKSG)**

1. Bayerisches
Katastrophenschutzgesetz.
- Vom 31. Juli 1970 -
Gesetz- und Verordnungsblatt für
Bayern (1970), S.360

2. Bayerisches
Katastrophenschutzgesetz
- Vom 24. Juli 1996 -
Bayerisches Gesetz- und
Verordnungsblatt, München; (1996)
No.15, 31. Juli, S. 282-286
🖩 203113

3. Gesetz zur Änderung des
Bayerischen
Katastrophenschutzgesetzes und
anderer sicherheitsrechtlicher
Vorschriften.
- Vom 12. April 1999 -
Bayerisches Gesetz- und
Verordnungsblatt, München; (1999)
No.8, 15. April, S. 130-131
🖩 215138

0423 Krankenhausgesetz (BayKrG)

1. Bayerisches Krankenhausgesetz.
Bayerisches Gesetz- und
Verordnungsblatt (1974)No. 14,
S.256-258
🖩 35212

2. Vollzug des
Krankenhausfinanzierungsgesetzes
(KHG) und des Bayerischen
Krankenhausgesetzes (BayKrG).
Entwurf einer Neufassung der
Durchführungsverordnung zum
Bayerischen Krankenhausgesetz, zu
Artikel 10b des
Finanzierungsausgleichsgesetzes (1.
DVBayKrG/FAG) und von
Verwaltungsvorschriften zu § 9 Abs.1
KHG
Mitteilungen der Bayerischen
Krankenhausgesellschaft (1979)No.
13, Beilage, 16 S.
🖩 56646

3. Gesetz zur Änderung des
Bayerischen Krankenhausgesetzes.
- Vom 18. März 1980 -
Bayerisches Gesetz- und
Verordnungsblatt (1980)No. 7. S.152
🖩 63868

4. Prüfungs- und Förderverfahren bei der Errichtung von Krankenhäusern nach § 9 Abs. 1 KHG und der DVBayKrG/FAG - VV zu § 9 Abs.1 KHG -. Gemeinsame Bekanntmachung der Bayerischen Staatsministerien der Finanzen und für Arbeit und Sozialordnung.
- Vom 30. September 1980 -
Bayerischer Staatsanzeiger (1981)No. 48, Beilage, 34 S.
⊟ 64218

5. Durchführungsverordnung zum Bayerischen Krankenhausgesetz und zu Artikel 10b Finanzierungsausgleichsgesetz.
- Vom 30. September 1980 -
Mitteilungen der Bayerischen Krankenhausgesellschaft (1980)No. 12, Beilage, 3 S.
⊟ 62079

6. Gesetzentwurf der Staatsregierung zur Änderung des Bayerischen Krankenhausgesetzes.
Mitteilungen der Bayerischen Krankenhausgesellschaft (1986)No. 4, lfd. Ziffer 77 S.2 ,Beilage 30 S.
⊟ 84048

7. Gesetz zur Änderung des Bayerischen Krankenhausgesetzes.
- Vom 18. Juli 1986 -
Bayerisches Gesetz- und Verordnungsblatt (1986)No. 13, S.137-146
⊟ 85206

8. Bekanntmachung des Bayerischsen Krankenhausgesetzes.
- In der Fassung vom 22. Juli 1986 -
Bayerisches Gesetz- und Verordnungsblatt (1986)No. 13, S.147-155
⊟ 85207

9. Neufassung der Durchführungsverordnung zum Bayer.Krankenhausgesetz.
Mitteilungen der Bayerischen Krankenhausgesellschaft,Muenchen; (1991)No.14,18.Dezember, 26 S.
⊟ 112133

10. Verordnung zur Durchführung des Bayerischen Krankenhausgesetzes und des Art.10 b des Finanzausgleichsgesetzes
- Vom 27. Dezember 1993 -
Bayerisches Gesetz- und Verordnungsblatt,München; (1993)No.33,31.Dezember, S.1101-1105.
⊟ 119862

11. Verordnung zu Artikel 12 des Bayerischen Krankenhausgesetzes
- Vom 20. Juni 1995 -
Bayerisches Gesetz- und Verordnungsblatt,München; (1995)No.16, 14. Juli, S. 337-338
⊟ 126765

12. Verordnung zu Artikel 12 des Bayerischen Krankenhausgesetzes.
- Vom 4. Oktober 1996 -
Bayerisches Gesetz- und Verordnungsblatt, München; (1996) No.20, 31.Oktober, S. 426-427
⊟ 204054

13. Verordnung zur Änderung der Verordnung zur Durchführung des Bayerischen Krankenhausgesetzes und des Art. 10b des Finanzausgleichsgesetzes.
- Vom 28. Juli 1998 -
Bayerisches Gesetz- und Verordnungsblatt, München; (1998) No.16, 14. August, S. 560-561
⊟ 212014

14. Bayerisches Krankenhausgesetz
- In der Fassung vom 11. September 1990 -
Bayerisches Gesetz- und Verordnungsblatt, München; (1990) No.11. September, S. 386 ff
⊟ 212535

15. Verordnung zu Artikel 12 des Bayerischen Krankenhausgesetzes
- Vom 27. August 1998 -
Bayerisches Gesetz- und Verordnungsblatt, München; (1998) No.18, 15. September, S. 654-655
⊟ 212744

0424 Krankenhausplan

1. Krankenhausbedarfsplan des Freistaates Bayern.
- Stand: 1. Januar 1981 (6. Fortschreibung) -
Bayerischer Staatsanzeiger (1981)No. 6, Beilage, 72 S.
⌨ 63660

2. Krankenhausbedarfsplan des Freistaates Bayern.
- Stand: 1. Januar 1982 (7. Fortschreibung) -
Bayerisches Staatsministerium für Arbeit und Sozialordnung 1982, 72 S.
⌨ 68282

3. Krankenhausbedarfsplan des Freistaates Bayern.
- Stand: 1. Januar 1983 (8. Fortschreibung) -
Bayerisches Staatsministerium für Arbeit und Sozialordnung 1983, 80 S.
⌨ 72090

4. Krankenhausbedarfsplan des Freistaates Bayern.
- Stand: 1. Januar 1984 (9. Fortschreibung) -
Bayerisches Staatsministerium für Arbeit und Sozialordnung 1983, 80 S.
⌨ 75650

5. Krankenhausbedarfsplan des Freistaates Bayern 1985.
- Stand: 31. Dezember 1984 (10. Fortschreibung) -
Bayerisches Staatsministerium für Arbeit und Sozialordnung 1985, 80 S.
⌨ 79402

6. Krankenhausbedarfsplan des Freistaates Bayern.
- Stand: 1. Januar 1986 (11. Fortschreibung) -
Bayerischer Staatsanzeiger (1986)No. 5, Beilage No. 2, 82 S.
⌨ 83634

7. Krankenhausplan des Freistaates Bayern.
- Stand: 1. Januar 1987 (12. Fortschreibung) -
Bayerischer Staatsanzeiger (1987)No. 7, Beilage No. 3, 80 S.

8. Krankenhausplan des Freistaates Bayern.
- Stand: 1. Januar 1988 (13. Fortschreibung) -
Bayerisches Staatsministerium für Arbeit und Sozialordnung 1988

0425 Krebsregistergesetz (KRG)

1. Gesetz zur Ausführung des Krebsregistergesetzes.
- Vom 24. November 1997 -
Bayerisches Gesetz- und Verordnungsblatt, München; (1997) No.25, 28. November, S. 746-747
⌨ 210354

2. Verordnung zur Durchführung des Krebsregistergesetzes.
- Vom 2. Dezember 1997 -
Bayerisches Gesetz- und Verordnungsblatt, München; (1997) No.26, 15. Dezember, S. 787
⌨ 209471

0426 Öffentlicher Gesundheitsdienst (GDG)

Gesetz über den öffentlichen Gesundheitsdienst (GDG) in Bayern.
- Vom 12. Juli 1986 -
Bayerisches Gesetz- und Verordnungsblatt (1986), S.120

0427 Pflegekammerngesetz

Gesetz zur Einführung einer Kammer für Pflegeberufe in Bayern.
BALK-Info, Wiesbaden; 8 (1997) No.26, 2. Quartal , S. 37-38, 52-56
⌨ 207264

0428 Privatkrankenanstalten, Konzessionierung (GewO, § 30)

Vollzugsrichtlinien zur Konzessionierung für Privatkrankenanstalten nach Paragraph 30 Gewerbeordnung.
- Vom 22. März 1995 -
Allgemeines Ministerialblatt,München; 8(1995)No.7, 24. April, S. 280-282
⌨ 125602

0429 Rettungsdienstgesetz (BayRDG)

1. Bayerisches Gesetz über den Rettungsdienst.
- Vom 11. Januar 1974 -
Bayerisches Gesetz- und Verordnungsblatt (1974), S.1

2. Verordnung zur Änderung der Zweiten Verordnung zur Ausführung des Bayerischen Gesetzes über den Rettungsdienst.
- Vom 13. September 1993 -
Bayerisches Gesetz- und Verordnungsblatt,München;
(1993)No.24, 30. September, S. 736.
🖫 119210

3. Gesetz zur Änderung des Bayerischen Rettungsdienstgesetzes.
- Vom 9. Dezember 1997 -
Bayerisches Gesetz- und Verordnungsblatt, München; (1997) No.26, 15. Dezember, S. 779-786
🖫 209470

4. Bayerisches Gesetz zur Regelung von Notfallrettung, Krankentransport und Rettungsdienst.
- In der Fassung der Bekanntmachung vom 8. Januar 1998 -
Bayerisches Gesetz- und Verordnungsblatt, München; (1998) No.3, 30. Januar, S. 9-19
🖫 210350

5. Dritte Verordnung zur Ausführung des Bayerischen Gesetzes zur Regelung von Notfallrettung, Krankentransport und Rettungsdienst.
- Vom 23. März 1998 -
Bayerisches Gesetz- und Verordnungsblatt, München; (1998) No.7, 31. März, S. 211-213
🖫 212331

0430 Schiedsstellen-Krankenpflegesatz-Verordnung (SchiedKrPflV)

1. Verordnung über die Schiedsstellen für die Festsetzung der Krankenhauspflegesätze.
- Vom 17. Dezember 1985 -
Bayerisches Gesetz- und Verordnungsblatt (1985)No, 28, S.825-827
🖫 83240

2. Verordnung zur Änderung der Verordnung über die Schiedsstellen für die Festsetzung der Krankenhauspflegesätze.
- Vom 29.Oktober 1996 -
Bayerisches Gesetz- und Verordnungsblatt, München; (1996) No.20, 31.Oktober, S. 424
🖫 204053

0431 Seuchengesetz (AVBSeuchG)

Verordnung zur Ausführung des Bundes-Seuchengesetzes.
- Vom 21. Mai 1980 -
Bayerisches Gesetz- und Verordnungsblatt (1980)No. 11, S.220

0432 Stellplätze

Richtwerte zur baurechtlichen Herstellungspflicht von Stellplätzen.
Bekanntmachung des Bayerischen Staatsministeriums des Inneren Nr. II B4-9134-79.
- Vom 12. Februar 1978 -
Ministerialblatt (1978)No. 6, S.181

0433 Stellplätze

Förderung von Stellplätzen an Krankenhäusern.
Mitteilungen der Bayerischen Krankenhausgesellschaft (1981)No. 1, lfd. Ziffer 1, S.1
🖫 63097

0434 Unterbringungsgesetz (UnterbrG)

1. Gesetz über die Unterbringung psychisch Kranker und deren Betreuung.
- Vom 20. April 1982 -
Bayerisches Gesetz- und Verordnungsblatt (1982)No. 9, S. 202

2. Vollzug des Unterbringungsgesetzes.
- Bekanntmachung vom 15. September 1993 -
Allgemeines Ministerialblatt,München;
6(1993)No.19,4.Oktober, S.1114-1115.
🖫 119340

0435 Wiederbeschaffung (KHG § 10)

Verfahren bei der Förderung der Wiederbeschaffung von kurzfristigen Anlagegütern gemäß § 10 des

Gesetzes zur wirtschaftlichen
Sicherung der Krankenhäuser und zur
Regelung der Krankenhauspflegesätze
(KHG).
- Vom 29. Juni 1972 -
Mitteilungen der Bayerischen
Krankenhausgesellschaft (1975)No. 1,
Beilage
🖫 38240

**0436 Wirtschaftsführung kommunaler
Krankenhäuser (WKKV, VVWKKV)**

1. Verordnung über die
Wirtschaftsführung der kommunalen
Krankenhäuser und zugehörige
Verwaltungsvorschriften.
- Vom 11. Dezember 1978 -
Mitteilungsblatt der Bayerischen
Krankenhausgesellschaft (1979)No.
1, S.1-8
🖫 52806

2. Verordnung über die
Wirtschaftsführung der kommunalen
Krankenhäuser.
- Vom 11. März 1999 -
Bayerisches Gesetz- und
Verordnungsblatt, München; (1999)
No.8, 15. April, S. 132-134
🖫 215139

**0437 Wirtschaftsführung kommunaler
Pflegeeinrichtungen (WkPV)**

Verordnung über die
Wirtschaftsführung der kommunalen
Pflegeeinrichtungen.
- Vom 3. März 1998 -
Bayerisches Gesetz- und
Verordnungsblatt, München; (1998)
No.7, 31. März, S. 132-134
🖫 212330

0438 Zivilkrankenhaus

Kennzeichnung der Zivilkrankenhäuser
und ihres Personals. Bekanntmachung
des Bayerischen Staatsministerium für
Arbeit und Sozialordnung, Familie,
Frauen und Gesundheit.
- Vom 2. November 1998 -
Allgemeines Ministerialblatt, München;
11 (1998) No.23, 23. November, S.
839-845
🖫 213432

BERLIN

0439 Abfallgesetz

1. Landesabfallgesetz.
- Vom 21. Dezember 1993 -
Gesetz- und Verordnungsblatt für
Berlin, Berlin; 54 (1993), S. 651ff

2. Gesetz zur Änderung des
Landesabfallgesetzes.
- Vom 22. Dezember 1998 -
Gesetz- und Verordnungsblatt für
Berlin, Berlin; 54 (1998) No.54, 31.
Dezember, S. 433-434
🖫 214513

0440 Abfallvermeidung und -entsorgung

Vermeidung und Entsorgung von
Abfällen aus öffentlichen und privaten
Einrichtungen des
Gesundheitsdienstes.
- Bekanntmachung Sen.für Umwelt
und Verkehr vom 23.2.1993 -
Amtsblatt für Berlin, Berlin; 43 (1993)
No.13, 12. März, S. 686-694
🖫 204780

0441 Abrechnungsanweisung Erste-Hilfe

Allgemeine Anweisung über die
Abrechnung von Erste-Hilfe-
Leistungen in den Krankenhäusern des
Landes Berlin.
- Vom 22. August 1978 -
Amtsblatt für Berlin, Teil I,
28(1978)No.59, S.1540-1543
🖫 51973

0442 Abteilungskonferenz

Geschäftsordnung für die
Abteilungskonferenz, die
Krankenhauskonferenz und die
Krankenhausleitung.
Dienstblatt des Senats von Berlin, Teil
IV (1975)No. 43, S.81-84
🖫 38364

**0443 Ärzte, Berufsordnung Ärztekammer
Berlin**

1. Berufsordnung für die Ärzte der
Ärztekammer Berlin.
- Vom 2. Februar 1978 -
Die Berliner Ärztekammer,
15(1978)No. 5, S.293-298
🖫 50918

2. Ergänzung der Berufsordnung für
die Ärzte der Ärztekammer Berlin
(Erster Nachtrag).
- Vom 10. Februar 1972 -
Amtsblatt für Berlin, Teil I (1972),
S.477
🖫 60378

3. Ergänzung der Berufsordnung für
die Ärzte der Ärztekammer Berlin
(Zweiter Nachtrag).
- Vom 11. Oktober 1984 -
Amtsblatt für Berlin, 34(1984)No. 59,
S.1657,1658

4. Ergänzung der Berufsordnung für
die Ärzte der Ärztekammer Berlin
(Dritter Nachtrag).
- Vom 10. April und 20. November
1986 -
Amtsblatt für Berlin, 37(1987)No. 6,
S.132-134
🖫 89189

5. Bekanntmachung der
Berufsordnung der Ärztekammer
Berlin.
- Vom 16. Februar 1987 -
Die Berliner Ärztekammer,
24(1987)No. 3, S.120-137

6. Berufsordnung der Ärztekammer
Berlin.
- Vom 31. Januar 1990 -
Amtsblatt für Berlin; (1990)No.14.
September, S. 1694 ff
🖫 10690

7. Berufsordnung der Ärztekammer
Berlin.
- Vom 24. Januar 1996 -
Amtsblatt für Berlin, Berlin; 46 (1996)
No.60, 28. November, S. 4192-4198
🖫 209299

0444 Ärzte, Beurteilung

Ausführungsvorschriften über die
dienstliche Beurteilung von
Oberärzten, Chefärzten, Ärztlichen
Leitern und ihrer Vertreter im
Ärztlichen und Zahnärztlichen Dienst
der Krankenhäuser des Landes Berlin.
- Vom 3. Dezember 1982 -
Dienstblatt des Senats von Berlin, Teil
I (1983)No. 1, s.2-3

0445 Ärzte, Weiterbildung

Richtlinien der Ärztekammer Berlin über die Ermächtigung zur Weiterbildung.
- Vom 17. April 1980 -
Die Berliner Ärztekammer, 17(1980)No. 10, S.526,528

0446 Ärzte, Weiterbildung

Richtlinie der Ärztekammer Berlin über den Inhalt der Weiterbildung.
- Vom 24. Juni 1980 -
Die Berliner Ärztekammer, 17(1980)No. 10, S.528
🖫 60378

0447 Ärzte, Weiterbildung Öffentliches Gesundheitswesen

Verordnung über die Weiterbildung von Ärzten und Zahnärzten im Gebiet "Öffentliches Gesundheitswesen".
- Vom 18. Mai 1981 -
Gesetz- und Verordnungsblatt für Berlin, (1981)No. 29, S. 626

0448 Ärzteaufenthalt

Gemeinsame Richtlinien über den unentgeltlichen Aufenthalt von Ärzten in den Krankenhausbetrieben des Landes Berlin.
- Vom 14. November 1986 -
Dienstblatt des Senats von Berlin, Teil I (1986)No. 16, S.99,100
🖫 88988

0449 Allgemeinmedizin, Ausbildung EG

Gesetz zur Umsetzung der Richtlinie des Rates der EG vom 15.September 1986 über eine spezifische Ausbildung in der Allgemeinmedizin (86/457/EWG) in deutsches Recht.
- Vom 11. Dezember 1991 -
Gesetz- und Verordnungsblatt für Berlin,Berlin; 47(1991)No.55, 20.Dezember, S.283.
🖫 111650

0450 Altenpflege, Ausbildungsordnung

Ausführungsvorschriften über die Ausbildung in der Staatlichen Fachschule für Altenpflege Berlin.
- Vom 19. Juli 1995 -
Amtsblatt für Berlin,Berlin; 45(1995)No.40, 11.August, S.2761-2767.
🖫 127216

0451 Arzneimittelgesetz (AMG)

Bekanntmachung der Allgemeinen Verwaltungsvorschrift des Bundesministeriums für Jugend, Familie und Gesundheit zur Beobachtung, Sammlung und Auswertung von Arzneimittelrisiken (Stufenplan) nach § 63 des Arzneimittelgesetzes.
- Vom 6. Juli 1980 -
Amtsblatt für Berlin (1980)No. 47, S.1286

0452 Aufenthaltsbedingungen

Allgemeine Anweisung über Aufnahme, Aufenthalt und Entlassung von Kranken in Krankenhäusern der Freien Universität Berlin.
- Vom 22. Juli 1976 -
Amtsblatt für Berlin, Teil I, 26(1976)No. 62, S.1538-1541
🖫 43526

0453 Badewesen

Ausführungsvorschriften für die Überwachung der Hygiene in Einrichtungen des Badewesens.
- Vom 24. November 1980 -
Dienstblatt des Senats von Berlin, Teil IV (1981)No. 1, S.2-3
🖫 61718

0454 Baudurchführungsverordnung (BauDVO)

Verordnung zur Durchführung der Bauordnung für Berlin.
- Vom 1. Oktober 1979 -
Gesetz- und Verordnungsblatt für Berlin, 35(1979)No. 69, S.1774-1778

0455 Bauordnung (BauOBln)

1. Bauordnung für Berlin.
- Vom 1. Juli 1979 -
Gesetz- und Verordnungsblatt für Berlin, 35(1979)No. 39, S.898-925

2. Gesetz zur Änderung der Bauordnung.
- Vom 10. Dezember 1982 -
Gesetz- und Verordnungsblatt für Berlin, 38(1982), S.2066

3. Bauordnung für Berlin.
- Vom 28. Februar 1985 -
Gesetz- und Verordnungsblatt für Berlin, 41(1985)No. 16, S.522-542
🖫 80534

4. Sechstes Gesetz zur Änderung der
Bauordnung für Berlin.
- Vom 2. Oktober 1995 -
Gesetz- und Verordnungsblatt fuer
Berlin,Berlin; 51(1995)No.57,
12.Oktober, S.633.
⊟ 128050

5. Bauordnung für Berlin.
- Fassung vom 1. Januar 1996 -
Gesetz- und Verordnungsblatt für
Berlin, Berlin; 52 (1996) No.4,
27.Januar, S. 30-53
⊟ 201641

6. Bekanntmachung der Neufassung
der Bauordnung für Berlin.
- In der Fassung vom September
1997 -
Gesetz- und Verordnungsblatt für
Berlin, Berlin; 53 (1997) No.38, 27.
September, S. 421-446
⊟ 209587

**0456 Bauvorlagenverordnung
(BauVorlVO)**

Verordnung über Bauvorlagen im
bauaufsichtlichen Verfahren.
- Vom 18. Juli 1979 -
Gesetz- und Verordnungsblatt für
Berlin, 35(1979)No. 54

**0457 Beamten-Laufbahn
Gesundheitswesen (AV Fach LVO
Ges)**

1. Ausführungsvorschriften über die
dienstliche Beurteilung der Beamten
in Laufbahnen des Ärztlichen,
Zahnärztlichen, Tierärztlichen und
Pharmazeutischen Dienstes sowie
des Chemiedienstes, des
Fachverwaltungsdienstes
(Fachrichtung Gesundheitswesen),
des Fachlehrers an Lehranstalten für
technische Assistenten in der
Medizin und des gehobenen
Sozialdienstes - mit Ausnahme des
Ärztlichen und Zahnärztlichen
Dienstes in den Krankenhäuseren
des Landes Berlin -.
- Vom 3. Dezember 1982 -
Dienstblatt des Senats von Berlin,
Teil I (1983)No. 1, S.2

2. Ausführungsvorschriften zur
Verordnung über die Beamten in
Laufbahnen besonderer
Fachrichtungen im Bereich
Gesundheitswesen.
- Vom 26. August 1991 -
Dienstblatt des Senats von Berlin
Teil I,Berlin; (1991)No. 11,14.
Oktober, S. 310-313
⊟ 111533

0458 Bedarfsplan der KV Berlin

1. Fünfte Fortschreibung des
Bedarfsplans der KV
(Kassenärztliche Vereinigung) Berlin
für die ambulante ärztliche
Versorgung.
- Stand: 31. Dezember 1983 -
Mitteilungsblatt der Kassenärztlichen
Vereinigung Berlin, 31(1984)No. 10,
S.277-290
⊟ 81771

2. Sechste Fortschreibung des
Bedarfsplans der KV
(Kassenärztliche Vereinigung) Berlin
für die ambulante ärztliche
Versorgung.
- per 31. Dezember 1984 -
Mitteilungsblatt der Kassenärztlichen
Vereinigung Berlin, 32(1985)No. 12,
S.310-321
⊟ 83369

3. Siebente Fortschreibung des
Bedarfsplanes der Kassenärztlichen
Vereinigung Berlin für die ambulante
ärztliche Versorgung.
- Stand: 31.Dezember 1985 -
Mitteilungsblatt der Kassenärztlichen
Vereinigung Berlin, 33(1986)No. 9,
S.261-271
⊟ 87396

4. Achte Fortschreibung des
Bedarfsplanes für die ambulante
kassenärztliche Versorgung.
- Vom 31. Dezember 1986 -
Mitteilungsblatt der Kassenärztlichen
Vereinigung Berlin,Berlin;
34(1987)No.9, S.315-325.
⊟ 92763

0459 Beförderungsentgelte für den Krankentransport

1. Verordnung über Beförderungsentgelte für den Krankentransport.
- Vom 25. September 1979 -
Gesetz- und Verordnungsblatt für Berlin, 35(1979)No. 66, S.1726
🖫 55549

2. Berichtigung der Verordnung über Beförderungsentgelte für den Krankentransport.
- Vom 25. September 1979 -
Gesetz- und Verordnungsblatt für Berlin, 35(1979)No. 70, S.1788
🖫 55743

3. Erste Verordnung zur Änderung der Verordnung über Beförderungsentgelte für den Krankentransport.
- Vom 16. Dezember 1980 -
Gesetz- und Verordnungsblatt für Berlin, 36(1980)No. 87, S.2653
🖫 62193

4. Zweite Verordnung zur Änderung der Verordnung über Beförderungsentgelte für den Krankentransport.
- Vom 16. April 1985 -
Gesetz- und Verordnungsblatt für Berlin, 41(1985)No. 27, 2 S.
🖫 80471

5. Fünfte Verordnung zur Änderung der Verordnung über Beförderungsentgelte für den Krankentransport.
- Vom 5. Oktober 1992 -
Gesetz- und Verordnungsblatt für Berlin,Berlin;
48(1992)No.45,15.Oktober, S.301
🖫 115472

0460 Behinderte, Bauen für (BauO Bln, § 51)

Belange der Behinderten. In: Bauordnung für Berlin und ergänzende Bestimmungen.
- Vom 28. Februar 1985, Stand: Juni 1989. -
Kulturbuch 1989,2.,erweiterte Auflage, S.38-40
🖫 111476

0461 Behindertenrettungswege-Verordnung (BeRettVO)

Verordnung über Rettungswege für Behinderte.
- Vom 15. November 1996 -
Gesetz- und Verordnungsblatt für Berlin, Berlin; 52 (1996) No.52, 26. November, S. 500-503
🖫 209628

0462 Berliner Hochschulgesetz (BerlHG)

1. Gesetz über die Hochschulen im Land Berlin. Besondere Vorschriften für die medizinischen Fachbereiche.
- Vom 13. November 1986 -
Gesetz- und Verordnungsblatt für Berlin, 42(1986)No. 64, S.1785,1786
🖫 89190

2. Gesetz über die Hochschulen im Land Berlin, Teil I, 1.Kapitel, 8.Abschnitt: Besondere Vorschriften für die Universitätsklinika der Freien Universität.
- Vom 22. Dezember 1978 -
Gesetz- und Verordnungsblatt für Berlin, 34(1978)No. 94, S.2476-2479
🖫 52797

3. Gesetz über die Hochschulen im Land Berlin, 8.Abschnitt: Besondere Vorschriften für die Universitätsklinika der Freien Universität.
- Vom 30. Juli 1982 -
Gesetz- und Verordnungsblatt für Berlin, 38(1982)No. 46, S.1576-1579
🖫 68999

4. Gesetz über die Hochschulen im Land Berlin. Hier: 8. Abschnitt Medizin.
- Vom 12. Oktober 1990 -
Gesetz- und Verordnungsblatt für Berlin,Berlin;
46(1990)No.75,23.Oktober, S.2182-2184.
🖫 108906

5. Gesetz über die Hochschulen im Land Berlin. Achter Abschnitt: Medizin.
- Fassung vom 5. Oktober 1995 -
Gesetz- und Verordnungsblatt für Berlin, Berlin; 51 (1995) No.66, 16.November, S. 746-748
🖫 204055

0463 Bestattungsgesetz

Drittes Gesetz zur Änderung des
Bestattungsgesetzes.
- Vom 21. September 1995 -
Gesetz- und Verordnungsblatt für
Berlin, Berlin; 51 (1995) No.54,
28.September, S. 608
⊟ 200312

0464 Betreuungsgesetz

Gesetz zur Ausführung des
Betreuungsgesetzes und zur
Anpassung des Landesrechts.
- Vom 17. März 1994 -
Gesetz- und Verordnungsblatt für
Berlin,Berlin; 50(1994)No.11,
26.Maerz, S.86-88.
⊟ 121772

**0465 Brandsicherheitsschauverordnung
(BrandsichVO)**

Verordnung über die
Brandsicherheitsschau und die
Betriebsüberwachung.
- Vom 21. Februar 1986 -
Gesetz- und Verordnungsblatt für
Berlin, 42(1986)No. 20, S.538
⊟ 86109

**0466 Bundes-Seuchengesetz,
Ausführungsvorschriften (AV-
BSeuchG)**

1. Ausführungsvorschriften zum
   Bundes-Seuchengesetz.
   - Vom 23. April 1981 -
   Amtsblatt für Berlin (1981)No. 46,
   S.1330

2. Ausführungsvorschriften über
   Schutzmaßnahmen bei Kranken,
   Krankheitsverdächtigen und
   Ansteckungsverdächtigen im Sinne
   des Bundes-Seuchengesetzes (AV-
   übertragbare Krankheiten).
   - Vom 23. April 1981 -
   Amtsblatt für Berlin (1981)No. 46,
   S.1333

3. Ausführungsvorschriften zum
   Bundes-Seuchengesetz
   - Vom 26. April 1994 -
   Amtsblatt für Berlin,Berlin;
   44(1994)No.43, 2.September,
   S.2778-2787
   ⊟ 123351

**0467 Bundessozialhilfegesetz,
Paragraphen 28 und 29 (BSHG, §§
28 und 29)**

Ausführungsvorschriften zu den
Paragraphen 28 und 29 des
Bundessozialhilfegesetzes bei
stationärer Krankenhausbehandlung
oder bei stationärer Pflege.
- Vom 25. April 1994 -
Amtsblatt für Berlin,Berlin;
44(1994)No.26, 27.Mai, S.1548.
⊟ 122075

**0468 Datenschutz, Öffentlicher
Gesundheitsdienst**

Verordnung über die Verarbeitung
personenbezogener Daten in
Einrichtungen des öffentlichen
Gesundheitsdienstes.
- Vom 30. Juni 1994 -
Gesetz- und Verordnungsblatt für
Berlin,Berlin; 50(1994)No.38, 26.Juli,
S.239.
⊟ 122518

0469 Datenschutzgesetz (BlnDSG)

Gesetz zum Schutz
personenbezogener Daten in der
Berliner Verwaltung.
- Vom 1. November 1990 -
Gesetz- und Verordnungsblatt für
Berlin,Berlin;
46(1990)No.79,9.November, S.2216-
2223.
⊟ 110929

**0470 Datenschutzregisterordnung
(BlnDSRegO)**

Datenschutzregisterordnung.
- Vom 16. Februar 1981 -
Gesetz- und Verordnungsblatt für
Berlin, 37(1981)No. 15, S.370

**0471 Desinfektionsmittel und
Desinfektionsverfahren**

1. Ausführungsvorschriften über
   zugelassene chemische
   Desinfektionsmittel und
   Desinfektionsverfahren für
   behördlich angeordnete
   Desinfektionen.
   - Vom 1. Mai 1982 -
   Amtsblatt für Berlin (1982)No. 25,
   S.637
   ⊟ 67985

2. Ausführungsvorschriften über zugelassene chemische Desinfektionsmittel und Desinfektionsverfahren für behördlich angeordnete Desinfektionen.
- Vom 22. März 1984 -
Dienstblatt des Senats von Berlin, Teil IV (1984)No. 5, S.34-44
🖫 75107

0472 Desinfektoren, Ausbildung (Desinfektoren-APrO)

Ausbildungs- und Prüfungsordnung für Desinfektoren.
- Vom 16. Januar 1984 -
Gesetz- und Verordnungsblatt für Berlin, 40(1984)No. 9, S.278-280
🖫 74566

0473 Eigenmittelausgleich (AV § 13 Abs.1 und Abs.2 KHG)

Ausführungsvorschriften über die Gewährung eines Eigenmittelausgleichs nach § 13 des Krankenhausfinanzierungsgesetzes.
- Vom 21. April 1981 -
Amtsblatt für Berlin, Teil I, 31(1981)No. 31, S.906-907
🖫 63103

0474 Fachärzte

Richtlinien über die Hinzuziehung von Fachärzten.
- Vom 28. Dezember 1978 -
Dienstblatt des Senats von Berlin, Teil I (1979)No. 6, S.43,44
🖫 54940

0475 Festsetzungsverordnung (FestVO)

1. Erste Verordnung zur Neufestsetzung der Pauschalförderung nach dem Landeskrankenhausgesetz.
- Vom 7. Dezember 1987 -
Gesetz- und Verordnungsblatt fuer Berlin,Berlin; 43(1987)No.73,24.Dezember, S.2748.
🖫 93937

2. Zweite Verordnung zur Neufestsetzung der Pauschalförderung nach dem Landeskrankenhausgesetz.
- Vom 28. Dezember 1989 -
Gesetz- und Verordnungsblatt für Berlin,Berlin; 45(1989)S. 2412

3. Dritte Verordnung zur Neufestsetzung der Pauschalförderung nach dem Landeskrankenhausgesetz.
- Vom 20. August 1992 -
Gesetz- und Verordnungsblatt für Berlin,Berlin; 48(1992)No. 40, 5. September, S.276
🖫 114690

4. Verordnung zur Festsetzung der Pauschalförderung nach dem Landeskrankenhausgesetz.
- Vom 22. November 1994 -
Gesetz- und Verordnungsblatt für Berlin,Berlin; 50(1994)No. 63, 2. Dezember, S. 469
🖫 125128

5. Verordnung zur Festsetzung der Pauschalförderung nach dem Landeskrankenhausgesetz
- Vom 26. März 1997 -
Gesetz- und Verordnungsblatt für Berlin, Berlin; 53 (1997) No.16, 10. April, S. 263
🖫 206841

0476 Feuerwehrbenutzungs-gebührenordnung (FwBenGebO)

1. Vierzehnte Verordnung zur Änderung der Gebührenordnung für die Benutzung von Einrichtungen der Berliner Feuerwehr.
- Vom 18. Mai 1988 -
Mitteilungen der Berliner Krankenhausgesellschaft,Berlin; (1988)No.lfd.122, 9.Juni, 4 S.
🖫 97344

2. Sechzehnte Verordnung zur Änderung der Feuerwehrbenutzungsgebührenordnung.
- Vom 18. Juli 1989 -
Gesetz- und Verordnungsblatt für Berlin,Berlin; 45(1989)No.44, 29.Juli, S.1467-1468.
🖫 102392

3. Gebührenordnung für die Benutzung von Einrichtungen der Berliner Feuerwehr.
- Vom 13. April 1995 -
Gesetz- und Verordnungsblatt für Berlin,Berlin; 51(1995)No. 23, 11. Mai, S. 293, 294
⊟ 126407

0477 Feuerwehrgesetz (FwG)

1. Feuerwehrgesetz.
- Vom 26. September 1975 -
Gesetz- und Verordnungsblatt für Berlin (1975), S.2522

2. Gesetz zur Änderung des Feuerwehrgesetzes.
- Vom 4. April 1984 -
Gesetz- und Verordnungsblatt für Berlin, 40(1984)No. 19, S.541-542

3. Gesetz über den Brandschutz und die Hilfsleistungen bei Notlagen.
- Vom 3. Mai 1984 -
Gesetz- und Verordnungsblatt für Berlin, 40(1984)No. 27, S.764-766

0478 Finanzierung

Gesetz zur Änderung krankenhausrechtlicher und sozialrechtlicher Vorschriften.
- Vom 19. Mai 1998 -
Gesetz- und Verordnungsblatt für Berlin, Berlin; 54 (1998) No.15, 29. Mai, S. 102-105
⊟ 211863

0479 Gesundheitsaufseher, Ausbildungs- und Prüfungsverordnung (Ges-Auf-APrO)

1. Ausbildungs- und Prüfungsordnung für Gesundheitsaufseher.
- Vom 4. Dezember 1984 -
Gesetz- und Verordnungsblatt für Berlin, 41(1985)No. 6, S.174-177
⊟ 80113

2. Verordnung zur Änderung der Ausbildungs- und Prüfungsordnung für Gesundheitsaufseher.
- Vom 26. März 1992 -
Gesetz- und Verordnungsblatt fuer Berlin,Berlin; 48(1992)No.22,16.Mai, S.172,173.
⊟ 113232

0480 Gesundheitsdienst-Gesetz (GDG)

1. Gesetz über den Öffentlichen Gesundheitsdienst.
- Vom 28. Juli 1980 -
Gesetz- und Verordnungsblatt für Berlin, 36(1980)No. 50, S.1495-1500
⊟ 59395

2. Gesetz über den Öffentlichen Gesundheitsdienst
- Vom 4. August 1994 -
Gesetz- und Verordnungsblatt für Berlin,Berlin; 50(1994)No.44, 16. August, S. 329-336
⊟ 123153

0481 Gifthandel (Gifthandel-VO)

Verordnung über den Handel mit Giften.
- Vom 19. August 1980 -
Gesetz- und Verordnungsblatt für Berlin, 36(1980)No. 63, S.1964

0482 Großgeräteplanung

Rundschreiben über die Großgeräteplanung nach dem Krankenhausfinanzierungsgesetz.
- Vom 5. April 1984 -
Dienstblatt des Senats von Berlin, Teil IV (1984)No. 10, S.74

0483 Großgeräteplanung nach § 122 SGB V (SGB V § 122)

Rundschreiben über die Planung medizinisch-technischer Großgeräte nach Paragraph 122 SGB V.
- Vom 31. Dezember 1993 -
Amtsblatt für Berlin,Berlin; 44(1994)No. 9, 18. Februar, S. 474-477
⊟ 121034

0484 Härteausgleich (AV § 8 Abs. 2 KHG)

1. Ausführungsvorschriften über die Gewährung eines Härteausgleichs nach § 8 Abs.2 des Krankenhausfinanzierungsgesetzes.
Amtsblatt für Berlin, 31(1981)No. 44, S. 1281-1284

2. Verwaltungsvorschriften zur Aufhebung der Ausführungsvorschriften über die Gewährung eines Härteausgleichs nach § 8 Abs.2 des Krankenhausfinanzierungsgesetzes und der Ausführungsvorschriften über die Gewährung eines Eigenmittelausgleichs nach § 13 des Krankenhausfinanzierungsgesetzes.
- Vom 15. August 1986 -
Amtsblatt für Berlin, 36(1986)No. 49, S.1496 ff.

0485 Hauspflegerin

Ausführungsvorschriften über die Neufestsetzung des Abgeltungsbetrages für den Einsatz von Hauspflegerinnen.
- Vom 28. Juli 1982 -
Amtsblatt für Berlin, 32(1982)No. 55

0486 Hebammen, Berufsausübung

Gesetz über die Ausübung des Berufs der Hebamme und des Entbindungspflegers.
- Vom 22. September 1988 September 1988. -
Gesetz- und Verordnungsblatt für Berlin,Berlin; 44(1988)No.58, 6.Oktober, S.1901-1902.
🖩 97934

0487 Hebammen, Berufsordnung (HebBO)

Berufsordnung für Hebammen und Entbindungspfleger.
- Vom 26. November 1989 -
Gesetz- und Verordnungsblatt für Berlin,Berlin;
45(1989)No.70,16.Dezember, S.2102-2103.
🖩 102593

0488 Hebammengebührenordnung (HebGebO)

1. Verordnung über die Gebühren für die Leistungen der Hebammen gegenüber Selbstzahlern.
- Vom 22. August 1983 -
Gesetz- und Verordnungsblatt für Berlin, 39(1983)No. 44, S.1226-1228

2. Erste Verordnung zur Änderung der Hebammengebührenordnung.
- Vom 20. Oktober 1984 -
Gesetz- und Verordnungsblatt für Berlin, 40(1984)No.58, S.1531,1532

0489 Heilberufsrecht

Gesetz zur Anpassung des Heilberufsrechts an das Abkommen über den Europäischen Wirtschaftsraum.
- Vom 26. September 1994 -
Gesetz- und Verordnungsblatt für Berlin,Berlin; 50(1994)No.51, 7.Oktober, S.379, 380.
🖩 123474

0490 Heiz-Anweisung

Allgemeine Anweisung über den Betrieb von Heizungs-, Warmwasser- und raumlufttechnischen (RLT-)Anlagen in Gebäuden und Einrichtungen der Berliner Verwaltung.
- Vom 3. Dezember 1991 -
Dienstblatt des Senats von Berlin Teil VI,Berlin; (1992)No.1,17.Januar, S.9-11.
🖩 111651

0491 Hilfskrankenhaus-Richtlinien

Richtlinien für die Inbetriebnahme von Hilfskrankenhäusern in Berlin.
- Vom 2. September 1977 -
Amtsblatt für Berlin, Teil I, 27(1977)No. 57, S.1317,1318
🖩 47782

0492 Hochschulgesamtplan

Hochschulgesamtplan des Landes Berlin. Humanmedizin und Universitätsklinika.
- Vom 13. März 1984 -
Berlin, Senator für Wissenschaft und Forschung 1984, S.22
🖩 76565

0493 Hochschulnebentätigkeits-verordnung

1. Hochschulnebentätigkeitsverordnung
- Vom 23. Oktober 1990 -
Gesetz- und Verordnungsblatt für Berlin, Berlin; (1990)S.2266 ff

2. Änderung der
Hochschulnebentätigkeitsverordnung
- Vom 12. Oktober 1995 -
Gesetz- und Verordnungsblatt für
Berlin, Berlin; 51 (1995) S.689 ff

3. Zweite Verordnung zur Änderung
der Hochschulnebentätigkeit
- Vom 9. September 1996 -
Gesetz- und Verordnungsblatt für
Berlin, Berlin; 52 (1996) No.45,
17.September, S. 465
🖫 204049

**0494 Kardiotechniker, Ausbildung
(KardTechAPrO)**

Ausbildungs- und Prüfungsordnung für
Kardiotechnikerinnen und
Kardiotechniker.
- Vom 10. Mai 1991 -
Gesetz- und Verordnungsblatt für
Berlin,Berlin; 47(1991)No.27,29.Juni,
S.142-149.
🖫 112084

**0495 Katastrophen-Hilfsdienst (KatHd-
Ausbildung-AV)**

Ausführungsvorschriften über die
zusätzliche Ausbildung des
Katastrophen-Hilfsdienstes.
- Vom 18. September 1981 -
Dienstblatt des Senats von Berlin, Teil
I (1981)No. 16, S.139-140
🖫 66159

**0496 Katastrophen-Hilfsdienst (KatHd-
Ausstattung-AV)**

Ausführungsvorschriften über die
zusätzliche Ausstattung des
Katastrophen-Hilfsdienstes.
- Vom 18. September 1981 -
Dienstblatt des Senats von Berlin, Teil
I (1981)No. 16, S.137-139
🖫 66159

**0497 Katastrophen-Hilfsdienst (KatHd-
Organisation-AV)**

Ausführungsvorschriften über die
Organisation des Katastrophen-
Hilfsdienstes.
- Vom 18. September 1981 -
Dienstblatt des Senats von Berlin, Teil
I (1981)No. 16, S.132-137
🖫 66159

0498 Katastrophenschutzgesetz (KatSG)

Gesetz über die Gefahrenabwehr bei
Katastrophen.
- Vom 11. Februar 1999 -
Gesetz- und Verordnungsblatt für
Berlin, Berlin; 55 (1999) No.7, 20.
Februar, S. 78-82
🖫 214893

**0499 Krankengeschichtenverordnung
(KgVO)**

Verordnung über Führung, Inhalt und
Aufbewahrung von
Krankengeschichten in
Krankenhäusern.
- Vom 29. November 1984 -
Gesetz- und Verordnungsblatt für
Berlin, 40(1984)No. 62, S.1627-1628
🖫 80778

**0500 Krankenhäuser, bauaufsichtliche
Anforderungen (BauO Bln,
Abschnitt 1.1.5)**

Grundsätzliche bauaufsichtliche
Anforderungen an Krankenhäuser. In:
Bauordnung für Berlin und ergänzende
Bestimmungen. Vom 28.Februar 1985,
Stand: Juni 1989. Orientierungspapier.
- Fassung Oktober 1985 -
Kulturbuch 1989,2.,erweiterte Auflage,
S.35,36
🖫 111476

0501 Krankenhaus-Koordination

Allgemeine Anweisung über
Krankenhaus-Koordination.
- Vom 28. November 1978 -
Die Berliner Ärztekammer,
16(1979)No. 3, S.180,181
🖫 54772

**0502 Krankenhausaufnahme-Verordnung
(KrhsAufnVO)**

Krankenhausaufnahme-Verordnung.
- Vom 23. Juni 1981 -
Gesetz- und Verordnungsblatt für
Berlin, 37(1981)No. 36, S.722-723
🖫 64530

**0503 Krankenhausaufsicht-Verordnung
(KhAufsVO)**

Verordnung über die Aufsicht über
Krankenhäuser.
- Vom 2. Januar 1985 -
Gesetz- und Verordnungsblatt für

Berlin, 41(1985)No. 2, S.55
🖳 79541

0504 Krankenhausbetriebs-Verordnung (KhbetrVO)

1. Verordnung über die Errichtung und den Betrieb von Krankenhäusern.
   - Vom 2. Januar 1985 -
   Gesetz- und Verordnungsblatt für Berlin, 41(1985)No. 2, S.48-55
   🖳 79540

2. Verordnung zur Änderung der Krankenhausbetriebs-Verordnung.
   - Vom 9. Dezember 1988 -
   Gesetz- und Verordnungsblatt für Berlin,Berlin; 44(1988)No.72, 24. Dezember, S.2327
   🖳 97935

3. Verordnung über die Errichtung und den Betrieb von Krankenhäusern.
   - Vom 10. Juli 1995 -
   Gesetz- und Verordnungsblatt für Berlin,Berlin; 51(1995)No.41, 22. Juli, S. 472-480
   🖳 127217

0505 Krankenhausförderungs-Verordnung (KhföVO)

1. Verordnung über das Verfahren der Förderung von Krankenhausinvestitionen nach dem Krankenhausfinanzierungsgesetz.
   - Vom 2. Januar 1985 -
   Gesetz- und Verordnungsblatt für Berlin, 41(1985)No. 2, S.44-48
   🖳 79359

2. Verordnung über das Verfahren der Förderung von Krankenhausinvestitionen nach dem Landeskrankenhausgesetz.
   - Vom 19. Dezember 1986 -
   Gesetz- und Verordnungsblatt für Berlin, 42(1986)No. 71, S.2183-2189
   🖳 88989

3. Verordnung über das Verfahren der Förderung von Krankenhausinvestitionen nach dem Landeskrankenhausgesetz.
   - Vom 10. Juli 1997 -
   Gesetz- und Verordnungsblatt für Berlin, Berlin; 53 (1997) No.30, 23. Juli, S. 386-391
   🖳 208391

0506 Krankenhausgesetz (LKG)

1. Landeskrankenhausgesetz.
   - Vom 13. Dezember 1974 -
   Gesetz- und Verordnungsblatt für Berlin, 30(1974)No. 106, S. 2810-2818
   🖳 34329

2. Gesetz zur Änderung des Landeskrankenhausgesetzes.
   - Vom 17. Dezember 1975 -
   Gesetz- und Verordnungsblatt für Berlin, 31(1975)No. 110, S. 3006

3. Ausführungsvorschriften zu § 22 des Landeskrankenhausgesetzes über Wirtschaftsführung und Rechnungswesen der Krankenhausbetriebe.
   - Vom 5. Juni 1978 -
   Dienstblatt des Senats von Berlin, Teil IV (1978)No. 3, S. 39-44

4. Gesetz zur Änderung des Landeskrankenhausgesetzes.
   - Vom 23. Juli 1984 -
   Gesetz- und Verordnungsblatt für Berlin, 40(1984)No. 39, S.1008-1014
   🖳 76768

5. Landeskrankenhausgesetz.
   - Vom 1. Januar 1985 -
   Gesetz- und Verordnungsblatt für Berlin, 41(1985)No. 2, S. 34-42
   🖳 79537

6. Ausführungsvorschriften zu § 18 des Landeskrankenhausgesetzes über Wirtschaftsführung und Rechnungswesen der Krankenhausbetriebe.
   - Vom 2. Januar 1985 -
   Dienstblatt des Senats von Berlin, Teil IV (1985)No. 2, S.4-6
   🖳 79542

7. Gesetz zur Änderung des Landeskrankenhausgesetzes.
   - Vom 17. Dezember 1985 -
   Gesetz- und Verordnungsblatt für Berlin, 41(1985)No. 76, S.2427-2430
   🖳 83553

8. Landeskrankenhausgesetz.
   - Vom 1. September 1986 -
   Gesetz- und Verordnungsblatt für Berlin, 42(1986)No. 52, S.1533-1543
   🖳 87302

9. Landeskrankenhausgesetz mit Rechtsverordnungen 1986.
Sen.f.Ges.u.Soz.(1986), 114 S.
🖫 92576

10. Gesetz zur Änderung des Landeskrankenhausgesetzes.
- Vom 13. November 1990 -
Gesetz- und Verordnungsblatt für Berlin,Berlin;
46(1990)No.82,23.November, S.2265.
🖫 108908

11. Gesetz zur Änderung des Landeskrankenhausgesetzes.
- Vom 4. Juli 1994 -
Gesetz- und Verordnungsblatt fuer Berlin,Berlin; 50(1994)No.31, 6.Juli, S.193-200.
🖫 122720

12. Gesetz zur Änderung des Landeskrankenhausgesetzes.
- Vom 22. Oktober 1995 -
Gesetz- und Verordnungsblatt für Berlin,Berlin; 51(1995)No.61, 31.Oktober, S.691,692.
🖫 128367

13. Änderung des Landeskrankenhausgesetzes.
- Vom 21. März 1997 -
Gesetz- und Verordnungsblatt für Berlin, Berlin; (1997) No.12, 20. März, 1 S.
🖫 210358

0507 Krankenhausplan

1. Krankenhausbedarfsplan 1978 für das Land Berlin - Fortschreibung bis 1990
Senator für Gesundheit und Umweltschutz des Landes Berlin 1978, 356 S.
🖫 48547

2. Krankenhausplan 1986 für das Land Berlin.
Berlin, Senator für Gesundheit und Soziales 1986, 240 S.
🖫 87701

0508 Krankenheimbetriebs- und - pflegeentgeltsvereinbarung (KHBEV)

Vereinbarung über Anlage, Einrichtung und Betrieb von Krankenheimen sowie über Entgelte für Krankenheimpflege.

- Vom 1. Februar 1978 -
Amtsblatt für Berlin, Teil I, 28(1978)No. 13, S.296-310
🖫 50982

0509 Krankenordnung

Krankenordnung der Allgemeinen Ortskrankenkasse Berlin.
- Vom 1. Oktober 1982 -
Amtsblatt für Berlin, 32(1982)No. 49, S.1371,1372

0510 Krankenpflegevorschulen

1. Allgemeine Anweisung über Krankenpflegevorschulen an Krankenhausbetrieben.
- Vom 7. Dezember 1976 -
Amtsblatt für Berlin, Teil I, 27(1977)No. 2, S.18,19
🖫 44537

2. Allgemeine Anweisung über Krankenpflegevorschulen an Krankenhausbetrieben.
- Vom 23. Februar 1982 -
Dienstblatt des Senats von Berlin, Teil IV (1982)No. 4, S.14-15
🖫 67984

3. Allgemeine Anweisung über Krankenpflegevorschulen an Krankenhausbetrieben.
- Vom 23. Juni 1992 -
Amtsblatt für Berlin Teil I,Berlin; 42(1992)No.43, 14. August, S. 2346, 2347
🖫 114375

0511 Krankentransporte nach dem Bundessozialhilfegesetz

1. Ausführungsvorschriften über Krankentransporte nach dem Bundessozialhilfegesetz.
- Vom 31. Mai 1976 -
Amtsblatt für Berlin, Teil I, 27(1977)No. 5, S.90-91
🖫 44538

2. Ausführungsvorschriften über Krankentransporte und Notfallrettungs-Einsätze nach dem Bundessozialhilfegesetz.
- Vom 22. Februar 1984 -
Amtsblatt für Berlin, Teil I, 34(1984)No. 28, S. 722, 723
🖫 75956

0512 Krebsregister, Gemeinsames (GKR)

1. Verwaltungsabkommen über ein gemeinsames Krebsregister.
- Vom 21./23. Dezember 1994 -
Amtsblatt für Mecklenburg-Vorpommern,Schwerin; (1995)No.8, 20. Februar, S.162,163
⌨ 124845

2. Richtlinie der am Gemeinsamen Krebsregister (GKR) beteiligten Länder Berlin, Brandenburg, Mecklenburg-Vorpommern, Sachsen-Anhalt und der Freistaaten Sachsen und Thüringen über die Vergütung von Meldungen
- Vom 12. Dezember 1996 -
KV-Blatt, Berlin; 44 (1997) No.3, S. 47
⌨ 206143

3. Gesetz zum Staatsvertrag über das Gemeinsame Krebsregister der Länder Berlin, Brandenburg, Mecklenburg-Vorpommern, Sachsen-Anhalt und der Freistaaten Sachsen und Thüringen.
- Vom 24. Juni 1998 -
Gesetz- und Verordnungsblatt für Berlin, Berlin; 54 (1998) No.23, 4. Juli, S. 174-176
⌨ 211886

0513 Landesabfallgesetz (LAbfG)

Gesetz über die Vermeidung und Entsorgung von Abfällen in Berlin.
- Vom 21. Dezember 1993 -
Gesetz- und Verordnungsblatt für Berlin,Berlin; 49(1993)No.72, 31.Dezember, S. 651-657
⌨ 120621

0514 Landesbesoldungsrechts-änderungsgesetz (8. LBesÄG)

Achtes Gesetz zur Änderung des Landesbesoldungsrechts
- Vom 23. März 1992 -
Gesetz- und Verordnungsblatt für Berlin,Berlin; 48(1992)No.12, 28.März, S.78-80.
⌨ 115757

0515 Landespflegeausschuß-Verordnung

1. Landespflegeausschuß-Verordnung
- Vom 2. Mai 1995 -
Gesetz- und Verordnungsblatt von Berlin, Berlin; (1995), S. 297ff

2. Erste Verordnung zur Änderung der Landespflegeausschuß-Verordnung
- Vom 4. Oktober 1995 -
Gesetz- und Verordnungsblatt von Berlin, Berlin; (1995), S. 636 ff

3. Zweite Verordnung zur Änderung der Landespflegeausschuß-Verordnung.
- Vom 5. März 1997 -
Gesetz- und Verordnungsblatt für Berlin, Berlin; 53 (1997) No.10, 12. März, S. 51
⌨ 206842

0516 Lehrkräfte der Kranken- und Kinderkrankenpflege, Studienordnung

1. Studien- und Prüfungsordnung des Studienganges Lehrkräfte der Kranken- und Kinderkrankenpflege im Rahmen des Modellversuchs Entwicklung und Erprobung eines dreijährigen Studienganges für Lehrkräfte an Lehranstalten für Medizinalfachberufe.
- Vom 16. Oktober 1978 -
Amtsblatt für Berlin, Teil I, 28(1978)No. 77, S.1918-1928
⌨ 65542

2. Ordnung zur Änderung der Prüfungsordnung des Studienganges Lehrkräfte der Kranken- und Kinderkrankenpflege im Rahmen des Modellversuchs Entwicklung und Erprobung eines dreijährigen Studienganges für Lehrkräfte an Lehranstalten für Medizinalfachberufe.
- Vom 22. Juni 1982 -
Amtsblatt für Berlin, Teil I, 31(1981)No. 67, S.1905

3. Berichtigung der Ordnung zur Änderung der Prüfungsordnung des Studienganges Lehrkräfte der Kranken- und Kinderkrankenpflege im Rahmen des Modellversuchs Entwicklung und Erprobung eines dreijährigen Studienganges für Lehrkräfte an Lehranstalten für Medizinalfachberufe.
- Vom 22. Juni 1982 -
Amtsblatt für Berlin, Teil I, 31(1981)No. 75, S.2093

0517 Liquidationsabführungsverordnung (LiquAbfVO)

1. Verordnung über Abführungen bei privater Liquidation.
- Vom 30. Mai 1986 -
Gesetz- und Verordnungsblatt für Berlin, 42(1986)No. 31, S. 849-850
🖫 86110

2. Verordnung zur Änderung der Liquidationsabführungsverordnung.
- Vom 30. November 1990 -
Mitteilungen der Berliner Krankenhausgesellschaft,Berlin; (1991)No.lfd.21, 7.Januar, 1 S.
🖫 110938

0518 Medizinalfachberufe, Weiterbildungs- und Prüfungsverordnung Lehrkräfte

Weiterbildungs- und Prüfungsverordnung für die Heranbildung von Lehrkräften in Medizinalfachberufen.
- Vom 18. März 1997 -
Gesetz- und Verordnungsblatt für Berlin, Berlin; 53 (1997) No.14, 27. März, S. 109-119
🖫 206843

0519 Medizinalfachberufe, Weiterbildungs- und Prüfungsverordnung leitende Funktionen

Weiterbildungs- und Prüfungsverordnung für die Heranbildung von Medizinalfachpersonen für leitende Funktionen.
- Vom 18. März 1997 -
Gesetz- und Verordnungsblatt für Berlin, Berlin; 53 (1997) No.14, 27. März, S. 109-119
🖫 206843

0520 Medizinalfachberufe, Weiterbildungsgesetz (WMFG)

1. Gesetz über die Weiterbildung in den Medizinalfachberufen.
- Vom 9. Februar 1979 -
Gesetz- und Verordnungsblatt für Berlin, 35(1979)No. 12, S. 324, 325
🖫 53329

2. Erstes Gesetz zur Änderung des Gesetzes über die Weiterbildung in den Medizinalfachberufen.
- Vom 25.Juni 1992 -
Gesetz- und Verordnungsblatt für Berlin,Berlin; 48(1992)No.29, 2.Juli, 208 S.
🖫 115758

3. Gesetz über die Weiterbildung in den Medizinalfachberufen und in Berufen der Altenpflege.
- Vom 3. Juli 1995 -
Gesetz- und Verordnungsblatt für Berlin,Berlin; 51(1995)No. 36, 11. Juli, S. 401-403
🖫 127084

0521 Medizinalfachberufegesetz

Gesetz zur Änderung des Gesetzes über Medizinalfachberufe und den Beruf des Lebensmittelkontrolleurs.
- Vom 6. Oktober 1990 -
Gesetz- und Verordnungsblatt für Berlin,Berlin; 46(1990)No.72, 13.Oktober, S.2149.
🖫 106198

0522 Medizinphysiker/Medizinphysikerin

Gesetz über die Führung der Berufsbezeichnung Medizinphysiker/Medizinphysikerin.
- Vom 26. November 1987 -
Gesetz- und Verordnungsblatt für Berlin, 43(1987)No. 70, S. 2673, 2674
🖫 93357

0523 MTA und MTL, Weiterbildungs- und Prüfungsordnung (MTA und MTL)

1. Weiterbildungs- und Prüfungsordnung für medizinisch-technische Assistenten, medizinisch-technische Radiologieassistenten und medizinisch-technische Laboratoriumsassistenten in der Nuklearmedizin.
- Vom 12. August 1985 -
Gesetz- und Verordnungsblatt für Berlin, 41(1981)No. 54, S.1909-1911
🖫 81975

2. Weiterbildungs- und
Prüfungsordnung für medizinisch-
technische Assistenten und
medizinisch- technische
Laboratoriumsassistenten in der
Klinischen Chemie.
- Vom 10. April 1986 -
Gesetz- und Verordnungsblatt für
Berlin, 42(1986)No. 35, S.973-976
🖫 86112

3. Studien- und Prüfungsordnung für
Med-.technische Assistenz.
Fachrichtung Laboratoriumsmedizin
und Fachrichtung Radiologie.
- 1992 -
MTA,Frankfurt; 7(1992)No. 3, S. 240-
242, 244
🖫 114037

4. Ausbildungs- und
Prüfungsverordnung für technische
Assistenten in der Medizin.
- Vom 25. April 1994 -
Bundesgesetzblatt Teil I,Bonn;
(1994)No.27, 6. Mai, S.922-953
🖫 121771

0524 Mutterschutzverordnung

1. Mutterschutzverordnung.
- Vom 29. April 1986 -
Gesetz- und Verordnungsblatt für
Berlin, Berlin; (1986) S. 611 ff

2. Erste Verordnung zur Änderung der
Mutterschutzverordnung.
- Vom 12. Dezember 1991 -
Gesetz- und Verordnungsblatt für
Berlin, Berlin; (1991) S. 286 ff

3. Zweite Verordnung zur Änderung
mutterschutz- und urlaubsrechtlicher
Vorschriften.
- Vom 13. April 1999 -
Gesetz- und Verordnungsblatt für
Berlin, Berlin; 55 (1999) No.16, 24.
April, S. 146-147
🖫 215886

0525 Nebentätigkeitsverordnung (NtVO)

1. Verordnung über die Nebentätigkeit
der Beamten.
- Vom 12. August 1988 -
Gesetz- und Verordnungsblatt für
Berlin; 44(1988)No. 48, 30. August,
S. 1491-1493 .
🖫 97931

2. Berichtigung der Verordnung über
die Nebentätigkeit der Beamten.
- Vom 29. September 1988 -
Gesetz- und Verordnungsblatt für
Berlin 44(1988)No. 59, 14. Oktober,
S. 1948
🖫 97931

0526 Notarztwagen

Grundsätze über die Stationierung und
den Betrieb von Notarztwagen der
Berliner Feuerwehr an
Krankenhäusern.
Amtsblatt für Berlin, Teil I, 26(1976)No.
72, S.1700
🖫 44541

0527 Patientenbeurlaubung

Rundschreiben über die Beurlaubung
von stationär zu behandelnden
Patienten in den Krankenhäusern und
Krankenheimen des Landes Berlin.
- Vom 3. Juli 1978 -
Amtsblatt für Berlin, Teil I, 28(1978)No.
44, S.1133-1136
🖫 51916

0528 Pflegebedürftigkeit nach § 68 Abs. 6 (BSHG § 68, Abs. 6)

Ausführungsvorschriften zur
Feststellung der Pflegebedürftigkeit
nach Paragraph 68 Abs. 6 BSHG
- Vom 15. September 1995 -
Amtsblatt für Berlin, Berlin; (1995)
No.51, 6.Oktober, S. 4019-4020
🖫 204787

0529 Pflegedienst, Weiterbildungs- und Prüfungsordnung

1. Weiterbildungs- und
Prüfungsordnung für
Krankenschwestern, Krankenpfleger,
Kinderkrankenschwestern und
Kinderkrankenpfleger in der
Intensivmedizin und Anästhesie.
- Vom 15. Januar 1985 -
Gesetz- und Verordnungsblatt für
Berlin, 41(1985)No. 24, S. 916-918
🖫 80536

2. Weiterbildungs- und
Prüfungsordnung für
Krankenschwestern, Krankenpfleger,
Kinderkrankenschwestern und
Kinderkrankenpfleger für den
Operationsdienst.
- Vom 1. Oktober 1985 -
Gesetz- und Verordnungsblatt für
Berlin, 41(1985)No. 68, S.2244-2246
🖶 82339

3. Weiterbildungs- und
Prüfungsordnung für
Krankenschwestern, Krankenpfleger,
Kinderkrankenschwestern und
Kinderkrankenpfleger in der
Psychiatrie.
- Vom 15. Januar 1987 -
Gesetz- und Verordnungsblatt für
Berlin,Berlin; 43(1987)No.16, 4.März,
S. 847-849.
🖶 93710

4. Weiterbildungs- und
Prüfungsverordnung für die
Heranbildung von Pflegefachkräften
für leitende Funktionen.
- Vom 30. Juni 1996 -
Gesetz- und Verordnungsblatt für
Berlin, Berlin; 52 (1996) No.37,
27.Juli, S. 259-265
🖶 203127

5. Weiterbildungs- und
Prüfungsverordnung für die
Heranbildung von Lehrkräften in
Pflegeberufen
- Vom 30. Juni 1996 -
Gesetz- und Verordnungsblatt für
Berlin, Berlin; 52 (1996) No.37,
27.Juli, S. 265-269
🖶 203127

6. Weiterbildungs- und
Prüfungsverordnung für die
Heranbildung von Pflegefachkräften
für Hygiene (Hygienefachkräfte)
- Vom 30. Juni 1996 -
Gesetz- und Verordnungsblatt für
Berlin, Berlin; 52 (1996) No.37,
27.Juli, S. 269-273
🖶 203127

7. Weiterbildungs- und
Prüfungsverordnung für die
Heranbildung von Pflegefachkräften
in der Rehabilitation und
Langzeitpflege
- Vom 30. Juni 1996 -
Gesetz- und Verordnungsblatt für
Berlin, Berlin; 52 (1996) No.37,
27.Juli, S. 273-276
🖶 203127

8. Weiterbildungs- und
Prüfungsverordnung für die
Heranbildung von Pflegefachkräften
in der pädiatrischen Intensivpflege
- Vom 30. Juni 1996 -
Gesetz- und Verordnungsblatt für
Berlin, Berlin; 52 (1996) No.37,
27.Juli, S. 276-280
🖶 203127

9. Weiterbildungs- und
Prüfungsverordnung für die
Heranbildung von Pflegefachkräften
in der Onkologie.
- Vom 30. Juni 1996 -
Gesetz- und Verordnungsblatt für
Berlin, Berlin; 52 (1996) No.37,
27.Juli, S. 280-283
🖶 203127

10. Weiterbildungs- und
Prüfungsverordnung für die
Heranbildung von Pflegefachkräften
in der ambulanten Pflege.
- Vom 30. Juni 1996 -
Gesetz- und Verordnungsblatt für
Berlin, Berlin; 52 (1996) No.37,
27.Juli, S. 283-286
🖶 203127

0530 **Pflegeeinrichtungen, Planung und Förderung**

Gesetz zur Planung und Förderung
von Pflegeeinrichtungen.
- Vom 19. Oktober 1995 -
Gesetz- und Verordnungsblatt für
Berlin,Berlin; 51(1995)No.60,
27.Oktober, S. 675-677
🖶 128366

0531 **Pflegeeinrichtungsförderungs-Verordnung (PflegEföVO)**

Verordnung zur Regelung des
Verfahrens der Förderung von
Pflegeeinrichtungen und der
gesonderten Berechnung
betriebsnotwendiger
Investitionsaufwendungen nach

Paragraph 82 Abs. 3 des Elften Buches Sozialgesetzbuch für teilweise geförderte stationäre Pflegeeinrichtungen nach dem Landespflegeeinrichtungsgesetz.
- Vom 10. September 1998 -
Gesetz- und Verordnungsblatt für Berlin, Berlin; 54 (1998) No.35, 6. Oktober, S. 269-274
▯ 213734

0532 Pflegeleistungen

Gesetz zur Änderung des Gesetzes über Pflegeleistungen.
- Vom 8. Dezember 1988 -
Gesetz- und Verordnungsblatt fuer Berlin,Berlin; 44(1988)No.70, 21.Dezember, S.2262.
▯ 97933

0533 Pflegesatz-Schiedsstellenverordnung (PflSchVO)

Verordnung über die Schiedsstelle für die Festsetzung von Krankenhauspflegesätzen.
- Vom 13. Juni 1986 -
Gesetz- und Verordnungsblatt für Berlin, 42(1986)No. 34, S.966-967
▯ 86111

0534 Pflegeversicherungs-Schiedsstellen-Verordnung (PflegeVSchVO)

1. Verordnung über die Schiedsstelle nach Paragraph 76 des Elften Buches Sozialgesetzbuch
- Vom 2. Mai 1995 -
Gesetz- und Verordnungsblatt für Berlin,Berlin; 51(1995)No.23, 11.Mai, S.295, 296
▯ 126408

2. Erste Verordnung zur Änderung der Pflegeversicherungs-Schiedsstellen-Verordnung
- Vom 20. September 1996 -
Gesetz- und Verordnungsblatt für Berlin, Berlin; 52 (1996) No.46, 27.September, S. 469
▯ 203726

0535 Polizeiverordnung

1. Polizeiverordnung über Anlage, Bau und Einrichtung von Krankenanstalten.
- Vom 11. September 1954 -
Gesetz- und Verordnungsblatt für Berlin (1954), S.561

2. Verordnung zur Änderung der Polizeiverordnung über Anlage, Bau und Einrichtung von Krankenanstalten.
- Vom 13. Dezember 1968 -
Gesetz- und Verordnungsblatt für Berlin (1968), S.1768

3. Zweite Verordnung zur Änderung der Polizeiverordnung über Anlage, Bau und Einrichtung von Krankenanstalten.
- Vom 18. Dezember 1973 -
Gesetz- und Verordnungsblatt für Berlin, 29(1973)No. 108, S.2170
▯ 30768

0536 Psychisch Kranke (PsychKG)

Gesetz für psychisch Kranke.
- Vom 8. März 1985 -
Gesetz- und Verordnungsblatt für Berlin, 41(1985)No. 17, S.586-592
▯ 80198

0537 Radioaktive Abfälle (ZRA, Benutzungsordnung)

Rundschreiben über die Neufassung der Benutzungsordnung für die Zentralstelle zur Behandlung und Beseitigung radioaktiven Abfall des Landes Berlin (ZRA).
- Vom 12. Juni 1990 -
Dienstblatt des Senats von Berlin Teil III,Berlin; (1990)No.6,30.August, S.83-95.
▯ 105373

0538 Rettungsdienstgesetz (RDG)

Gesetz über den Rettungsdienst für das Land Berlin.
- Vom 8. Juli 1993 -
Gesetz- und Verordnungsblatt fuer Berlin,Berlin; 49(1993)No.40,21.Juli, S.313-318.
▯ 118811

0539 RLT-Anlagen

Allgemeine Anweisung über den Betrieb von raumlufttechnischen (RLT-

) Anlagen durch das Land Berlin.
- Vom 27. März 1984 -
Dienstblatt des Senats von Berlin, Teil
VI (1984)No. 10

0540 Rundfunkgebührenpflicht

Verordnung über die Voraussetzungen
für die Befreiung von der
Rundfunkgebührenpflicht.
- Vom 2. Januar 1992 -
Mitteilungen der Berliner
Krankenhausgesellschaft,Berlin;
(1992)No.lfd.14, 23.Januar, 3 S.
🖫 111969

0541 Schadensereignisse

Gemeinsame Richtlinien über die
Zusammenarbeit von Einrichtungen
des Gesundheitswesens mit Polizei
und Feuerwehr bei
Schadensereignissen.
- Vom 10. Juni 1981 -
Amtsblatt für Berlin, 31(1981)No. 42,
S.1214-1218
🖫 64531

0542 Schiedsstellenverordnung

1. Verordnung über die Errichtung und
das Verfahren einer Schiedsstelle
- Vom 17. Dezember 1985 -
Gesetz- und Verordnungsblatt für
Berlin, 41(1985)No. 76, S.2439-2440

2. Verordnung über die Errichtung und
das Verfahren der Schiedsstelle und
der erweiterten Schiedsstelle nach
dem Sozialgesetzbuch Fünftes Buch
(V) - Gesetzliche
Krankenversicherung - (SGBV).
- Vom 2. Oktober 1990 -
Gesetz- und Verordnungsblatt für
Berlin, Berlin; 46(1990)No. 72, 13.
Oktober, S. 2155-2157
🖫 106199

3. Verordnung über die Schiedsstelle
nach Paragraph 94 des
Bundessozialhilfegesetzes
- Vom 28. Juni 1994 -
Gesetz- und Verordnungsblatt für
Berlin,Berlin; 50(1994)No.33, 9.Juli,
S. 214, 215
🖫 122805

0543 Sekretäre/Sekretärinnen im Gesundheitswesen

1. Ausführungsvorschriften über die
Ausbildung in der Berufsfachschule
für Sekretäre/ Sekretärinnen im
Gesundheitswesen.
- Vom 7. Juli 1986 -
Amtsblatt für Berlin, Teil I,
36(1986)No. 42, S.1220,1221
🖫 86107

2. Verwaltungsvorschriften zur
Änderung der
Ausführungsvorschriften über die
Ausbildung in der Berufsfachschule
für Sekretäre/Sekretärinnen im
Gesundheitswesen.
- Vom 21. September 1987 -
Amtsblatt für Berlin Teil I,Berlin;
37(1987)No.46, 9.Oktober, S.1486,
1488.
🖫 93570

3. Verordnung über die
Abschlussprüfung der
Berufsfachschule fuer
Sekretäre/Sekretärinnen im
Gesundheitswesen (PrüfVO-
Sekretäre im Gesundheitswesen).
- Vom 21. März 1988 -
Gesetz- und Verordnungsblatt für
Berlin,Berlin; 44(1988)No.28, 27.Mai,
S. 818-822.
🖫 97930

4. Verordnung zur Änderung der
Verordnung über die
Abschlußprüfung der
Berufsfachschule für Sekretäre und
Sekretärinnen im Gesundheitswesen
- Vom 14. Januar 1997 -
Gesetz- und Verordnungsblatt für
Berlin, Berlin; 53 (1997) No.4,
25.Januar, S. 14
🖫 205504

0544 Sektions- und Präparationsassistenten

Allgemeine Anweisung über die
Ausbildung, staatliche Prüfung und
Anerkennung von medizinischen
Sektions- und Präparationsassistenten.
- Vom 18. September 1979 -
Amtsblatt für Berlin, Teil I, 29(1979)No.
66, S.1842-1846
🖫 56335

0545 Sektionsgesetz

1. Gesetz zur Regelung des Sektionswesens und therapeutischer Gewebeentnahmen.
- Vom 18. Juni 1996 -
Gesetz- und Verordnungsblatt für Berlin, Berlin; 52 (1996) No.32, 26.Juni, S. 237-239
⊞ 203126

2. Erstes Gesetz zur Änderung des Sektionsgesetzes
- Vom 7. März 1997 -
Gesetz- und Verordnungsblatt für Berlin, Berlin; 53 (1997) No.11, 15. März, S. 54
⊞ 206499

0546 Seuchenalarmplan

Richtlinien über Massnahmen und deren Vorbereitung bei übertragbaren Krankheiten mit besonderer Ausbreitungsgefahr im Land Berlin.
- Vom 15. Dezember 1994 -
Amtsblatt für Berlin,Berlin; 45(1995)No.5, 27.Januar, S.243-245
⊞ 126175

0547 Seuchenalarmplan

Richtlinien über Maßnahmen und deren Vorbereitung bei übertragbaren Krankheiten mit besonderer Ausbreitungsgefahr im Land Berlin.
- Vom 23. Juni 1983 -
Dienstblatt des Senats von Berlin, Teil IV (1983)No. 8, S.57,58
⊞ 74170

0548 Smog-Verordnung

1. Verordnung zur Verminderung schädlicher Umwelteinwirkungen bei austauscharmen Wetterlagen
Gesetz- und Verordnungsblatt für Berlin, 41(1985)No. 70, S.2282-2284
⊞ 82297

2. Erste Verordnung zur Änderung der Smog-Verordnung.
- Vom 13. November 1987 -
Gesetz- und Verordnungsblatt für Berlin, 43(1987)No. 68, S.2637-2640
⊞ 93356

3. Bekanntmachung der Neufassung der Verordnung zur Verminderung schädlicher Umwelteinwirkungen bei austauscharmen Wetterlagen.
- Vom 18. Juli 1990 -
Gesetz- und Verordnungsblatt für Berlin, Berlin; 46(1990)No. 55, 18. August, S.1709-1714
⊞ 105933

0549 Sonographie-Richtlinien

Richtlinien zur Durchführung sonographischer Untersuchungen in der kassenärztlichen Versorgung.
Mitteilungsblatt der Kassenärztlichen Vereinigung Berlin, 31(1984)No. 7, S.190-197
⊞ 81766

0550 Sozialdienst

Ausführungsvorschriften über den Sozialdienst in den Krankenhausbetrieben des Landes Berlin.
- Vom 19. April 1977 -
Dienstblatt des Senats von Berlin, Teil IV (1977)No. 12, S.133
⊞ 48504

0551 Sozialstationen, Förderrichtlinien

Richtlinien für die Förderung von Sozialstationen im Land Berlin.
- Vom 5. Juni 1992 -
Dienstblatt des Senats von Berlin Teil IV,Berlin; (1992)No.3,6.Oktober, S.54-66.
⊞ 118810

0552 Sozialstationengesetz (SozStatG)

1. Gesetz zur Förderung der ambulanten Gesundheits- und sozialpflegerischen Dienste.
- Vom 1. November 1990 -
Gesetz- und Verordnungsblatt für Berlin, Berlin; 46(1990)No. 79, 9. November, S. 2223-2226
⊞ 108907

2. Gesetz zur Änderung des Sozialstationengesetzes.
- Vom 7. Februar 1992 -
Gesetz- und Verordnungsblatt für Berlin,Berlin; 48(1992)No.7,19.Februar, S.57.
⊞ 112177

0553 Stellplätze (BauO Bln § 48)

1. Ausführungsvorschriften zu
Paragraph 48 der Bauordnung für
Berlin - Stellplätze und
Abstellmöglichkeiten für Fahrräder.
- Vom 2. Juli 1992 -
Dienstblatt des Senats von Berlin
Teil VI,Berlin; (1992)No.5,
24.November, S.159-162.
🖩 115473

2. Ausführungsvorschriften zu
Paragraph 48 der Bauordnung für
Berlin (BauO Bln) - Stellplätze und
Abstellmöglichkeiten für Fahrräder.
- Vom 8. Mai 1995 -
Amtsblatt für Berlin,Berlin;
45(1995)No. 31, 16. Juni, S.1918-
1920
🖩 126767

3. Ausführungsvorschriften zu
Paragraph 48 der Bauordnung für
Berlin (BauO Bln) - Stellplätze und
Abstellmöglichkeiten für Fahrräder.
- Vom 14. Januar 1997 -
Dienstblatt des Senats von Berlin
Teil VI, Berlin; (1997) No.1, 21. März,
S. 12-15
🖩 206844

4. Ausführungsvorschriften zu
Paragraph 48 der Bauordnung für
Berlin (BauO Bln) - Stellplätze für
Kraftfahrzeuge und
Abstellmöglichkeiten für Fahrräder.
- Vom 7. August 1997 -
Dienstblatt des Senats von Berlin
Teil VI, Berlin; (1997) No.7, 25.
November, S. 195-197
🖩 211366

0554 Tierärztliche Kliniken

Richtlinien zur Einrichtung und
Führung von Tierärztlichen Kliniken -
Klinikordnung.
- Vom 14. Oktober 1993 -
Amtsblatt für Berlin,Berlin;
43(1993)No.56, 19.November, S.
3464-3465
🖩 119999

0555 Ultraschall-Apparaterichtlinien KVB

Ultraschall-Apparaterichtlinien zu den
Sonographie-Richtlinien der KV
(Kassenärztlichen Vereinigung) Berlin.
- Stand: 9. Mai 1982 -
Mitteilungsblatt der Kassenärztlichen
Vereinigung Berlin, 31(1984)No. 7,
S.191-197
🖩 81766

0556 Ultraschall-Richtlinien KV Berlin

Ultraschall-Richtlinien der
Kassenärztlichen Vereinigung Berlin
zur Dokumentation und
Qualitätssicherung von
Ultraschalluntersuchungen in der
vertragsärztlichen Versorgung.
KV-Blatt, Berlin; 43 (1996) No.9, S.
A40-A43
🖩 203388

0557 Universitätsklinikum Rudolf Virchow

1. Gesetz über die Errichtung des
Universitätsklinikums Rudolf Virchow
der Freien Universität Berlin.
- Vom 21. Juli 1987 -
Gesetz- und Verordnungsblatt für
Berlin, 43(1987)No. 47, S.2021-2023

2. Anordnung zur Übertragung von
Befugnissen des
Errichtungskuratoriums des
Universitätsklinikums Rudolf Virchow
der Freien Universität Berlin
(Übertragungsanordnung des
Errichtungskuratoriums).
- Vom 15. September 1987 -
Amtsblatt für Berlin Teil I,Berlin;
37(1987)No.44,25.September,
S.1427,1428.
🖩 93569

3. Gesetz über die Errichtung des
Universitätsklinikums Rudolf Virchow
der Freien Universität Berlin.
- Vom 21. Juli 1987 -
Gesetz- und Verordnungsblatt für
Berlin,Berlin; 43(1987)No.47,
3.August, S. 2021-2023
🖩 93936

0558 Universitätsmedizingesetz (UniMedG)

Gesetz über die Neuordnung der
Hochschulmedizin in Berlin.
- Vom 3. Januar 1995 -
Gesetz- und Verordnungsblatt für
Berlin,Berlin; 51(1995)No.1, 12.Januar,
S.1-6.
🖩 124850

0559 Vorsorgeuntersuchungen

1. Ausführungsvorschriften für die Gewährung von Vorsorgeuntersuchungen zur Früherkennung von Krankheiten nach dem Bundessozialhilfegesetz.
Dienstblatt des Senats von Berlin, Teil IV (1972)No. 37, S.118-122
🖫 4566

2. Verwaltungsvorschriften zur Änderung der Ausführungsvorschriften für die Gewährung von Vorsorgeuntersuchungen zur Früherkennung von Krankheiten nach dem Bundessozialhilfegesetz.
- Vom 9. Februar 1981 -
Amtsblatt für Berlin (1981)No. 22, S.580

0560 Wäscherei

Rahmenbedingungen für die Reinigung von Krankenhauswäsche durch private Wäschereibetriebe.
- Vom 15. Dezember 1976, zuletzt geändert am 15. August 1978 -
Berlin, Senator für Gesundheit und Umweltschutz

0561 Wahlordnung (WahlO-LKG)

Verordnung zur Änderung der Wahlordnung zum Landeskrankenhausgesetz.
- Vom 2. Januar 1985 -
Gesetz- und Verordnungsblatt für Berlin, 41(1985)No. 2, S.43
🖫 79538

0562 Weiterbildung von Ärzten, Zahnärzten, Tierärzten und Apothekern

1. Gesetz über die Weiterbildung von Ärzten, Zahnärzten, Tierärzten und Apothekern.
- Vom 20. Juli 1978 -
Gesetz- und Verordnungsblatt für Berlin, 34(1978)No. 55, S.1493-1497
🖫 55548

2. Gesetz über die Weiterbildung von Ärzten, Zahnärzten, Tierärzten und Apothekern.
- Vom 20. Juli 1980 -
Die Berliner Ärztekammer, 17(1980)No. 9, S.451-464
🖫 59972

3. Zweites Gesetz zur Änderung des Gesetzes über die Weiterbildung von Ärzten, Zahnärzten, Tierärzten und Apothekern.
Gesetz- und Verordnungsblatt für Berlin,Berlin; 46(1990)No.74,20.Oktober, S.2163
🖫 106314

4. Drittes Gesetz zur Änderung des Gesetzes über die Weiterbildung von Ärzten, Zahnärzten, Tierärzten und Apothekern.
- Vom 6. Juli 1992 -
Gesetz- und Verordnungsblatt für Berlin,Berlin; 47(1992)No.32, 18.Juli, S.221.
🖫 115759

0563 Weiterbildungsordnung der Ärztekammer Berlin

1. Weiterbildungsordnung der Ärztekammer Berlin.
- Vom 28. Juni 1979 -
Amtsblatt für Berlin, Teil I, 29(1979)No. 56, S.1622-1641
🖫 55548

2. Anlage zur Weiterbildungsordnung der Ärztekammer Berlin - Leitlinie zweckmäßiger und erfolgreicher Weiterbildung.
Die Berliner Ärztekammer, 16(1979)No. 11, S.663-670
🖫 56965

3. Anlage zur Weiterbildungsordnung der Ärztekammer Berlin.
- Vom 28. Juni 1979 -
Die Berliner Ärztekammer, 16(1979)No. 11, S.671-691
🖫 56966

4. 1. Nachtrag zur Anlage zur Weiterbildungsordnung der Ärztekammer Berlin.
- Vom 20. November 1980 -
Amtsblatt für Berlin, 31(1981)No. 10, S.327, 328

5. 2. Nachtrag zur Weiterbildungsordnung der Ärztekammer Berlin.
- Vom 25. Juni 1981 -
Amtsblatt für Berlin, 31(1981)No. 55, S.1661

6. 3. Nachtrag zur
Weiterbildungsordnung der
Ärztekammer Berlin.
- Vom 22. Oktober 1981 -
Amtsblatt für Berlin, 31(1981)No. 76,
S.2120

7. 4. Nachtrag zur
Weiterbildungsordnung der
Ärztekammer Berlin.
- Vom 17. Dezember 1982 -
Amtsblatt für Berlin, 32(1982), S.190

8. 5. Nachtrag zur
Weiterbildungsordnung der
Ärztekammer Berlin.
- Vom 10. November 1983 -
Amtsblatt für Berlin, 34(1984)No. 3,
13. Januar

9. Neufassung der
Weiterbildungsordnung der
Ärztekammer Berlin.
- Vom 1. Februar 1989 -
Amtsblatt für Berlin Teil I,Berlin;
39(1989)No. 61, 30. November,
S.2329-2353
⊟ 105580

10. 1. Nachtrag zur
Weiterbildungsordnung der
Ärztekammer Berlin (Fassung vom
1.Februar 1989) .
- Vom 4. Juli 1990 -
Amtsblatt für Berlin Teil I,Berlin;
40(1990)No.55, 2. November, S.
2024
⊟ 110927

11. Weiterbildungsordnung der
Ärztekammer Berlin.
- Vom 6. Juli 1994, 31. August 1994
und 30. November 1994 -
Amtsblatt für Berlin, Berlin; 45 (1995)
No.38, 3. August, S. 2573 ff
⊟ 212012

12. 1. Nachtrag zur
Weiterbildungsordnung der
Ärztekammer Berlin.
- Vom 24. September, 26. November
1997 und 18. November 1998 -
Amtsblatt für Berlin, Berlin; 49 (1999)
No.4, 29. Januar, S. 240-241
⊟ 214515

0564 Zahnärzte, Weiterbildungsordnung

1. 1. Nachtrag zur
Weiterbildungsordnung der
Zahnärztekammer Berlin in der
Fassung vom 3. Mai 1984
- Vom 5. Dezember
1991/26.November 1992 -
Amtsblatt für Berlin,Berlin;
43(1993)No.36, 30.Juli, S. 2131,
2132
⊟ 118948

2. Berichtigung der
Weiterbildungsordnung der
Zahnärztekammer Berlin nach § 6
Abs. 9.
- Vom August 1999 -
Amtsblatt für Berlin,Berlin;
49(1999)No.43, 20. August, S. 3276

0565 Zuständigkeitsgesetz

Nr.13 Gesundheitswesen. In:
Neunundzwanzigste Verordnung zur
Änderung der Verordnung zur
Durchführung des Allgemeinen
Zuständigkeitsgesetzes
- Vom 10. März 1992 -
Gesetz- und Verordnungsblatt für
Berlin,Berlin; 48(1992)No.11, 25.März,
S.66-68.
⊟ 115756

BRANDENBURG

0566 Krankenhausdatenschutz-verordnung (KHDsV)

Verordnung zum Schutz von Patientendaten im Krankenhaus.
- Vom 4. Januar 1996 -
Gesetz- und Verordnungsblatt für das Land Brandenburg, Teil II, Potsdam; (1996) No.5, 29. Januar, 4 S.
⌹ 214611

0567 Krankenhausgesetz (LKGBbg)

Krankenhausgesetz des Landes Brandenburg.
- Vom 11. Mai 1994 -
Gesetz- und Verordnungsblatt für das Land Brandenburg, Teil I, Potsdam; 5 (1994) No.11. Mai, S. 106 ff
⌹ 213321

0568 Krankenhausplan

Erster Krankenhausplan des Landes Brandenburg
- 1995 -
Amtsblatt für Brandenburg,Potsdam; 3(1992)No.35, 3.Juni, S.519-658.
⌹ 114402

Krebsregister, Gemeinsames (GKR)

Siehe 0512

0569 Kurortegesetz (BbgKOG)

Gesetz über die Anerkennung als Kurort und Erholungsort im Land Brandenburg.
- Vom 14. Februar 1994 -
Gesetz- und Verordnungsblatt für das Land Brandenburg, Teil I, Potsdam; 5 (1994) No.2, 16. Februar, S. 10-15
⌹ 213322

0570 Öffentlicher Gesundheitsdienst

Gesetz über den Öffentlichen Gesundheitsdienst.
- Vom 3. Juni 1994 -
Gesetz- und Verordnungsblatt für Brandenburg; (1994), S. 178 ff

0571 Pauschalförderungverordnung (LKGPFV)

Verordnung zur Festsetzung der Pauschalförderung nach dem Krankenhausgesetz des Landes Brandenburg.
- Vom 30. April 1998 -
Gesetz- und Verordnungsblatt für das Land Brandenburg, Teil II, Potsdam; (1998) No.15, 28. Mai, 1 S.
⌹ 214613

0572 Psychisch-Kranken-Gesetz (BbgPsychKG)

Gesetz über Hilfen und Schutzmaßnahmen sowie über den Vollzug gerichtlich angeordneter Unterbringung für psychisch Kranke.
- Vom 8. Februar 1996 -
Gesetz- und Verordnungsblatt für das Land Brandenburg, Teil I, Potsdam; (1996) No.4, 16. Februar, 17 S.
⌹ 214614

0573 Schiedsstellenverordnung (SchV-KHG)

Verordnung über die Schiedsstelle nach Paragraph 18 a des Krankenhausfinanzierungsgesetzes.
- Vom 22. Dezember 1992 -
Gesetz- und Verordnungsblatt für das Land Brandenburg, Teil II, Potsdam; (1992) No.76, 31. Dezember , 3 S.
⌹ 214512

0574 Unterbringungsverordnung (UBrV)

Verordnung über die Unterbringungseinrichtungen für psychisch Kranke.
- Vom 25. August 1997 -
Gesetz- und Verordnungsblatt für das Land Brandenburg, Teil II, Potsdam; (1997) No.27, 17. September, 4 S.
⌹ 214612

BREMEN

0575 Abfallbeseitigung
Ortsgesetz zur Änderung des
Ortsgesetzes über die
Abfallbeseitigung in der Stadtgemeinde
Bremen.
- Vom 21. September 1981 -
Gesetzblatt (1981)No. 31, S.155

0576 Ärzte, Weiterbildungsordnung
Weiterbildungsordnung für Ärzte im
Lande Bremen.
- Vom 18. März 1996 -
Amtsblatt der Freien Hansestadt
Bremen, Bremen; (1996) No.53, 24.
Juli, S. 323-409
🖫 210352

0577 Arzneimittel
Richtlinie über Arzneimittelbezug, -
aufbewahrung und -verabreichung in
Alten- und Pflegeheimen.
- Vom 1. August 1994 -
Bremer Ärzteblatt,Bremen;
47(1994)No.11, S.1, 2
🖫 127147

**0578 Bremisches Datenschutzgesetz
(BDSG)**
1. Gesetz zur Änderung des Gesetzes
zum Schutz vor Mißbrauch
personenbezogener Daten bei der
Datenverarbeitung. Bremisches
Datenschutzgesetz.
- Vom 23. November 1981 -
Gesetzblatt (1981)No. 42, S.245

2. Bekanntmachung der Neufassung
des Gesetzes zum Schutz vor
Mißbrauch personenbezogener
Daten bei der Datenverarbeitung.
Bremisches Datenschutzgesetz.
- Vom 23. November 1982 -
Gesetzblatt (1982)No. 56, S.347

0579 Desinfektor, Ausbildung
Verordnung über die Ausbildung und
Prüfung von Desinfektoren.
- Vom 11. März 1981 -
Gesetzblatt (1981)No. 14, S.92

0580 Feuerschutz-Gesetz
Gesetz über den Feuerschutz.
- Vom 18. Juli 1950 -
SaBremR 2132-a-1

**0581 Katastrophenschutzgesetz
(BremKatSG)**
Bremisches
Katastrophenschutzgesetz.
- Vom 17. September 1979 -
Gesetzblatt (1979), S.361

**0582 Krankenhausbetriebsgesetz
(KHBG)**
Ortsgesetz über den Betrieb der
kommunalen Krankenhäuser der
Stadtgemeinde Bremen.
- Vom 9. Dezember 1986 -
Gesetzblatt (1986), S.295
🖫 89549

**0583 Krankenhausfinanzierungsgesetz
(BremKHG)**
Bremisches
Krankenhausfinanzierungsgesetz.
- Vom 1. Juli 1987 -
Gesetzblatt (1987), S.203 ff.
🖫 89624

0584 Krankenhaushygiene-Verordnung
Krankenhaushygieneverordnung.
- Vom 9. April 1990 -
Gesetzblatt der Freien Hansestadt
Bremen,Bremen; (1990)No.14, 6.Juni,
S.141,142.
🖫 103096

0585 Krankenhausplan
1. Bekanntmachung des
Krankenhausbedarfsplans der Freien
Hansestadt Bremen (Land).
- Vom 19. September 1977 -
Amtsblatt der Freien Hansestadt
Bremen (1977)No. 88, S.683-690

2. Landeskrankenhausbedarfsplan.
Bremen, Senator für Gesundheit und
Umweltschutz 1981, 215 S.
🖫 66801

0586 Psychisch Kranke (PsychKG)
Gesetz über Hilfen und
Schutzmaßnahmen bei psychischen
Krankheiten.
- Vom 9. April 1979 -
Bremer Gesetzblatt; (1979), S. 123

HAMBURG

0587 Abfall, Andienungsgesetz

Gesetz zur Andienung von Abfällen aus Krankenhäusern und sonstigen Einrichtungen des Gesundheitsdienstes.
- Vom 23. April 1996 -
Hamburgisches Gesetz- und Verordnungsblatt, Hamburg; (1996) No.ohne, S. 54
210597

0588 Abfallwirtschaftsgesetz, Hamburgisches (HmbAbfG)

Hamburgisches Abfallwirtschaftsgesetz.
- Vom 1. Dezember 1992 -
Hamburgisches Gesetz- und Verordnungsblatt,Hamburg; (1992)No.53, Dezember, S.251-257.
117338

0589 Ärztegesetz, Hamburgisches

Hamburgisches Ärztegesetz - Zweites Änderungsgesetz.
Hamburgisches Gesetz- und Verordnungsblatt Teil I; (1991)No.13. März, 3 S.
107004

0590 Feuerwehrgesetz

Feuerwehrgesetz.
- Vom 15. Mai 1972 -
Gesetz- und Verordnungsblatt (1972), S.87

0591 Hebammengesetz

Hamburgisches Gesetz über die Ausübung des Berufs der Hebamme und des Entbindungspflegers.
- Vom 13. September 1990 -
Deutsche Hebammenzeitschrift,Hannover; 43(1991)No.2, S.72,73.
106448

0592 Katastrophenschutzgesetz

Hamburgisches Katastrophenschutzgesetz.
- Vom 16. Januar 1978 -
Gesetz- und Verordnungsblatt (1978), S.31

0593 Krankenhausgesetz (HmbKHG)

Hamburgisches Krankenhausgesetz.
- Vom 17. April 1991 -
Mitteilungen Hamburgische Krankenhausgesellschaft,Hamburg; (1991)No.98,29.April, 10 S.
107610

0594 Krankenhausplan

1. Krankenhausbedarfsplan der Freien und Hansestadt Hamburg 1975.
Amtlicher Anzeiger, Teil II des Hamburgischen Gesetz- und Verordnungsblattes (1975)No. 241, S.1937-1946
39245

2. Krankenhausbedarfsplan der Freien und Hansestadt Hamburg - Fortschreibung 1977.
- Vom 27. September 1977 -
Amtlicher Anzeiger, Teil II des Hamburgischen Gesetz- und Verordnungsblattes (1977)No. 223, 94 S.
47464

3. Krankenhausplan der Hansestadt Hamburg.
- 1995 -
Behörde für Arbeit, Gesundheit und Soziales 1990, 140 S.
114401

0595 Landespflegegesetz (HmbLPG)

Hamburgisches Landespflegegesetz.
- Vom 20. Juni 1996 -
Mitteilungen Hamburgische Krankenhausgesellschaft, Hamburg; (1996) No.lfd. 212, 26. Juli, 8 S.
209429

0596 Landespflegegesetzverordnung (LPGVO)

Verordnung über die gesonderte Berechnung nicht geförderter Aufwendungen sowie über die einkommensabhängige Einzelförderung nach dem Hamburgischen Landespflegegesetz.
- Vom 25. Juni 1996 -
Mitteilungen Hamburgische Krankenhausgesellschaft, Hamburg;

(1996) No.lfd. 212, 26. Juli, 8 S.
🖫 209429

0597 Leitung im Krankenpflegedienst, Fortbildung

Ordnung zur Fortbildung zur Leitung einer Krankenstation oder zur Leitung einer Funktionseinheit im Krankenpflegedienst.
Amtlicher Anzeiger,Hamburg; (1994)No.12, 18. Januar, S.121-133
🖫 120753

0598 Narkosegase

Merkblatt für den Umgang mit Narkosegasen.
- Stand: April 1997 -
Hamburg: Freie und Hansestadt Hamburg, Behörde für Arbeit, Gesundheit Soziales, Amt für Arbeitsschutz, 1997, 22 S.
🖫 214897

0599 Patientenbeförderungsrichtlinie

Richtlinien für die Beförderung von Patienten mit Infektionskrankheiten.
Behörde für Arbeit, Gesundheit und Soziales, Gesundheitsförderung/AIDS ca.1994, 4 S.
🖫 123343

0600 Pauschalförderungsverordnung (PauschVO)

Verordnung über die Pauschale Förderung der Krankenhäuser.
- Vom 28. November 1995 -
Hamburg: Behörde für Arbeit, Gesundheit und Soziales Hamburg, 1995, 14 S.
🖫 201793

0601 Pflegedienst, Weiterbildung Klinische Geriatrie und Rehabilitation

Ordnung zur Änderung der Ordnung zur Fortbildung für Krankenschwestern/Krankenpfleger zur/zum Fachkrankenschwester/Fachkrankenpfl eger in klinischer Geriatrie und Rehabilitation und für Geriatrie und Rehabilitation und für Altenpflegerinnen/Altenpfleger zur/zum Fachaltenpflegerin/ Fachaltenpfleger in klinischer Geriatrie und Rehabilitation.
- 13. Januar 1995 -

Amtlicher Anzeiger, Hamburg; (1995), S. 146
🖫 128040

0602 Pflegedienst, Weiterbildung Operationsdienst

1. Ordnung zur Fortbildung zur Fachkrankenschwester/Fachkranken pfleger und zur Fachkinderkrankenschwester/Fachki nderkrankenpfleger im Operationsdienst.
Mitteilungen Hamburgische Krankenhausgesellschaft,Hamburg; (1992)No.lfd.401,11.Dezember, 7 S.
🖫 116313

2. Fortbildung für Fachkrankenpersonal.
Änderungsordnung in der Anästhesie, Intensivpflege, im Operationsdienst und in der Psychiatrie.
Mitteilungen Hamburgische Krankenhausgesellschaft,Hamburg; (1995)No.lfd.32, 27.Februar, 2 S.
🖫 128041

0603 Pflegedienst, Weiterbildungs- und Prüfungsordnung Psychiatrie

Fortbildungs- und Prüfungsordnung zur Fachkrankenschwester/zum - krankenpfleger, zur Fachkinderkrankenschwester/zum - kinderkrankenpfleger und zur Fachaltenpflegerin/zum - altenpfleger in der Psychiatrie (Sozialpsychiatrische Zusatzausbildung).
- Vom 25. März 1998 -
Amtlicher Anzeiger, Hamburg; (1998) No.36, 25. März, S. 754 -762
🖫 212534

0604 Polizei - Krankenhaus, Zusammenarbeit

Richtlinie über die Zusammenarbeit zwischen Polizei und Krankenhäusern.
- Vom 21. März 1991 -
Mitteilungen Hamburgische Krankenhausgesellschaft,Hamburg; (1991)No.102,30.April, 3 S.
🖫 107611

0605 PraxisanleiterIn, Fortbildung

Ordnung und Prüfungsordnung zur Fortbildung zur/zum Praxisanleiterin/Praxisanleiter für die

Ausbildung in der Krankenpflege,
Kinderkrankenpflege und
Entbindungspflege.
Amtlicher Anzeiger,Hamburg;
(1993)No.95,18.Mai, S.993-1000.
⊟ 117966

0606 Psychisch Kranke (HMBPsychKG)

Hamburgisches Gesetz über Hilfen
und Schutzmaßnahmen bei
psychischen Krankheiten.
- Vom 22. September 1987 -
Hamburgisches Gesetz- und
Verordnungsblatt; (1987), S. 261

0607 Rettungsdienstgesetz (HmbRDG)

Hamburgisches Rettungsdienstgesetz.
- Vom 9. Juni 1992 -
Mitteilungen Hamburgische
Krankenhausgesellschaft,Hamburg;
(1992)No.lfd. 226, 23.Juni, 7 S.
⊟ 116310

0608 Sonderabfallwirtschaftsplan

Sonderabfallwirtschaftsplan.
Andienungsgesetz.
Mitteilungen Hamburgische
Krankenhausgesellschaft, Hamburg;
(1997) No.lfd. 291, 9. September, 2 S.
⊟ 209442

HESSEN

0609 Abfälle, flüssige
Abgrenzung flüssige Abwasser /
flüssige Abfälle.
- Vom 29. November 1981 -
Staats-Anzeiger für das Land Hessen
(1981)No. 52, S.2443

0610 Ärzte, Berufsordnung
Berufsordnung und
Weiterbildungsordnung für Ärzte.
- Vom 26. November 1977 -
Hessiches Ärzteblatt, 39(1978)No. 1,
S.47-66
⊟ 48230

0611 Ärzte, Weiterbildung Öffentliches Gesundheitswesen

1. Vorläufige Bestimmungen über die
Weiterbildung von Ärzten im Gebiet
"Öffentliches Gesundheitswesen".
- Vom 6. November 1981 -
Staats-Anzeiger für das Land
Hessen (1981)No. 48, S.2239

2. Vorläufige Bestimmungen über die
Weiterbildung von Ärzten im Gebiet
"Öffentliches Gesundheitswesen".
- Vom 1. Februar 1982 -
Staats-Anzeiger für das Land
Hessen (1982)No. 8, S.388

0612 Arzneimittelproben
Richtlinien über Entnahme und
Untersuchung von Arzneimittelproben.
- Vom 23. Juli 1980 -
Staats-Anzeiger für das Land Hessen
(1980)No. 33, S.1473

0613 Arzneimittelprüfung
Richtlinie für die Überwachung der
klinischen Prüfung von Arzneimitteln.
- Vom 15. Oktober 1982 -
Staats-Anzeiger für das Land Hessen
(1982)No. 45, S.1976

0614 Arzneimittelversorgung
Arzneimittelversorgung der
Krankenhäuser ohne
Krankenhausapotheke. Hier:
Richtlinien des Hessischen
Sozialministers für die Erteilung der
Genehmigung von

Versorgungsverträgen.
Hessische Krankenhausgesellschaft-
Rundschreiben- (1982)No. 9, lfd.Nr.
174, S.3-8, Beilage
⊟ 70067

0615 Arzneimittelzwischenfälle

1. Maßnahmen bei
Arzneimittelzwischenfällen. Hier:
Änderungen und Ergänzungen.
- Vom 22. April 1980 -
Staats-Anzeiger für das Land
Hessen (1980)No. 20, S.916

2. Maßnahmen bei
Arzneimittelzwischenfällen.
- Vom 5. August 1982 -
Staats-Anzeiger für das Land
Hessen (1982)No. 34, S.1532

0616 Ausbildungsstätten-Kostenausgleichsverordnung
Verordnung zum Ausgleich der Kosten
der mit Krankenhäusern
notwendigerweise verbundenen
Ausbildungsstätten.
- Vom 19. Dezember 1983 -
Gesetz- und Verordnungsblatt für das
Land Hessen (1983), S.158
⊟ 75892

0617 Bauzuwendungen
Richtlinien für die Gewährung von
finanziellen Zuwendungen zum Bau
und zur Einrichtung von
Krankenhäusern, Gesundheitsämtern
und Schwesternwohnheimen.
Staats-Anzeiger für das Land Hessen
(1970)No. 52, S.2842,2483
⊟ 17305

0618 Betreuungsgesetz
Betreuungsgesetz: Hier: Hessisches
Ausführungsgesetz.
Hessische Krankenhausgesellschaft-
Rundschreiben-,Frankfurt;
(1992)No.lfd.109, 6.April, 4 S.
⊟ 116415

0619 Datenschutz

1. Datenschutz im öffentlichen Bereich.
Hier: Veröffentlichungen gemäß § 17
HDSG.
- Vom 1. April 1981 -
Gesetz- und Verordnungsblatt für
das Land Hessen (1981)No. 15,
S.880
2. Datenschutz im öffentlichen Bereich,
hier: Übermittlung von
personenbezogenen Daten an
öffentliche Forschungseinrichtungen
aus Dateien öffentlicher Stellen.
- Vom 13. Juni 1981 -
Staats-Anzeiger für das Land
Hessen (1981)No. 25, S.1262
3. Datenschutz im öffentlichen Bereich,
hier: Veröffentlichung gemäß § 17
HDSG.
- Vom 5. August 1981 -
Staats-Anzeiger für das Land
Hessen (1981)No. 33, S.1614

**0620 Haustechnischer Anlagen
(HausPrüfVO)**

Verordnung über die Prüfung
haustechnischer Anlagen und
Einrichtungen in Gebäuden.
- Vom 12. August 1991 -
Hessische Krankenhausgesellschaft-
Rundschreiben-,Frankfurt;
(1992)No.lfd.155,15.Juli, 4 S.
▣ 116421

0621 Hebammen, Berufsordnung

Berufsordnung für Hebammen und
Entbindungspfleger.
- Vom 27. März 1991 -
Hessische Krankenhausgesellschaft-
Rundschreiben-,Frankfurt;
(1991)No.94,10.Mai, 3 S.
▣ 107608

0622 Herzschrittmacher

Einäscherung von Leichen mit
Herzschrittmachern.
Hessische Krankenhausgesellschaft-
Rundschreiben- (1984)No. 4, Ziff.71,
S.21,22
▣ 76032

**0623 Hessisches
Freiheitsentziehungsgesetz (HFEG)**

1. Gesetz über die Entziehung der
Freiheit geisteskranker,
geistesschwacher, rauschgift- oder
alkoholsüchtiger Personen.
- Vom 19. Mai 1952 -
Gesetz- und Verordnungsblatt für
das Land Hessen (1952), S.111
2. Gesetz zur Änderung des Hessichen
Freiheitsentziehungsgesetzes.
- Vom 5. März 1981 -
Gesetz- und Verordnungsblatt für
das Land Hessen, Teil I (1981), S.46
3. Verordnung zur Durchführung des §
17 des Gesetzes über die
Entziehung der Freiheit
geisteskranker, geistesschwacher,
rauschgift- oder alkoholsüchtiger
Personen.
- Vom 7. September 1954 -
Gesetz- und Verordnungsblatt für
das Land Hessen (1954), S.154
4. Verwaltungsvorschrift zum Gesetz
über die Entziehung der Freiheit
geisteskranker, geistesschwacher,
rauschgift- oder alkoholsüchtiger
Personen.
- Vom 12. Dezember 1975 -
Staats-Anzeiger für das Land
Hessen (1975)No. 52, S.2838-2342
5. Änderung der Verwaltungsvorschrift
zum Gesetz über die Entziehung der
Freiheit geisteskranker,
geistesschwacher, rauschgift- oder
alkoholsüchtiger Personen.
- Vom 26. Juni 1981 -
Staats-Anzeiger für das Land
Hessen (1981)No. 28, S.140

**0624 Hessisches Wassergesetz,
Paragraph 51 Abs. 2 (HWG § 51
Abs. 2)**

Verwaltungsvorschrift über die
Einleitung flüssiger Rückstände aus
Krankenhäusern in Abwasseranlagen
nach Paragraph 51 Abs. 2 des
Hessischen Wassergesetzes.
Hessische Krankenhausgesellschaft-
Rundschreiben,Frankfurt;
(1994)No.lfd.166, 13.Juli, 3 S.
▣ 122817

0625 Hubschraubereinsatz

Einsatz der Hubschrauber des Bundes für den Katastrophenschutz und Rettungsdienst im Land Hessen. Hessische Krankenhausgesellschaft-Rundschreiben- (1984)No. 4, Ziff.69, S.17-19
☐ 76031

0626 Infektionshygiene-Verordnung

Verordnung zur Verhütung übertragbarer Krankheiten.
- 1. Oktober 1987 -
Krankenhaushygiene und Infektionsverhütung; (1988)No. 4, S. 112
☐ 96143

0627 Intensivpflegestationen

Richtlinien für die Einrichtung und Anerkennung von Intensivpflegestationen in hessichen Krankenhäusern.
Staats-Anzeiger für das Land Hessen (1972)No. 2, S.66
☐ 2583

0628 Investitionskosten (HKHG § 24)

Förderung von Investitionskosten durch pauschale Mittelzuweisung nach Paragraph 24 HKHG.
Hessische Krankenhausgesellschaft-Rundschreiben-,Frankfurt;
(1992)No.lfd.119, 5.Mai, 1 S.
☐ 116417

0629 Katastrophenschutzgesetz (HKatSG)

Hessisches Katastrophenschutzgesetz.
- Vom 12. Juli 1978 -
Gesetz- und Verordnungsblatt für das Land Hessen (1978), S.487

0630 Krankenhaus-Richtlinien (KHR)

1. Richtlinien über Anlage, Bau und Einrichtung von Krankenhäusern - Fassung vom April 1976 -
Staats-Anzeiger für das Land Hessen (1976)No. 20, lfd.Nr.656, S.872-879
☐ 52208

2. Richtlinien über Anlage, Bau und Einrichtungen von Krankenhäusern.
- Änderung vom 20. Februar 1992 -
Hessische Krankenhausgesellschaft-Rundschreiben-,Frankfurt;
(1992)No.lfd.86, 24. März, 1 S.
☐ 116414

0631 Krankenhausbehandlung, Notwendigkeit und Dauer (SGB V § 112 Abs. 2, Satz 1 Nr. 2)

Vertrag nach Paragraph 112 Abs.2 Satz 1 Nr. 2 SGB V - Überprüfung der Notwendigkeit und Dauer der Krankenhausbehandlung
Hessische Krankenhausgesellschaft-Rundschreiben-,Frankfurt;
(1991)No.Sonderrundschreiben 18, 6.Dezember, 18 S.
☐ 112131

0632 Krankenhausbetriebs-Verordnung (KHBetrV)

Verordnung über den Betrieb kommunaler Krankenhäuser.
- Vom 20. November 1991 -
Hessische Krankenhausgesellschaft-Rundschreiben-,Frankfurt;
(1991)No.220, 2.Dezember, 3 S.
☐ 111885

0633 Krankenhausfondsverordnung (HKHG, § 14 Abs. 5)

Krankenhausfondsverordnung aufgrund Paragraph 14 Abs.5 HKHG
- Vom 1. Juli 1994 -
Hessische Krankenhausgesellschaft-Rundschreiben,Frankfurt;
(1994)No.lfd.177, 13.Juli, 15 S.
☐ 122818

0634 Krankenhausgesetz (HKHG)

1. Hessisches Krankenhausgesetz.
Gesetz- und Verordnungsblatt für das Land Hessen, Teil I (1973)No. 9, S.145-148
☐ 18477

2. Durchführung des Hessischen Krankenhausgesetzes. Hier: Mitarbeiterbeteiligung nach § 17.
Hessische Krankenhausgesellschaft-Rundschreiben- (1980)No. 17, lfd.Nr.312, S.1
☐ 60894

3. Gesetz zur Neuordnung des Krankenhauswesens in Hessen Teil I.
- Vom 18. Dezember 1989 -
Gesetz- und Verordnungsblatt für das Land Hessen,Wiesbaden; (1989)No.29,22.Dezember, S. 452-466.
🖫 100898

4. Hessisches Krankenhausgesetz. Kommentar.
- 1989 -
Verlag Gehlen, 368 S., ISBN 3-44-914490-2

0635 Krankenhaushygiene-Verordnung

Krankenhaushygiene-Verordnung (Entwurf)
- Vom 16. August 1994 -
Wiesbaden: Hessisches Ministerium für Jugend, Familie und Gesundheit, 1994, 8 S.
🖫 200055

0636 Krankenhauspflegesatz

Verordnung über die Zuständigkeit zur Festsetzung der Krankenhauspflegesätze.
- Vom 25. März 1980 -
Gesetz- und Verordnungsblatt für das Land Hessen, Teil I (1980), S.104
🖫 58603

0637 Krankenhausplan

1. Fortschreibung des Krankenhausbedarfsplanes des Landes Hessen.
- Vom 22. Dezember 1975 -
Staats-Anzeiger für das Land Hessen (1976)No. 5, S.228-233
🖫 19174

2. Verfeinerte Darstellung des fortgeschriebenen Krankenhausbedarfsplanes des Landes Hessen - Bettenbedarf 1975-1985
Staats-Anzeiger für das Land Hessen (1978)No. 10, S.485-520

3. Krankenhausplan des Landes Hessen, 2. Fortschreibung.
- Vom 9. Dezember 1980 -
Staats-Anzeiger für das Land Hessen (1981)No. 4, S.202-225

4. Krankenhausplan des Landes Hessen, 2. Fortschreibung.
- Stand: April 1983 -
Wiesbaden, Hessischer Sozialminister 1983, 28 S.
🖫 75289

0638 Krankenpflege, Ausbildungskapazitäten

Richtlinien für die Förderung überdurchschnittlicher Ausbildungskapazitäten in der Krankenpflege.
Hessische Krankenhausgesellschaft- Rundschreiben- (1981)No. 15, Ziffer 274, S.6-8
🖫 67206

0639 Krankentransport

Vereinbarung über Ausbau und Durchführung des Krankentransport- und Rettungsdienstes.
- Vom 10. Februar 1978 -
Staats-Anzeiger für das Land Hessen (1978)No. 12, S.597

0640 Maßregelvollzugsgesetz

Gesetz über den Vollzug von Maßregeln der Besserung und Sicherung in einem psychiatrischen Krankenhaus und in einer Entziehungsanstalt.
- Vom 3. Dezember 1981 -
Gesetz- und Verordnungsblatt für das Land Hessen, Teil I (1981)No. 24, S.414

0641 Patientenfürsprecher (HKHG, § 7)

Durchführung des Hessischen Krankenhausgesetzes (HKHG) vom 18.Dezember 1989, hier: Aufgabenstellung der Patientenfürsprecher/innen nach Paragraph 7 HKHG
Staatsanzeiger für das Land Hessen,Wiesbaden; (1995)No.5, 30. Januar, S.332-333
🖫 124849

0642 Pflegedienst, Weiterbildungs- und Prüfungsordnung

Weiterbildungs- und Prüfungsordnung für Pflegeberufe.
- Vom 24. Mai 1996 -
Gesetz- und Verordnungsblatt für das Land Hessen,Teil I; (1996)No.16, 28.

Juni, S. 284-292
🖫 217106

0643 Pflegedienst,
Weiterbildungsverordnung
Intensivpflege und Anästhesie

1. Vorläufige Weiterbildungs- und
Prüfungsordnung für
Fachkrankenschwestern /
Fachkrankenpfleger /
Fachkinderkrankenschwestern in der
Intensivpflege.
- Vom 16. Januar 1981 -
Staats-Anzeiger für das Land
Hessen (1981)No. 6, S.356-360
🖫 63415

2. Weiterbildung zur
Fachkrankenschwester oder zum
Fachkrankenpfleger, zur
Fachkinderkrankenschwester oder
zum Fachkinderkrankenpfleger der
Intensivpflege und Anästhesie.
Gesetz- und Verordnungsblatt für
das Land Hessen,Teil I;
(1996)No.16, 28. Juni, S. 291-292
🖫 217106

3. Entwurf Curriclum Weiterbildung
Intensivpflege. Stundenverteilung.
(Erarbeitet von der
Arbeitsgemeinschaft
Fachkrankenpflege
Hessen).Positionspapier
Intensivpflege, Anlage 3.   .
- Vom 17. März 1997 -
Wiesbaden; Hess. Ministerium für
Umwelt, Energie, Jugend, Familie
und Gesundheitheit, 1998, 12 S.
🖫 217106

0644 Psychisch Kranke

Gesetz über die Entziehung der
Freiheit geisteskranker,
geistesschwacher, rauschgift- oder
alkoholsüchtiger Personen.
- Vom 24. Mai 1952 -
Gesetz- und Verordnungsblatt für das
Land Hessen; (1952), S. 111

0645 Rettungsdienst-
Benutzungsentgeltverordnung

Verordnung zur Regelung der
Benutzungsentgelte für Leistungen des
Rettungsdienstes.
- Vom 20. Dezember 1991 -
Hessische Krankenhausgesellschaft-

Rundschreiben-,Frankfurt;
(1992)No.lfd.150,13.Juli, 4 S.
🖫 116419

0646 Rettungsdienstgesetz (HRDG)

1. Durchführung des Hessischen
Rettungsdienstgesetzes (HDRG),
hier: Rettungsdienstplan des Landes.
- Vom 28. Januar 1993 -
Hessische Krankenhausgesellschaft-
Rundschreiben-,Frankfurt;
(1993)No.lfd.67, 29.März, 16 S.
🖫 118026

2. Hessisches Rettungsdienstgesetz
- In der Fassung vom 5. April 1993 -
Gesetz- und Verordnungsblatt für
das Land Hessen,Teil 1,Wiesbaden;
(1993)No.17, 7.Juli, S.267-279.
🖫 120626

3. Hessisches Rettungsdienstgesetz,
hier: Betriebliche Aufgaben der
Krankenhäuser.
Hessische Krankenhausgesellschaft-
Rundschreiben,Frankfurt;
(1994)No.lfd.87, 18.April, 2 S.
🖫 122813

0647 Rettungshubschrauber

Grundsätze des Bund-Länder-
Ausschusses für Notfallmedizin für die
Übernahme von Patienten im
dringenden Sekundärtransport mit
Rettungshubschraubern oder
Flächenflugzeugen.
Hessisches Krankenhausgesellschaft-
Rundschreiben- (1980)No. 8,
lfd.Nr.155, S.7-9
🖫 58295

0648 Rettungssanitäter/In

Verordnung über die Ausbildung und
Prüfung von Rettungssanitäterinnen
und Rettungssanitätern.
- Vom 27. Januar 1992 -
Hessische Krankenhausgesellschaft-
Rundschreiben-,Frankfurt;
(1992)No.lfd.151,13.Juli, 5 S.
🖫 116420

0649 Richtlinien für intensivmedizinische
Einrichtungen in hessischen
Krankenhäusern

- Vom 13. Juli 1990 -
Staatsanzeiger für das Land Hessen;

(1990)No. 32, S. 1545-1549
🖫 107001

0650 Röntgenverordnung , Paragraph 16 Abs. 2 (RöV, § 16 Abs. 2)

Durchführung der Röntgenverordnung, hier: Fristverlängerung für die Konstanzprüfung nach Paragraph 16 Abs. 2 RöV
Hessische Krankenhausgesellschaft-Rundschreiben-,Frankfurt;
(1992)No.lfd.120,5.Mai, 1 S.
🖫 116418

0651 Sonderabfallabgabengesetz

Gesetz zur Änderung des Hessischen Sonderabfallabgabengesetzes.
- Vom 18. Mai 1993 -
Gesetz- und Verordnungsblatt für das Land Hessen,Teil 1,Wiesbaden;
(1993)No.12, 25.Mai, S. 171-173
🖫 120624

0652 Sozialdienst

Richtlinien für den Sozialdienst im Krankenhaus.
- Vom 4. Oktober 1979 -
Staats-Anzeiger für das Land Hessen
(1979)No. 44, S.2094

0653 Strahlenschutzverordnung (StrlSchV)

Durchführung der Strahlenschutzverordnung. Hier: Sammlung, Aufbewahrung und Ablieferung radioaktiver Abfälle.
Hessische Krankenhausgesellschaft-Rundschreiben- (1983)No. 13, S.16
🖫 75284

0654 Wirtschaftsführung kommunaler Krankenhäuser

Verordnung über Wirtschaftsführung und Rechnungswesen kommunaler Krankenhäuser.
- Vom 10. November 1978 -
Hessische Krankenhausgesellschaft-Rundschreiben- (1979)No. 1, Sonderrundschreiben, S.1-7
🖫 52672

MECKLENBURG-VORPOMMERN

0655 Ärzte, Berufsordnung

1. Berufsordnung für die Ärzte
Mecklenburg-Vorpommerns.
- Vom 25. August 1993 -
Amtlicher Anzeiger,Schwerin;
(1993)No.36, 20.August, Beilage
zum Amtsblatt für Mecklenburg-
Vorpommern, S.209-216
🖫 119156

2. Berufsordnung der Ärzte
Mecklenburg-Vorpommern.
- Vom 4. Oktober 1994 -
Amtlicher Anzeiger,Schwerin;
(1994)No.46, 7.November, S. 405-
412
🖫 123850

3. Ergänzung der Berufsordnung für
Ärzte in Mecklenburg-Vorpommern.
- Vom 26. April 1996 -
Amtlicher Anzeiger, Schwerin; (1996)
No.25, 12.Juni, S. 333-427
🖫 203114

0656 Ärzte, Prüfungsordnung

Prüfungsordnung der Ärztekammer
Mecklenburg-Vorpommern.
- Vom 25. August 1993 -
Amtlicher Anzeiger,Schwerin;
(1993)No.36, 20.August, Beilage zum
Amtsblatt für Mecklenburg-
Vorpommern, S.240-246.
🖫 119156

**0657 Ärzte, Weiterbildung Öffentliches
Gesundheitswesen**

Verordnung über die Weiterbildung der
Ärzte auf dem Gebiet "Öffentliches
Gesundheitswesen" (
Facharztverordnung Öffentliches
Gesundheitswesen)
- Vom 28. Februar 1995 -
Gesetz- und Verordnungsblatt für
Mecklenburg-Vorpommern,Schwerin;
(1995)No.4, 22. März, S. 131-135
🖫 125305

0658 Ärzte, Weiterbildungsordnung

1. Weiterbildungsordnung der
Ärztekammer Mecklenburg-
Vorpommern.
- Vom 25. August 1993 -
Amtlicher Anzeiger,Schwerin;
(1993)No.36, 20.August, Beilage
zum Amtsblatt für Mecklenburg-
Vorpommern, S.216-240
🖫 119156

2. Weiterbildungsordnung der
Ärztekammer Mecklenburg-
Vorpommern.
- Vom 3. Mai 1996 -
Amtlicher Anzeiger, Schwerin; (1996)
No.25, 12.Juni, S. 333-427
🖫 203114

3. Sechste Änderung der
Weiterbildungsordnung der
Ärztekammer Mecklenburg-
Vorpommern.
- Vom 11. August 1998 -
Amtlicher Anzeiger, Schwerin; (1998)
No.41, 31. August, S. 682
🖫 212332

**0659 Ärztekammer Mecklenburg-
Vorpommern, Satzung**

1. Satzung der Ärztekammer
Mecklenburg-Vorpommern.
- Vom 1. Juni 1993 -
Amtlicher Anzeiger,Schwerin;
(1993)No.36, 20.August, Beilage
zum Amtsblatt für Mecklenburg-
Vorpommern, S.207-209
🖫 119156

2. Satzung der Ärztekammer
Mecklenburg-Vorpommern
- Vom 4. Oktober 1994 -
Amtlicher Anzeiger,Schwerin;
(1994)No.46, 7.November, S.401-
405
🖫 123850

0660 Altenpflege, Ausbildung

Vorläufige Ordnung über die
Ausbildung in der Altenpflege.
- Vom 27. Januar 1992 -
Amtsblatt für Mecklenburg-
Vorpommern,Schwerin; (1992)No.7,

24.Februar, S.172-182
🖫 115475

0661 Bauordnung (LBauO M-V)

1. Landesbauordnung Mecklenburg-
Vorpommern
- Vom 26. April 1994 -
Gesetz- und Verordnungsblatt fuer
Mecklenburg-Vorpommern,Schwerin;
(1994)No.11, 29.April, S.518-550
🖫 121449

2. Bekanntmachung der Neufassung
der Landesbauordnung
Mecklenburg-Vorpommern.
- Vom 6. Mai 1998 -
Gesetz- und Verordnungsblatt für
Mecklenburg-Vorpommern,
Schwerin; (1998) No.16, 20. Mai, S.
468-502
🖫 211300

0662 Bestattungsgesetz (BestattG M-V)

Gesetz über das Leichen-,
Bestattungs- und Friedhofswesen im
Land Mecklenburg- Vorpommern.
- Vom 3. Juli 1998 -
Gesetz- und Verordnungsblatt für
Mecklenburg-Vorpommern, Schwerin;
(1998) No.20, 22. Juli, S. 617-623
🖫 211893

0663 Betreuungsgesetz

Gesetz zur Ausführung des
Betreuungsgesetzes und zur
Anpassung von Landesrecht des
Landes Mecklenburg-Vorpommern.
- Vom 30. Dezember 1991 -
Gesetz- und Verordnungsblatt für
Mecklenburg-Vorpommern,Schwerin;
(1992)No.1,15.Januar, S. 2,3.
🖫 115474

0664 Blutkontaktinfektionen

Landesverordnung zur Verhütung von
Blutkontaktinfektionen.
- Vom 10. August 1993 -
Gesetz- und Verordnungsblatt für
Mecklenburg-Vorpommern,Schwerin;
(1993)No.18, 25. August, S. 766, 767
🖫 127218

0665 Brandschau-Verordnung (Brandschau-VO)

Landesverordnung über die
Brandverhütungsschau.

- Vom 2. Oktober 1992 -
Gesetz- und Verordnungsblatt für
Mecklenburg-Vorpommern,Schwerin;
(1992)No.25, 21.Oktober, S.594-595.
🖫 115479

0666 Datenschutzgesetz (DSG MV)

Gesetz zum Schutz des Bürgers beim
Umgang mit seinen Daten.
- Vom 24. Juli 1992 -
Gesetz- und Verordnungsblatt für
Mecklenburg-Vorpommern,Schwerin;
(1992)No.22, 14.August, S.487-497.
🖫 115478

0667 Gesetz über den Öffentlichen Gesundheitsdienst (ÖGDG M-V)

Gesetz über den Öffentlichen
Gesundheitsdienst im Land
Mecklenburg-Vorpommern.
- Vom 19. Juli 1994 -
Gesetz- und Verordnungsblatt für
Mecklenburg-Vorpommern,Schwerin;
(1994)No.17, 29.Juli, S. 747-755
🖫 122519

0668 Gesundheitsberufe-Verordnung (GesBerVO)

Verordnung über Berufe des
Gesundheitswesens.
- Vom 23. Mai 1995 -
Gesetz- und Verordnungsblatt für
Mecklenburg-Vorpommern,Schwerin;
(1995)No.10, 16. Juni, S. 276, 277
🖫 126764

0669 Gesundheitsfachberufe, Weiterbildung

Gesetz über die Weiterbildung in den
Gesundheitsfachberufen.
Gesetz- und Verordnungsblatt für
Mecklenburg-Vorpommern,Schwerin;
(1994)No.12, 18.Mai, S. 564-566
🖫 121773

0670 Hebammen, Berufsordnung (HebBO)

Berufsordnung für Hebammen und
Entbindungspfleger.
- Vom 14. Dezember 1992 -
Gesetz- und Verordnungsblatt für
Mecklenburg-Vorpommern,Schwerin;
(1993)No.1,13.Januar, S.15-17.
🖫 116539

0671 Hebammengesetz (LHebG)
Gesetz zur Ausübung des Berufs der Hebamme und des Entbindungspflegers.
Landeshebammengesetz.
- Vom 23. Oktober 1992 -
Gesetz- und Verordnungsblatt für Mecklenburg-Vorpommern,Schwerin; (1992)No.27, 19.November, S.658.
🖳 115585

0672 Heilberufsgesetz (HeilBerG)
Heilberufsgesetz.
- Vom 22. Januar 1993 -
Gesetz- und Verordnungsblatt für Mecklenburg-Vorpommern,Schwerin; (1993)No.2, 29.Januar, S.62-81.
🖳 116540

0673 Krankenhausgesetz (LKHG M-V)
1. Landeskrankenhausgesetz. Entwurf.
- 1992 -
Krankenhausinformation,Schwerin; (1992)No. 231, 25.9., 48 S.
🖳 116205

2. Landeskrankenhausgesetz für das Land Mecklenburg-Vorpommern.
- Vom 8. Dezember 1993 -
Gesetz- und Verordnungsblatt für Mecklenburg-Vorpommern,Schwerin; (1993)No.23, 28. Dezember, S.990-1002
🖳 119863

3. Erstes Gesetz zur Änderung des Landeskrankenhausgesetzes für das Land Mecklenburg- Vorpommern.
- Vom 11. Dezember 1996 -
Gesetz- und Verordnungsblatt für Mecklenburg-Vorpommern, Schwerin; (1996) No.20, 20. Dezember, S. 635
🖳 209633

0674 Krankenhausplan
Krankenhausplan des Landes Mecklenburg-Vorpommern.
- Vom 8. Dezember 1992 -
Amtsblatt für Mecklenburg-Vorpommern,Schwerin; (1992)No.49, 21.Dezember, S.1555-1588.
🖳 116017

Krebsregister, Gemeinsames (GKR)
Siehe 0512

0675 Krebsregisterausführungsgesetz (KrebsRAG MV)
Gesetz zur Ausführung des Krebsregistergesetzes.
- Vom 29. Mai 1998 -
Gesetz- und Verordnungsblatt für Mecklenburg-Vorpommern, Schwerin; (1998) No.17, 3. Juni, S. 512-515
🖳 211354

0676 Kurortegesetz
Gesetz über die Anerkennung als Kur- und Erholungsort in Mecklenburg-Vorpommern.
- Vom 24. Februar 1993 -
Gesetz- und Verordnungsblatt für Mecklenburg-Vorpommern,Schwerin; (1993)No.3,26.Februar, S.109-114.
🖳 117091

0677 Landeshochschulgesetz (LHG)
Gesetz über die Hochschulen des Landes Mecklenburg-Vorpommern. 9. Abschnitt, 4. Hochschulmedizin.
- Vom 9. Februar 1994 -
Gesetz- und Verordnungsblatt für Mecklenburg-Vorpommern,Schwerin; (1994)No.6, 25. Februar, S. 323-325
🖳 120974

0678 Landeskatastrophenschutzgesetz (LKatSG)
Gesetz über den Katastrophenschutz in Mecklenburg-Vorpommern.
- Vom 23. Oktober 1992 -
Gesetz- und Verordnungsblatt für Mecklenburg-Vorpommern,Schwerin; (1992)No.26, 4.November, S.602-607.
🖳 115480

0679 Landespflegegesetz (LPflegeG)
Gesetz über die Planung und Förderung von Pflegeeinrichtungen in Mecklenburg-Vorpommern.
- Vom 21. Februar 1996 -
Gesetz- und Verordnungsblatt für Mecklenburg-Vorpommern, Schwerin; (1996) No.4, 8.März, S. 126-129
🖳 201642

0680 Landesschiedsstellenverordnung (LSchVO)

1. Landesverordnung über die Schiedsstelle nach Paragraph 76 SGB XI
- Vom 29. Juni 1995 -
Gesetz- und Verordnungsblatt für Mecklenburg-Vorpommern,Schwerin; (1995)No.12, 14.Juli, S. 323-326.
126766

2. Landesverordnung über die Landesschiedsstelle nach dem Fünften Buch Sozialgesetzbuch
- Vom 7. August 1995 -
Gesetz- und Verordnungsblatt für Mecklenburg-Vorpommern,Schwerin; (1995)No.14, 16. August, S.368-370
127437

0681 Pauschale Krankenhausförderung (PauschKHFVO)

1. Verordnung über die pauschale Krankenhausförderung 1994.
- Vom 30. November 1994 -
Gesetz- und Verordnungsblatt für Mecklenburg-Vorpommern,Schwerin; (1994)No.26, 29. Dezember, S.1086
124188

2. Verordnung über die pauschale Krankenhausförderung 1996.
- Vom 6. August 1996 -
Gesetz- und Verordnungsblatt für Mecklenburg-Vorpommern, Schwerin; (1996) No.13, 28. August, S. 373
203116

3. Verordnung über die pauschale Krankenhausförderung 1997.
- Vom 12. November 1997 -
Gesetz- und Verordnungsblatt für Mecklenburg-Vorpommern, Schwerin; (1997) No.18, 28. November, S. 722
209699

4. Verordnung über die pauschale Krankenhausförderung 1998
- Vom 4. November 1998 -
Gesetz- und Verordnungsblatt für Mecklenburg-Vorpommern, Schwerin; (1998) No.27, 12. November, S. 889
213323

0682 Pflegedienst, Weiterbildungs- und Prüfungsordnung Operationsdienst (WPrVo-OpD)

Weiterbildungs- und Prüfungsverordnung für Krankenschwestern, Krankenpfleger, Kinderkrankenschwestern und Kinderkrankenpfleger für den Operationsdienst.
- Vom 9. Mai 1995 -
Gesetz- und Verordnungsblatt für Mecklenburg-Vorpommern,Schwerin; (1995)No.10, 16.Juni, S.270-276
126763

0683 Pflegedienst, Weiterbildungs- und Prüfungsverordnung Psychiatrie (WPrVO-Ps)

Weiterbildungs- und Prüfungsverordnung für Krankenschwestern, Krankenpfleger, Kinderkrankenschwestern und Kinderkrankenpfleger in der Psychiatrie.
- Vom 10. Juli 1996 -
Gesetz- und Verordnungsblatt für Mecklenburg-Vorpommern, Schwerin; (1996) No.12, 14. August, S. 340-349
203115

0684 Pflegedienst, Weiterbildungsverordnung Intensivpflege und Anästhesie (WPrVO-IuA)

Weiterbildungs- und Prüfungsverordnung für Krankenschwestern, Krankenpfleger, Kinderkrankenschwestern und Kinderkrankenpfleger für Intensivpflege und Anästhesie.
- Vom 10. Juli 1996 -
Gesetz- und Verordnungsblatt für Mecklenburg-Vorpommern, Schwerin; (1996) No.12, 14. August, S. 329-349
203115

0685 Pflegeinvestitionsförderungsgesetz (PflegeInvFöG M-V)

Gesetz über die Förderung von Investitionen in vollstationären Pflegeeinrichtungen im Geltungsbereich der Übergangsregelung Artikel 49 a Pflege-Versicherungsgesetz in Mecklenburg-Vorpommern.
- Vom 17. Dezember 1996 -

Gesetz- und Verordnungsblatt für
Mecklenburg-Vorpommern, Schwerin;
(1996) No.20, 20. Dezember, S. 643
🖥 209634

**0686 Pflegeplanungs-Verordnung
(PflegePlanungsVO M-V)**

Verordnung über die Landes- und
kommunale Pflegeplanung .
- Vom 16. Oktober 1996 -
Gesetz- und Verordnungsblatt für
Mecklenburg-Vorpommern, Schwerin;
(1996) No.18, 13. November, S. 611-
612
🖥 204051

**0687 Physiotherapeuten, Masseure und
med. Bademeister**

Richtlinie über die Ermächtigung von
Einrichtungen zur Annahme und
Ausbildung von Praktikanten
(Physiotherapeuten/Krankengymnaste
n, Masseure und medizinische
Bademeister).
Amtsblatt für Mecklenburg-
Vorpommern,Schwerin; (1993)No.8,
26.Februar, S. 571,572.
🖥 117090

0688 Psychisch Kranke (PsychKG)

1. Gesetz über Hilfen und
Schutzmassnahmen für psychisch
Kranke
- Vom 1. Juni 1993 -
Gesetz- und Verordnungsblatt für
Mecklenburg-Vorpommern,Schwerin;
(1993)No.13, 16.Juni, S.528-537
🖥 118340

2. Erstes Gesetz zur Änderung des
Gesetzes über Hilfen und
Schutzmaßnahmen für psychisch
Kranke.
- Vom 3. Juli 1998 -
Gesetz- und Verordnungsblatt für
Mecklenburg-Vorpommern,
Schwerin; (1998) No.20, 22. Juli, S.
624-625
🖥 211894

**0689 Qualitätssicherung ambulanter
Operationen**

Richtlinie der Ärztekammer
Mecklenburg-Vorpommern zur
Qualitätssicherung ambulanter
Operationen.
- Vom 4. Oktober 1994 -

Amtlicher Anzeiger,Schwerin;
(1994)No.46, 7.November, S. 412-414
🖥 123850

**0690 Rettungsdienst-
Buchführungsverordnung
(RDBuchfVO)**

Verordnung über die
Buchführungspflichten im öffentlichen
Rettungsdienst.
- Vom 25. April 1996 -
Gesetz- und Verordnungsblatt für
Mecklenburg-Vorpommern, Schwerin;
(1996) No.9, 30.Mai, S. 250-259
🖥 204653

0691 Rettungsdienstgesetz (RDG M-V)

1. Gesetz über den Rettungsdienst und
zur Änderung des
Landeskatastrophenschutzgesetzes.
- Vom 1. Juli 1993 -
Gesetz- und Verordnungsblatt für
Mecklenburg-Vorpommern,Schwerin;
(1993)No.16, 7.Juli, S.623-631
🖥 118602

2. Erstes Gesetz zur Änderung des
Rettungsdienstgesetzes.
- Vom 29. Mai 1998 -
Gesetz- und Verordnungsblatt für
Mecklenburg-Vorpommern,
Schwerin; (1998) No.18, 19. Juni, S.
552-554
🖥 211606

3. Rettungsdienst-Plan gemäß
Paragraph 7 des Gesetzes über den
Rettungsdienst für das Land
Mecklenburg-Vorpommern (RDG M-
V) vom 1. Juli 1993 (GVOBl. M-V S.
623, 736), geändert durch das 1.
Rettungsdienständerungsgesetz - 1.
RDGÄndG M-V) vom 29. Mai 1998 (
GVOBl. M-V S. 552).
- Erlaß des Sozialministeriums
Mecklenburg-Vorpommern vom 16.
Februar 1999Februar 1999. -
Amtsblatt für Mecklenburg-
Vorpommern, Schwerin; (1999)
No.10, 1. März, S. 203-218
🖥 214516

**0692 Rettungsdienstschiedsstellen-
verordnung (RDSchVO M-V)**

Verordnung über die Schiedsstelle
nach Paragraph 11 a des
Rettungsdienstgesetzes.

- Vom 23. Oktober 1998 -
Gesetz- und Verordnungsblatt für
Mecklenburg-Vorpommern, Schwerin;
(1998) No.28, 9. Dezember, S. 892-894
⊟ 213735

0693 Rettungsleitstellen

Bestimmungen der Standorte der
Rettungsleitstellen und
Rettungshubschrauber - Ergänzung.
- Vom 7. Juli 1992 -
Amtsblatt für Mecklenburg-
Vorpommern,Schwerin; (1992)No.29,
S.762.
⊟ 118698

**0694 Rettungssanitäterausbildungs-
verordnung (RettSanAPrV)**

1. Richtlinie für die Ausbildung und
Prüfung von Rettungssanitätern nach
Paragraph 7 Abs.3 des
Rettungsdienstgesetzes (GBl.DDR I
S.1547).
- Vom 13. September 1990 -
Amtsblatt für Mecklenburg-
Vorpommern,Schwerin;
(1992)No.12,24.März, S.298-299.
⊟ 115477

2. Verordnung über die Ausbildung und
Prüfung von Rettungssanitätern.
- Vom 19. Dezember 1995 -
Gesetz- und Verordnungsblatt für
Mecklenburg-Vorpommern,
Schwerin; (1996) No.2, 24.Januar, S.
53-57
⊟ 201637

**0695 Richtlinie der Ärztekammer
Mecklenburg-Vorpommern zur
Qualitätssicherung endoskopischer
Eingriffe.**

- Vom 4. Oktober 1994 -
Amtlicher Anzeiger,Schwerin;
(1994)No.46, 7.November, S. 415-416
⊟ 123850

**0696 Röntgenzuständigkeitsverordnung
(RöV-ZustVO)**

Landesverordnung über die Regelung
von Zuständigkeiten nach der
Röntgenverordnung.
- Vom 10. April 1995 -
Gesetz- und Verordnungsblatt für
Mecklenburg-Vorpommern,Schwerin;

(1995)No.8, 28.April, S.227-229
⊟ 125740

**0697 Strahlenschutzzuständigkeits-
verordnung (StrlSchZustVO)**

Erste Verordnung zur Änderung der
Strahlenschutzzuständigkeitsverordnu
ng.
- Vom 10. April 1995 -
Gesetz- und Verordnungsblatt für
Mecklenburg-Vorpommern,Schwerin;
(1995)No.8, 28.April, S.227-229
⊟ 125740

0698 Zahnärzte, Berufsordnung

Berufsordnung der Zahnärztekammer
Mecklenburg-Vorpommern.
- Vom 19. Juni 1996 -
Amtlicher Anzeiger, Schwerin; (1999)
No.1, 4. Januar, S. 20-26
⊟ 213810

0699 Zahnärzte, Gebührenordnung

Gebührenordnung der
Zahnärztekammer Mecklenburg-
Vorpommern.
Amtlicher Anzeiger, Schwerin; (1999)
No.1, 4. Januar, S. 33-34
⊟ 213812

0700 Zahnärzte, Weiterbildungsordnung

Weiterbildungsordnung der
Zahnärztekammer Mecklenburg-
Vorpommern.
- Vom 19. Juni 1996 mit Genehmigung
der Aufsichtsbehörde vom 23. Juni
1997 -
Amtlicher Anzeiger, Schwerin; (1999)
No.1, 4. Januar, S. 26-32
⊟ 213811

**0701 Zahnärztekammer,
Schlichtungsordnung**

Schlichtungsordnung der
Zahnärztekammer Mecklenburg-
Vorpommerns in der Fassung vom 26.
November 1994, geändert nach dem
Genehmigungsvermerk der
Aufsichtsbehörde vom 10. März 1995,
nach Beschluß des Vorstandes der
Zahnärztekammer Mecklenburg-
Vorpommern vom 2. August 1995.
- Vom 2. August 1995 -
Amtlicher Anzeiger, Schwerin; (1999)
No.1, 4. Januar, S. 35-36
⊟ 213813

**0702 Zahnarztpraxen
Abwassereinleitungen**

Vereinbarung zwischen dem Land
Mecklenburg-Vorpommern und der
Zahnärztekammer Mecklenburg-
Vorpommern über
Abwassereinleitungen aus
Zahnarztpraxen und Zahnkliniken.
- Vom 30. März 1994 -
Amtsblatt für Mecklenburg-
Vorpommern,Schwerin; (1994)No.20,
9. Mai, S. 520-527
🖫 121769

NIEDERSACHSEN

0703 Ärzte, Öffentliches Gesundheitswesen

Verordnung über die Berechtigung zum Führen der Gebietsbezeichnung "Öffentliches Gesundheitswesen" für am 9.1.1980 im öffentlichen Gesundheitswesen tätige Ärzte.
- Vom 14. Mai 1980 -
Niedersächsisches Gesetz- und Verordnungsblatt (1980)No. 18, S.143

0704 Ärzte, Weiterbildung Öffentliches Gesundheitswesen

Verordnung über die Weiterbildung der Ärzte in dem Gebiet "Öffentliches Gesundheitswesen".
- Vom 7. Juli 1981 -
Niedersächsisches Gesetz- und Verordnungsblatt (1981)No. 23, S.174

0705 Ärzte, Weiterbildungsordnung

Weiterbildungsordnung der Ärztekammer Niedersachsen.
- Vom 9. November 1980 -
Niedersächsisches Ärzteblatt, 53(1980)No. 5, S.163-182
▣ 58065

0706 Arzneimittel-Notdepots

Arzneimittel-Notdepots.
- Runderlaß vom 3. Mai 1982 -
Niedersächsisches Ministerialblatt (1982)No. 23, S.523

0707 Bundesbaugesetz, Durchführungsverordnung (DVBBauG)

1. Richtlinien zur Anwendung neuer und geänderter Vorschriften des Bundesbaugesetzes
- Runderlaß vom 24. Februar 1977 -
Niedersächsisches Ministerialblatt (1977), S.277

2. Niedersächsische Verordnung zur Durchführung des Bundesbaugesetzes.
- Vom 19. Juni 1978 -
Niedersächsisches Gesetz- und Verordnungsblatt (1978), S.560

3. Verwaltungsvorschriften zum Bundesbaugesetz.
- Runderlaß vom 24. Februar 1977 -
Niedersächsisches Ministerialblatt (1977), S.277

4. Änderung der Verwaltungsvorschriften zum Bundesbaugesetz
- Runderlaß vom 17. Juli 1978 -
Niedersächsisches Ministerialblatt (1978), S.1506

0708 Datenschutzgesetz (DSG)

1. Veröffentlichung über gespeicherte personenbezogene Daten nach § 12 Abs.1 des Niedersächsischen Datenschutzgesetzes.
Bekanntmachung des Ministers des Inneren.
- Vom 20. Juni 1980 -
Niedersächsisches Ministerialblatt (1980)No. 31, S.725

2. Veröffentlichung über gespeicherte personenbezogene Daten nach § 12 Abs.1 des Niedersächsischen Datenschutzgesetzes.
Bekanntmachung des Ministers des Inneren.
- Vom 1. Dezember 1981 -
Niedersächsisches Ministerialblatt (1981)No. 52, S.1280

3. Verwaltungsvorschriften zum Bundesdatenschutzgesetz.
Runderlaß des Ministers des Inneren.
- Vom 7. April 1981 -
Niedersächsisches Ministerialblatt (1981)No. 19, S.421

4. Veröffentlichung über gespeicherte personenbezogene Daten nach § 12 Abs.1 des Niedersächsischen Datenschutzgesetztes.
Bekanntmachung des Ministers des Inneren.
- Vom 1. Dezember 1982 -
Niedersächsisches Ministerialblatt (1982)No. 72, S.2143

0709 Heilberufe-Kammergesetz (HKG)

Neufassung des Kammergesetzes für die Heilberufe.
- Vom 30. Mai 1980 -

Niedersächsisches Gesetz- und
Verordnungsblatt (1980)No. 23
⊟ 60275

0710 Indirekteinleiterverordnung

Verordnung über die
Genehmigungspflicht für das Einleiten
von Abwasser mit gefährlichen Stoffen
in öffentliche Abwasseranlagen.
- Vom 10. Oktober 1990 -
Niedersächsisches Gesetz- und
Verordnungsblatt; (1990)S.451
⊟ 106225

0711 Investitionsprogramm

Investitionsprogramm 1991.
Mitteilungen der Niedersächsischen
Krankenhausgesellschaft,Hannover;
(1991)No.137, 23.08., 12 S.
⊟ 109247

0712 Katastrophenschutzgesetz (NKatSG)

Niedersächsisches
Katastrophenschutzgesetz.
- Vom 8. März 1978 -
Niedersächsisches Gesetz- und
Verordnungsblatt (1978), S.243

0713 Krankenhausbedarfsplan

Beschluß des Landesministers über
den Krankenhausbedarfsplan.
- Stand: 13. Januar 1978 -
Niedersächsisches Ministerialblatt,
28(1978)No. 45, S.1685-1793
⊟ 51428

0714 Krankenhausgesetz

Entwurf eines Niedersächsischen
Krankenhausgesetzes.
Hannover, Nordwestdeutsche
Krankenhausgesellschaft 1976
⊟ 44808

0715 Krankenhausplan

1. Niedersächsischer
Krankenhausplan.
- Stand: 1.1.1985, Beschluß vom 16.
Juli 1985 -
Niedersächsisches Ministerialblatt,
35(1985)No. 26, S.625-637
⊟ 81224

2. Niedersächsischer
Krankenhausplan. 7.Fortschreibung.
- Stand: 1.Januar 1992 -
Niedersächsisches
Sozialministerium, Referat Presse-
und Öffentlichkeitsarbeit 1992, 28 S.
⊟ 115682

0716 Krankenkraftwagen

Richtlinie für die Hygiene in
Krankenkraftwagen.
- Vom 15. Januar 1980 -
Niedersächsisches Ministerialblatt
(1980)No. 10, S.218

0717 Lebensmittelüberwachung

Lebensmittelüberwachung, Verbindung
der veterinärhygienischen Überprüfung
der Krankenhausküchen im Rahmen
der amtlichen
Lebensmittelüberwachung mit der
Besichtigung der Krankenanstalten
durch das Gesundheitsamt.
- Runderlaß vom 26. November 1979 -
Niedersächsisches Ministerialblatt
(1979)No. 61, S.1951

0718 Niedersächisches Abfallbeseitigungsgesetz (NdsAGAbfG)

1. Niedersächsisches
Ausführungsgesetz zum
Abfallbeseitigungsgesetz.
- Vom 9. April 1973 -
Niedersächsisches Gesetz- und
Verordnungsblatt (1973), S.109

2. Durchführung des
Abfallbeseitigungsgesetzes. Hier:
Überwachung der Abfallbeseitigung
nach § 11 des
Abfallbeseitigungsgesetzes und nach
der Abfallnachweis-VO.
- Runderlaß von 12. Dezember 1979
-
Niedersächsisches Ministerialblatt
(1980)No. 3, S.63

3. Durchführung des Abfallbeseitigungsgesetzes. Hier: Allgemeine Empfehlungen für die Beseitigung von Abfällen aus Krankenhäusern, Arztpraxen und sonstigen Einrichtungen des medizinischen Bereichs.
- Runderlaß vom 9. September 1981 -
Niedersächsisches Ministerialblatt (1981)No. 44, S.1146

4. Durchführung des Abfallbeseitigungsgesetzes. Hier: Abfallbeförderungs-Verordnung.
- Runderlaß von 22. Juni 1982 -
Niedersächsisches Ministerialblatt (1982)No. 28, S.643

0719 Niedersächsische Bauordnung (NBauO)

1. Niedersächsische Bauordnung.
- Vom 23. Juli 1973 -
Niedersächsisches Gesetz- und Verordnungsblatt (1973), S.259

2. Änderung der Niedersächsischen Bauordnung durch Artikel VIII § 1, Nr.8 des Achten Gesetzes zur Verwaltungs- und Gebietsreform.
- Vom 28. Juni 1977 -
Niedersächsisches Gesetz- und Verordnungsblatt (1977), S.233

0720 Niedersächsisches Krankenhausfinanzierungsgesetz (Nds. KHG)

1. Niedersächsisches Gesetz zum Bundesgesetz zur wirtschaftlichen Sicherung der Krankenhäuser und zur Regelung der Krankenhauspflegesätze
Niedersächsisches Gesetz- und Verordnungsblatt, 27(1973)No. 26, S.231,232
🖫 19173

2. Gesetz zum Bundesgesetz zur wirtschaftlichen Sicherung der Krankenhäuser und zur Regelung der Krankenhauspflegesätze.
Niedersächsisches Krankenhausfinanzierungsgesetz.
- Vom 11. April 1986 -
Mitteilungen der Niedersächsischen Krankenhausgesellschaft (1986)No. 97, 9 S.
🖫 84251

3. Bekanntmachung der Neufassung des Niedersächsischen Gesetzes zum Bundesgesetz zur wirtschaftlichen Sicherung der Krankenhäuser und zur Regelung der Krankenhauspflegesätze.
- Vom 12. November 1986 -
Niedersächsisches Gesetz- und Verordnungsblatt, 40(1986)No. 39, S.343-346

4. Verfahren (Antrag, Berechnung, Bewilligung, Auszahlung und Verwendung) der Fördermittel nach §§ 10 und 12 des Krankenhausfinanzierungsgesetzes.
Runderlaß des Niedersächsischen Sozialministers.
- Vom 16. Februar 1984 -
Niedersächsisches Ministerialblaatt (1984)No. 14, S.278 ff.
🖫 76674

5. Niedersächsisches Gesetz zum Bundesgesetz zur wirtschaftlichen Sicherung der Krankenhäuser und zur Regelung der Krankenhauspflegesätze.
- Fassung vom 12. November 1986 -
Niedersächsisches Gesetz- und Verordnungsblatt,Hannover; 40(1986)No.39,18.November, S. 343-346.
🖫 90284

0721 Pharmabfälle

Abfallwirtschaft, Druckschrift Pharmabfälle.
- Runderlaß vom 18. Januar 1977 -
Niedersächsisches Ministerialblatt (1977), S.203

0722 Psychiatrische Krankenversorgung

Verordnung über den Ausschuß für Angelegenheiten der psychiatrischen Krankenversorgung und über die Besuchskommissionen.
Niedersächsisches Gesetz- und Verordnungsblatt (1980)No. 17, S.140

0723 Psychisch Kranke (PsychKG)

Gesetz über Hilfen und Schutzmaßnahmen für psychisch Kranke.
- Vom 1. Juni 1978 -
Niedersächsisches Ärzteblatt, 51(1978)No. 22, S.763,764
🖫 52627

0724 Rettungshubschrauber
Einsatz von Rettungshubschraubern
im Rettungsdienst.
Niedersächsisches Ministerialblatt
(1986)No. 11, S.246 ff.
▯ 85036

0725 Schwerbehindertengesetz
Durchführung des
Schwerbehindertengesetzes.
Bundesstatistik der
Rehabilitationsmaßnahmen und
Auskunftspflicht der Träger der
Sozialhilfe nach § 51 Abs. 2 und 3 des
Schwerbehindertengesetzes.
- Vom 28. April 1981 -
Niedersächsisches Ministerialblatt
(1981)No. 22, S.468

0726 Strahlenschutz
Strahlenschutz. Hier:
Herzschrittmacher mit
Radionuklidquellen, Runderlaß.
- Vom 6. März 1980 -
Niedersächsisches Ministerialblatt
(1980)No. 18, S.400

0727 Strahlenschutz
Strahlenschutz. Hier: Ablieferung
radioaktiver Abfälle an die
Landessammelstelle in Speyerberg.
Mitteilungen der Niedersächsischen
Krankenhausgesellschaft (1981)No. 2,
Ziff.142,148, 8 S.
▯ 67054

0728 Strahlenschutz
Strahlenschutz: Merkblatt für die
Beförderung radioaktiver Stoffe auf der
Straße.
- Vom 14. September 1981 -
Niedersächsisches Ministerialblatt
(1981)No. 45, S.1163

0729 Strahlenschutz
Strahlenschutz: Registrierung der
Strahlenpässe.
- Runderlaß vom 13. Mai 1980 -
Niedersächsisches Ministerialblatt
(1980)No. 30, S.715

0730 Strahlenschutz-Richtlinie
Strahlenschutz. Hier: Richtlinie
"Strahlenschutz in der Medizin".
- Runderlaß vom 12. Mai 1980 -

Niedersächsisches Ministerialblatt
(1980)No. 32, S.748

0731 Suchtkranke
Vorläufige Richtlinien "Beratungs- und
ambulante Behandlungsstellen für
Suchtkranke".
- Runderlaß vom 31. März 1980 -
Niedersächsisches Ministerialblatt
(1980)No. 21, S.460

NORDRHEIN-WESTFALEN

0732 Abfallgesetz
Abfallgesetz für das Land Nordrhein-Westfalen.
Gesetz- und Verordnungsblatt für das Land Nordrhein-Westfalen,
27(1973)No. 71, S.562-566
🖫 31485

0733 Ärzte, Berufs- und Weiterbildungsordnung
1. Änderung der Weiterbildungsordnung für die nordrheinischen Ärzte. Änderung der Berufs- und Weiterbildungsordnung der Ärztekammer Westfalen Lippe.
Ministerialblatt für das Land Nordrhein-Westfalen,Düsseldorf; 41(1988)No.43, 30.Juni, ca. 34 S.
🖫 93499

2. Berufsordnung und Weiterbildungsordnung für Ärzte in Westfalen-Lippe.
Westfälisches Ärzteblatt,Münster; 45(1991)No.2, S. 63,64,87-91.
🖫 106449

3. Berufs- und Weiterbildungsordnung der Ärztekammer Westfalen-Lippe.
Westfälisches Ärzteblatt,Greven; 48(1994)No.8, S.19-22, 28-32.
🖫 124375

0734 Ärzte, Notfalldienstordnung
Änderung der "Gemeinsamen Notfalldienstordnung der Ärztekammer Nordrhein und der Kassenärztlichen Vereinigung Nordrhein", Fassung, gültig seit dem
- 1. Januar 1973 -
Rheinisches Ärzteblatt, 31(1977)No. 24, S.1149,1150,1152
🖫 47891

0735 Ärzte, Weiterbildungsordnung
1. Weiterbildungsordnung für die rheinischen Ärzte.
- Vom 30. April 1977 -
Ministerialblatt für das Land Nordrhein-Westfalen, 30(1977), S.877

2. Berichtigung zur Weiterbildungsordnung für die nordrheinischen Ärzte.
Ministerialblatt für das Land Nordrhein-Westfalen, 30(1977)No. 108, S.1641
🖫 47645

3. Änderung der Weiterbildungsordnung für die nordrheinischen Ärzte.
- Vom 10. November 1984 -
Ministerialblatt für das Land Nordrhein-Westfalen, 39(1986)No. 28, S.421-426
🖫 84024

4. Änderung der Weiterbildungsordnung für die nordrheinischen Ärzte.
- Vom 23. November 1985 -
Ministerialblatt für das Land Nordrhein-Westfalen, 39(1986)No. 46, S.773
🖫 84640

5. Änderung der Berufs- und Weiterbildungsordnung der Ärztekammer Westfalen-Lippe.
- Vom 22. November 1986 -
Ministerialblatt für das Land Nordrhein-Westfalen, 40(1987)No. 11, S.224
🖫 87072

0736 Ärzten/Zahnärzten, Nachwuchsförderungsprogramm
Einstellung und Weiterbildung von Ärzten/Zahnärzten aus dem Nachwuchsförderungsprogramm für das Öffentliche Gesundheitswesen bei Gesundheitsämtern.
- Vom 29. Mai 1980 -
Ministerialblatt für das Land Nordrhein-Westfalen, 33(1980)No. 72, S.1638,1639
🖫 60624

0737 Alte Last (KHG § 12)
Richtlinien für das Verfahren der Abgeltung der "Alten Last" gemäß § 12 des Gesetzes zur wirtschaftlichen Sicherung der Krankenhäuser und zur Regelung der Krankenhauspflegesätze. Runderlaß

des Ministers für Arbeit, Gesundheit und Soziales.
- Vom 29. November 1979 -
Mitteilungsblatt der Krankenhausgesellschaft Nordrhein-Westfalen (1979)No. 11-12, ldf.Nr.116, S.2-6
⌨ 57220

0738 Altenpflege, Ausbildungs- und Prüfungsordnung (APO-Altenpflege NRW)

Verordnung über die Ausbildung und Prüfung in der Altenpflege.
- Vom 28. September 1994 -
Gesetz- und Verordnungsblatt für das Land Nordrhein-Westfalen, Düsseldorf; (1994) September, ca.14 S.
⌨ 213325

0739 Altenpflegegesetz (AltPflG)

1. Gesetz über die Berufe in der Altenpflege.
- Vom 19. Juni 1994 -
Gesetz- und Verordnungsblatt für das Land Nordrhein-Westfalen, Düsseldorf; (1994), S.335 ff
⌨ 213324

2. Änderung des Gesetzes über die Berufe in der Altenpflege.
- Vom 5. März 1997 -
Gesetz- und Verordnungsblatt von Nordrhein-Westfalen (1997), S. 28
⌨ 213324

0740 Altenwohnungsbestimmung, Nordrhein-Westfalen

1. Bestimmung über die Förderung des Baues von Altenwohnungen im Lande Nordrhein- Westfalen. Altenwohnungsbestimmung 1976. Ministerialblatt für das Land Nordrhein-Westfalen, 30(1976)No. 27, S.356
⌨ 45089

2. Bestimmungen über die Förderung des Baues von Altenwohnungen im Lande Nordrhein- Westfalen.
- Vom 24. März 1982 -
Ministerialblatt für das Land Nordrhein-Westfalen, 35(1982)No. 33, S. 748-749

3. Altenwohnungsbestimmungen 1984. Wohnungsbauförderungsbestimmungen 1984. Wohnheimbestimmungen 1984.
- Vom 23. Mai 1986 -
Ministerialblatt für das Land Nordrhein-Westfalen, 39(1986)No. 48, S.826-833
⌨ 84822

0741 Amtsarzt, Ausbildung (APO-Amtsarzt)

Verordnung über die Ausbildung und Prüfung zum Amtsarzt.
- Vom 18. Juli 1986 -
Gesetz- und Verordnungsblatt für das Land Nordrhein-Westfalen, 40(1986)No. 41, S.575-580
⌨ 85204

0742 Apothekengesetz

Verordnung über die Zuständigkeiten nach dem Gesetz über das Apothekenwesen, dem Arzneimittelgesetz, dem Betäubungsmittelgesetz, der Bundes-Apothekerordnung, der Approbationsordnung für Apotheker, dem Gesetz über den Beruf des pharmazeutisch- technischen Assistenten und der Ausbildungs- und Prüfungsordnung für pharmazeutisch-technische Assistenten.
- Vom 8. Januar 1980 -
Gesetz- und Verordnungsblatt für das Land Nordrhein-Westfalen, 34(1980)No. 11, S.105,106
⌨ 58022

0743 Apothekengesetz, Paragraph 14

Durchführung der Arzneiversorgung in Krankenhäusern nach § 14 des Gesetzes über das Apothekenwesen. Runderlaß des Ministers für Arbeit, Gesundheit und Soziales.
- Vom 5. August 1982 -
Ministerialblatt für das Land Nordrhein-Westfalen, 35(1982)No. 69, S.1435
⌨ 70647

0744 Apotheker, Berufsordnung

1. Berufsordnung für Apotheker der Apothekerkammer Nordrhein.
- Vom 27. September 1978 -
Ministerialblatt für das Land Nordrhein-Westfalen, 31(1978)No. 134, S.1968
🖫 52463

2. Berufsordnung für Apotheker der Apothekerkammer Westfalen-Lippe.
- Vom 6. Dezember 1978 -
Ministerialblatt für das Land Nordrhein-Westfalen, 32(1979)No. 9, S.157,158
🖫 53252

0745 Apothekerordnung

Durchführung der Bundes-Apothekerordnung. Runderlaß des Ministers für Arbeit, Gesundheit und Soziales.
- Vom 7. Mai 1980 -
Ministerialblatt für das Land Nordrhein-Westfalen, 33(1980)No. 77, S.1726

0746 Arbeits- und Sozialraumrichtlinien

Arbeits- und Sozialraumrichtlinien.
- Vom 5. Juni 1964 -
Ministerialblatt für das Land Nordrhein-Westfalen (1964), S.863

0747 Arzneimittel

Überwachung des Verkehrs mit Arzneimitteln, Begriffsbestimmungen. Runderlaß des Ministers für Arbeit, Gesundheit und Soziales.
- Vom 23. März 1981 -
Ministerialblatt für das Land Nordrhein-Westfalen, 34(1981)No. 43, S.908

0748 Arzneimittelsicherheit

Änderungen der Zusammensetzung von Fertigarzneimitteln aus Gründen der Arzneimittelsicherheit oder des Umweltschutzes. Runderlaß des Ministers für Arbeit, Gesundheit und Soziales.
- Vom 15. April 1980 -
Ministerialblatt für das Land Nordrhein-Westfalen, 33(1980)No. 49, S.972

0749 Automatische Datenverarbeitung-Organisationsgesetz (ADVG NW)

1. Gesetz über die Organisation der automatisierten Datenverarbeitung in Nordrhein-Westfalen. ADV-Organisationsgesetz.
- Vom 12. Februar 1974 -
Gesetz- und Verordnungsblatt für das Land Nordrhein-Westfalen (1974), S.68

2. Berichtung des Gesetzes über die Organisation der automatisierten Datenverarbeitung in Nordrhein-Westfalen.
Gesetz- und Verordnungsblatt für das Land Nordrhein-Westfalen (1974), S.88

0750 Bauaufsicht

1. Bauaufsicht: Brandschutztechnische Anforderungen an Lüftungsanlagen.
Ministerialblatt für das Land Nordrhein-Westfalen, 38(1985)No. 4, S.52-62
🖫 79264

2. Bauaufsicht: Aufstellung von Wärmepumpen.
Ministerialblatt für das Land Nordrhein-Westfalen, 38(1985)No. 4, S.63-65
🖫 79265

0751 Bauordnung (BauONW)

1. Bauordnung für das Land Nordrhein-Westfalen vom 25. Juni 1962 in der Fassung der Bekanntmachung. Landesbauordnung.
- Vom 27. Januar 1970 -
Gesetz- und Verordnungsblatt für das Land Nordrhein-Westfalen (1970), S.96

2. Erste Verordnung zur Änderung der Allgemeinen Verordnung zur Landesbauordnung.
- Vom 12. Juli 1977 -
Gesetz- und Verordnungsblatt für das Land Nordrhein-Westfalen, 31(1977)No. 39, S.288
🖫 46274

3. Bauordnung für das Land Nordrhein-Westfalen.
Köln 1979, 11. Auflage

4. Drittes Gesetz zur Änderung der Bauordnung für das Land Nordrhein-Westfalen.
- Vom 6. April 1982 -
Gesetz- und Verordnungsblatt für das Land Nordrhein-Westfalen (1981)No. 170

5. Ausführungsanweisungen zu § 87 A BauONW. Runderlaß des Ministers für Landes- und Staatsentwicklung.
- Vom 26. März 1982 -
Ministerialblatt für das Land Nordrhein-Westfalen, 35(1982)No. 29, S.702

6. Bauordnung für das Land Nordrhein-Westfalen.
- Vom 26. Juni 1984 -
Gesetz- und Verordnungsblatt für das Land Nordrhein-Westfalen, 38(1984)No. 36, S.419-441
▤ 77631

0752 Bauordnungsrecht Modernisierung

Die Anwendung bauordnungsrechtlicher Vorschriften bei der Modernisierung oder sonstiger Änderung bestehender baulicher Anlagen. Runderlaß.
- Vom 3. Januar 1978 -
Ministerialblatt für das Land Nordrhein-Westfalen, 31(1978), S.94

0753 Behinderte, Bauen für

Bauliche Maßnahmen für Behinderte, alte Menschen und Mütter mit Kleinkindern. Runderlaß des Innenministers.
- Vom 27. September 1977 -
Ministerialblatt für das Land Nordrhein-Westfalen, 30(1977)No. 102, s.1557-1560
▤ 47259

0754 Berufsordnung für die nordrheinischen Ärzte

1. Berufsordnung für die nordrheinischen Ärzte.
- Vom 30. April 1977 -
Ministerialblatt für das Land Nordrhein-Westfalen, 30(1977)No. 63, S.872-898
▤ 46451

2. Änderung der Berufsordnung für die nordrheinischen Ärzte.
Ministerialblatt für das Land Nordrhein-Westfalen, 40(1987)No. 4, S. 60,61
▤ 86847

3. Änderung der Berufsordnung für die nordrheinischen Ärzte.
Ministerialblatt für das Land Nordrhein-Westfalen,Düsseldorf; 44(1991)No.11, 28. Februar, S. 175-178
▤ 106610

4. Berufsordnung für die nordrheinischen Ärzte-Ärztinnen.
- Vom 23. Oktober 1993 -
Rheinisches Ärzteblatt,Köln; 47(1993)No.24, 25. Dezember, S.1016-1026
▤ 123572

0755 Betäubungsmittelmißbrauch

Überwachung des Betäubungsmittelmißbrauchs und Betäubungsmittelsüchtige. Runderlaß des Ministers für Arbeit, Gesundheit und Soziales.
- Vom 27. März 1980 -
Ministerialblatt für das Land Nordrhein-Westfalen, 33(1980)No. 37, S.766

0756 Betriebsräume für elektrische Anlagen (EltBauVO)

Verordnung über den Bau von Betriebsräumen für elektrische Anlagen.
Gesetz- und Verordnungsblatt für das Land Nordrhein-Westfalen, 28(1974)No. 12, Ausgabe A, S.81-83
▤ 32465

0757 Betriebssatzung

1. Betriebssatzung für die Krankenhäuser des Landschaftsverbandes Westfalen-Lippe.
- Vom 28. Februar 1978 -
Gesetz- und Verordnungsblatt für das Land Nordrhein-Westfalen, 32(1978)No. 15, S.134-139
▤ 49078

2. Satzung der Änderung der Betriebssatzung für die Krankenhäuser des Landschaftsverbandes Westfalen-Lippe vom 28. Februar 1978.
- Vom 14. Februar 1986 -
Gesetz- und Verordnungsblatt für das Land Nordrhein-Westfalen, 40 (1986)No. 14, S.104,105
⊟ 83684

0758 Betriebssatzung, Rheinische Landeskliniken

1. Betriebssatzungen für die Rheinischen Landeskliniken.
- Vom 30. Januar 1978 -
Gesetz- und Verordnungsblatt für das Land Nordrhein-Westfalen, 32(1978)No. 14, S. 95-132
⊟ 49077

2. Bekanntmachung der Neufassung der Betriebssatzung für die Rheinischen Landeskliniken.
- Vom 5. Juni 1989 -
Gesetz- und Verordnungsblatt für das Land Nordrhein-Westfalen,Düsseldorf; 43(1989)No.37, S.440-443
⊟ 98663

0759 Brandschauverordnung

Hinweise zur Brandschauverordnung. Runderlaß des Innenministers.
- Vom 26. Juli 1984 -
Ministerialblatt für das Land Nordrhein-Westfalen, 37(1984)No. 59, S.991,992
⊟ 78000

0760 Bundesärzteordnung (BÄO)

1. Verordnung zur Ausführung der Bundesärzteordnung und der Approbationsordnung für Ärzte.
- Vom 25. März 1980 -
Gesetz- und Verordnungsblatt für das Land Nordrhein-Westfalen, 34(1980)No. 24, lfd.Ziff.2122, S.257, 258
⊟ 58499

2. Durchführung der Bundesärzteordnung.
- Vom 10. Juni 1980 -
Ministerialblatt für das Land Nordrhein-Westfalen, 33(1980)No. 78, S.1746

3. Durchführung der Bundesärzteordnung.
- Runderlaß vom 9.10.1987 -
Ministerialblatt fuer das Land Nordrhein-Westfalen,Düsseldorf; (1987)No.68,16.November, S. 1694-1706
⊟ 90282

0761 Bundesseuchengesetz

1. Ausführung des Bundes-Seuchengesetzes. Runderlaß des Ministers für Arbeit, Gesundheit und Soziales.
- Vom 2. April 1980 -
Ministerialblatt für das Land Nordrhein-Westfalen, 33(1980)No. 36, S.754

2. Ausführung des Bundes-Seuchengesetzes. Runderlaß des Ministers für Arbeit, Gesundheit und Soziales.
- Vom 4. Februar 1981 -
Ministerialblatt für das Land Nordrhein-Westfalen, 34(1981)No. 22, S.378

0762 Datenschutz

Hinweise zur Anmeldung der Dateien beim Landesbeauftragten für den Datenschutz Nordrhein- Westfalen. Runderlaß des Innenministers.
- Vom 31. März 1981 -
Ministerialblatt für das Land Nordrhein-Westfalen, 34(1981)No. 33, S.648

0763 Datenschutzgesetz

Vorläufige Richtlinien zur Durchführung des Bundesdatenschutzgesetzes. Runderlaß des Innenministers.
- Vom 7. Juli 1981 -
Ministerialblatt für das Land Nordrhein-Westfalen, 34(1981)No. 70, S.1496

0764 Datenschutzgesetz (DSGNW)

Gesetz zum Schutz vor Mißbrauch personenbezogener Daten bei der Datenverarbeitung.
Gesetz- und Verordnungsblatt für das Land Nordrhein-Westfalen, 32(1978)No. 77, S.640-647
⊟ 52460

0765 Datenschutzveröffentlichungs-VO Nordrhein-Westfalen (DSVeröff-VO NW)

Verordnung über die Veröffentlichung der Angaben über gespeicherte personenbezogene Daten.
- Vom 6. November 1979 -
Gesetz- und Verordnungsblatt für das Land Nordrhein-Westfalen, 33(1979)No. 60, S.726

0766 Datenverarbeitungszentrale

Verordnung über die Aufhebung der Verordnung über die Einzugsbereiche der kommunalen Datenverarbeitungszentralen im Landes Nordrhein-Westfalen.
- Vom 19. September 1979 -
Gesetz- und Verordnungsblatt für das Land Nordrhein-Westfalen, 33(1979)No. 54, lfd.Nr.2006, S.646
⊟ 56499

0767 Desinfektoren-Ausbildungsbestimmungen

Bestimmungen über Ausbildung, Prüfung und staatliche Anerkennung von Desinfektoren mit Sonderregelung für das Krankenpflege- und das Krankentransportpersonal.
- Vom 25. August 1981 -
Ministerialblatt für das Land Nordrhein-Westfalen, 34(1981)No. 94, S.2023

0768 Dialysezentren

Richtlinien für die Errichtung und den Betrieb von Dialysezentren.
- Vom 23. Juni 1981 -
Ministerialblatt für das Land Nordrhein-Westfalen, 34(1981)No. 67, S.1455

0769 Durchführung von Bauaufgaben (RLBauNW)

Richtlinien für die Durchführung von Bauaufgaben des Landes im Zuständigkeitsbereich der Staatlichen Bauverwaltung Nordrhein-Westfalen.
Ministerialblatt für das Land Nordrhein-Westfalen, 33(1980)No. 64, S.1278-1532

0770 Förderbeträge nach Krankenhausgesetz (KHG NW § 23 Abs.1 Nr. 2)

Verordnung zur Anpassung der Wertgrenzen nach Paragraph 23 Abs.1 Nr.2 und der Förderbeträge nach Paragraph 23 Abs.5 und 6 des Krankenhausgesetzes des Landes Nordrhein-Westfalen.
- Vom 6. August 1994 -
Mitteilungsblatt der Krankenhausgesellschaft Nordrhein-Westfalen,Düsseldorf; (1994)No.10, S. 5.
⊟ 123849

0771 Förderung, Baumaßnahmen

1. Bestimmungen über die Förderung von Baumaßnahmen freier gemeinnütziger und kommunaler sozialer Einrichtungen aus Mitteln des Ministers für Arbeit, Gesundheit und Soziales.
Ministerialblatt für das Land Nordrhein-Westfalen, 24(1971)No. 70, S.965,966
⊟ 497

2. Verfahren bei der Förderung von Baumaßnahmen kommunaler und freier gemeinnütziger Krankenhäuser sowie gleichgestellter Einrichtungen bis zur endgültigen Festlegung der Landesförderung aus Mitteln des Ministers für Arbeit, Gesundheit und Soziales
Ministerialblatt für das Land Nordrhein-Westfalen, 24(1971)No. 131, S.1980-1984
⊟ 2535

3. Richtlinien über das Verfahren bei der Förderung von Baumaßnahmen kommunaler und freier gemeinnütziger Krankenhäuser sowie gleichgestellter Einrichtungen bis zur endgültigen Festlegung der Landesförderung - ohne Landschaftsverbände
Ministerialblatt für das Land Nordrhein-Westfalen, 30(1977)No. 117, S.1732,1733
⊟ 47678

4. Richtlinien über das Verfahren bei der Förderung von Baumaßnahmen kommunaler und freier gemeinnütziger Krankenhäuser sowie gleichgestellter Einrichtungen bis zur endgültigen Festlegung der Landesförderung
Ministerialblatt für das Land Nordrhein-Westfalen, 31(1978)No. 109, S.1517,1518
🖫 51229

5. Richtlinien über das Verfahren bei der Förderung von Baumaßnahmen kommunaler und freier gemeinnütziger Krankenhäuser sowie gleichgestellter Einrichtungen bis zur endgültigen Festlegung der Landesförderung - ohne Landschaftsverbände
Mitteilungen der Krankenhausgesellschaft Nordrhein-Westfalen (1981)No. 1, lfd.Ziff.2, S.2-6
🖫 63005

0772 Gemeindekrankenhausbetriebs-verordnung (GemKHBVO)

1. Verordnung über den Betrieb gemeindlicher Krankenhäuser.
- Vom 12. Oktober 1977 -
Gesetz- und Verordnungsblatt für das Land Nordrhein-Westfalen, 31(1977)No. 47, S.360-366
🖫 47459

2. Verordnung zur Änderung der Verordnung über den Betrieb gemeindlicher Krankenhäuser.
- Vom 12. Februar 1991 -
Gesetz- und Verordnungsblatt für das Land Nordrhein-Westfalen,Düsseldorf; 45(1991)No.11, 7. März, S. 143, 144
🖫 107242

0773 Gesundheitsaufseher (APO-Ges.-Aufs.)

Ausbildungs- und Prüfungsordnung für Gesundheitsaufseher(innen).
Gesetz- und Verordnungsblatt für das Land Nordrhein-Westfalen,Düsseldorf; 42(1988)No.46, 28.November, S.435-448.
🖫 94845

0774 Gesundheitsaufsicht

Gesundheitsaufsicht über die staatlichen Krankenhäuser. Runderlaß des Ministers für Arbeit, Gesundheit und Soziales.
- Vom 24. Februar 1984 -
Ministerialblatt für das Land Nordrhein-Westfalen, 37(1984)No. 16, S.199,200
🖫 76037

0775 Gruppeneinteilung (BPflV § 11)

Gruppeneinteilung nach § 11 Bundespflegesatzverordnung.
Mitteilungsblatt der Krankenhausgesellschaft Nordrhein-Westfalen (1980)No. 2, lfd.Ziff.19, S.2,3
🖫 58083

0776 Gutachterkommission

Änderung des Status der Ärztekammer Nordrhein zur Errichtung einer Gutachterkommission für ärztliche Behandlungsfehler.
- Vom 17. Dezember 1980 -
Ministerialblatt für das Land Nordrhein-Westfalen, 34(1981)No. 13, S.198

0777 Hebammen-Mindesteinkommen

Satzung des Landschaftsverbandes Rheinland über die Gewährleistung eines Mindesteinkommens an Hebammen mit Niederlassungserlaubnis vom 31. Januar 1958, zuletzt geändert durch Beschluß der Landschaftsversammlung.
- Vom 16. Juni 1972 -
Gesetz- und Verordnungsblatt für das Land Nordrhein-Westfalen, 31(1977)No. 21, S.167,168

0778 Hebammengebührenordnung

Verordnung zur Änderung der Hebammengebührenordnung Nordrhein-Westfalen.
Gesetz- und Verordnungsblatt für das Land Nordrhein-Westfalen, 30(1976)No. 56, S.363,363
🖫 43007

0779 Heilpraktiker

Richtlinien für die Überprüfung von Heilpraktikeranwärtern.
Ministerialblatt für das Land Nordrhein-Westfalen,Düsseldorf;

(1989)No.55,18.September, S.1179.
🖫 99635

0780 Hochhausverordnung (HochhVO)

Verordnung über den Bau und Betrieb von Hochhäusern.
- Vom 11. Juni 1986 -
Gesetz- und Verordnungsblatt für das Land Nordrhein-Westfalen,
40(1986)No. 36, S.522-525
🖫 85020

0781 Immissionsschutzgesetz (LImSchG)

Gesetz zum Schutz vor Luftverunreinigungen, Geräuschen und ähnlichen Umwelteinwirkungen. Landes-Immissionsschutzgesetz.
Gesetz- und Verordnungsblatt für das Land Nordrhein-Westfalen,
29(1975)No. 25, S.232-238
🖫 3793

0782 Investitionsprogramm

Investitionsprogramm 1988 und sonstige Krankenhausmassnahmen des Landes Nordrhein- Westfalen. Ministerialblatt für das Land Nordrhein-Westfalen,Düsseldorf; (1988)No.24, 28.April, S.424-429
🖫 92672

0783 Jahreskrankenhausbauprogramm, Nordrhein-Westfalen

1. Jahreskrankenhausbauprogramm 1980 des Landes Nordrhein-Westfalen.
- 1980 -
Ministerialblatt für das Land Nordrhein-Westfalen, 33(1980), S.506-512
🖫 58498

2. Jahreskrankenhausbauprogramm 1987 des Landes Nordrhein-Westfalen.
- 1987 -
Ministerialblatt für das Land Nordrhein-Westfalen, 41(1987)No. 38, 10.Juli, 9 S.
🖫 89243

0784 Katastrophenschutzgesetz (KatSG NW)

Katastrophenschutzgesetz Nordrhein-Westfalen.
Gesetz- und Verordnungsblatt für das

Land Nordrhein-Westfalen,
31(1977)No. 63, S.492-495
🖫 48042

0785 Klinischer Vorstand

Verordnung zur Einrichtung eines Klinischen Vorstandes und der Bestellung eines Ärztlichen Direktors für die Medizinischen Einrichtungen der Universität Münster.
- Vom 10. April 1983 -
Gesetz- und Verordnungsblatt für das Land Nordrhein-Westfalen

0786 Kontaktfenstererlaß

Kontaktfenster für Arbeitsräume. Gemeinsamer Runderlaß des Innenministers und des Ministers für Arbeit, Gesundheit und Soziales.
- Vom 2. Oktober 1973 -
Ministerialblatt für das Land Nordrhein-Westfalen, 26(1973), S.1727

0787 Krankenhaus-Kostendämpfungsgesetz (KhKG)

1. Krankenhaus-Kostendämpfungsgesetz. Hier: Runderlaß des Ministers für Arbeit, Gesundheit und Soziales an die Regierungspräsidenten zur 1. Förderung der Ausbildungsstätten, 2. Zulässigkeit von Nebenbestimmungen zu Feststellungsbescheiden und Rechtscharakter der Krankenhausplanung.
- Vom 12. Januar 1982 -
Mitteilungsblatt der Krankenhausgesellschaft Nordrhein-Westfalen (1982)No. 1, lfd.Ziff.2, S.7-9
🖫 68069

2. Krankenhaus-Kostendämpfungsgesetz. Hier: Runderlaß des Ministers für Arbeit, Gesundheit und Soziales zur Förderung gemäß der Änderung der §§ 10 und 12.
- Vom 4. Januar 1982 -
Mitteilungsblatt der Krankenhausgesellschaft Nordrhein-Westfalen (1982)No. 1, lfd.Ziff.2, S.2-3
🖫 68068

0788 Krankenhausbauverordnung (KhBauVO)

Verordnung über den Bau und Betrieb von Krankenhäusern.
Gesetz- und Verordnungsblatt für das Land Nordrhein-Westfalen,
32(1978)No. 19, S.154-164
⊟ 49417

0789 Krankenhausbehandlung, Notwendigkeit und Dauer (SGB V § 112 Abs. 2 Nr. 2)

Vertrag gemäß Paragraph 112 Abs. 2 Nr. 2 SGB V - Überprüfung der Notwendigkeit und Dauer der Krankenhausbehandlung
- In Kraft getreten zum 1.7.1991 -
Mitteilungsblatt der Krankenhausgesellschaft Nordrhein-Westfalen,Düsseldorf; (1992)No.2, S.7-9.
⊟ 112130

0790 Krankenhausförderung

Verwaltungsvorschriften zur Krankenhausförderung.
Ministerialblatt für das Land Nordrhein-Westfalen,Düsseldorf;
43(1990)No.41,19.Juni, S.638-690.
⊟ 103872

0791 Krankenhausgesetz (KHG NRW)

1. Krankenhausgesetz des Landes Nordrhein-Westfalen.
- 1975 -
Gesetz- und Verordnungsblatt für das Land Nordrhein-Westfalen,
29(1975)No. 20, S.210-214
⊟ 37084

2. Entscheidung des Bundesverfassungsgerichtes über die Vereinbarung einzelner Vorschriften des Krankenhausgesetzes des Landes Nordrhein-Westfalen vom 25. Februar 1975 mit dem Grundgesetz.
- Vom 25. März 1980 -
Gesetz- und Verordnungsblatt für das Land Nordrhein-Westfalen,
34(1980)No. 52, S.730
⊟ 60622

3. Drittes Gesetz zur Funktionalreform Artikel 9: Änderung des Krankenhausgesetzes NRW.
- Vom 26. Juni 1984 -
Gesetz- und Verordnungsblatt für das Land Nordrhein-Westfalen,
38(1984)No. 32, S.370,374
⊟ 77424

4. Krankenhausgesetz des Landes Nordrhein-Westfalen.
- Entwurf vom 10.3.1987 -
Landtag NRW Drucksache 10/1799,12.3.1987, 41 S.
⊟ 96587

5. Krankenhausgesetz des Landes Nordrhein-Westfalen.
- Vom 3. November 1987 -
Gesetz- und Verordnungsblatt für das Land Nordrhein-Westfalen,
Düsseldorf; (1987)No.44, 20. November, S.392-398.
⊟ 90283

6. Krankenhausgesetz des Landes Nordrhein-Westfalen.
- Vom 16. Dezember 1998 -
Gesetz- und Verordnungsblatt für das Land Nordrhein-Westfalen,
Düsseldorf; (1998)No. 51, 22. Dezember, S. 696-704

7. Krankenhausgesetz Nordrhein-Westfalen. Kommentar.
- 1999, 2. Auflage -
Deutscher Gemeindeverlag, 2. Auflage, 1999, ca. 280 S., ISBN 3-555-30389-9

8. Krankenhausgesetz des Landes Nordrhein-Westfalen.
- Vom 16. Dezember 1998 -
Gesetz- und Verordnungsblatt für das Land Nordrhein-Westfalen,
Düsseldorf; (1998) No.51, 22. Dezember, S. 696-704
⊟ 215743

0792 Krankenhaushygiene-Verordnung

Krankenhaushygiene-Verordnung.
- Vom 23. November 1989 -
Gesetz- und Verordnungsblatt für das Land Nordrhein-Westfalen,Düsseldorf;
43(1989)No.63, 19.Dezember, S.652, 653.
⊟ 100894

0793 Krankenhausplan

1. Krankenhausbedarfsplan des Landes Nordrhein-Westfalen.
   - Vom 24. Oktober 1979 -
   Ministerialblatt für das Land Nordrhein-Westfalen, 32(1979)No. 111, S.2562-2933
   🖥 57431

2. Krankenhausbedarfsplan des Landes Nordrhein-Westfalen - Feststellungsverfahren und Fortschreibung.
   Ministerialblatt für das Land Nordrhein-Westfalen, 33(1980)No. 3, S.45,46
   🖥 57643

3. Krankenhausbedarfsplan des Landes Nordrhein-Westfalen - Fortschreibung zum Stand 31. Dezember 1980.
   - Stand: 31. Dezember 1980 -
   Ministerialblatt für das Land Nordrhein-Westfalen, 35(1982)No. 55, Anlage

4. Krankenhausbedarfsplan des Landes Nordrhein-Westfalen - Feststellungsverfahren und Fortschreibung.
   - Vom 26. November 1984 -
   Ministerialblatt für das Land Nordrhein-Westfalen, 38(1985)No. 6, S.72-79
   🖥 79415

5. Landeskrankenhausplan, Düsseldorf, Minister für Arbeit, Gesundheit und Soziales des Landes Nordrhein-Westfalen 1971
   🖥 855

6. Krankenhausplan des Landes Nordrhein-Westfalen - Feststellungsverfahren und Fortschreibung -.
   Ministerialblatt für das Land Nordrhein-Westfalen,Düsseldorf; 44(1991)No.2, 10.Januar, S.8-19.
   🖥 106066

0794 Krankenhauswäscherei

Betriebssatzung für die Krankenhauswäschereien des Landschaftsverbandes Rheinland.
- Vom 20. Dezember 1979 -
Gesetz- und Verordnungsblatt für das Land Nordrhein-Westfalen,

34(1980)No. 6, S.62-65
🖥 57822

0795 Krankenpflegeschulen, Ausbildungsplätze

1. Richtlinien über die Gewährung von Zuwendungen zur Schaffung zusätzlicher Ausbildungsplätze in Krankenpflegeschulen.
   - Vom 29. März 1984 -
   Ministerialblatt für das Land Nordrhein-Westfalen, 37(1984)No. 28, S.400-408
   🖥 76603

2. Richtlinien über die Gewährung von Zuwendungen zur Schaffung zusätzlicher Ausbildungsplätze in Krankenpflegeschulen und Schulen für Krankenpflegehilfe
   - vom 19. April 1985 -
   Ministerialblatt für das Land Nordrhein-Westfalen, 38(1985)No. 38, S.710-719
   🖥 80617

0796 Krebsregistergesetz (KRG NW)

Krebsregistergesetz des Landes Nordrhein-Westfalen.
- Vom 12. Februar 1985 -
Gesetz- und Verordnungsblatt für das Land Nordrhein-Westfalen, 39(1985)No. 10, S.125-127
🖥 79645

0797 Kurortegesetz

Gesetz über Kurorte im Lande Nordrhein-Westfalen.
Gesetz- und Verordnungsblatt für das Land Nordrhein-Westfalen, 29(1975)No. 3, S.12-15
🖥 36909

0798 Kurortsverordnung (KOVO)

Verordnung über die Anerkennung von Gemeinden oder Teilen von Gemeinden als Kurort.
Gesetz- und Verordnungsblatt für das Land Nordrhein-Westfalen, 32(1978)No. 27, S.202-204
🖥 49631

0799 Lagerbehälter-Verordnung

Vollzug der Lagerbehälter-Verordnung.
Ministerialblatt für das Land Nordrhein-Westfalen, 27(1974)No. 126, S.1858-

1861
🖫 36677

0800 Lagerung flüssiger Mineralölprodukte

Behälter aus Stahl für die Lagerung flüssiger Mineralölprodukte.
Ministerialblatt für das Land Nordrhein-Westfalen, 24(1971)No. 130, S.1930-1974
🖫 2534

0801 Landesplanungsgesetz

1. Bekanntmachung des Landesplanungsgesetzes.
- Vom 1. August 1972 -
Gesetz- und Verordnungsblatt für das Land Nordrhein-Westfalen, 26(1972), S.244
🖫 4677

2. Gesetz zur Änderung des Landesplanungsgesetzes.
- Vom 8. April 1975 -
Gesetz- und Verordnungsblatt für das Land Nordrhein-Westfalen, 29(1975), S.34, S.294-297
🖫 37465

0802 Landeszuschüsse

Bestimmungen über die Gewährung von Landeszuschüssen zu den Kosten der Einrichtung von Krankenhäusern, Pflegeheimen und gleichgestellten Einrichtungen sowie ihnen angeschlossenen Schwestern- und Personalwohnheimen.
Ministerialblatt für das Land Nordrhein-Westfalen, 35(1982)No. 93, S.1903
🖫 71606

0803 Leichenwesen

Ordnungsbehördliche Verordnung über das Leichenwesen.
Gesetz- und Verordnungsblatt für das Land Nordrhein-Westfalen, 34(1980)No. 56, S.756-759
🖫 61090

0804 Maßregelvollzugsgesetz (MRVG)

Gesetz über den Vollzug freiheitsentziehender Maßregeln in einem psychiatrischen Krankenhaus und einer Entziehungsanstalt.
- Vom 18. Dezember 1984 -
Gesetz- und Verordnungsblatt für das

Land Nordrhein-Westfalen, 39(1985)No. 2, S.14-18
🖫 79272

0805 Öffentlicher Gesundheitsdienst (ÖGDG)

Gesetz über den öffentlichen Gesundheitsdienst.
- Vom 17. Dezember 1997 -
Gesetz- und Verordnungsblatt für das Land Nordrhein-Westfalen; (1997)No. 58, 17. Dezember, S. 431-436

0806 Pflegedienst, Weiterbildungs- und Prüfungsordnung

1. Weiterbildungsgesetz Alten- und Krankenpflege des Landes Nordrhein-Westfalen mit den dazu erlassenen Weiterbildungs- und Prüfungsverordnungen.
Hagen: Kunz, 1995, 87 S., ISBN 3-89495-052-8
🖫 200406

2. Weiterbildungs- und Prüfungsverordnung zu Fachkrankenschwestern, -pflegern, Fachkinderkrankenschwestern, -pflegern, Fachaltenpflegerinnen und - pflegern in der Psychiatrie
- Vom 11. April 1995 -
Gesetz- und Verordnungsblatt für das Land Nordrhein-Westfalen, Düsseldorf; (1995) No.33, 28. April, S. 323-331
🖫 208346

3. Weiterbildungs- und Prüfungsverordnung zu Fachkrankenschwestern, -pflegern, Fachkinderkrankenschwestern und - pflegern für Krankenhaushygiene - Hygienefachkraft -.
- Vom 11. April 1995 -
Gesetz- und Verordnungsblatt für das Land Nordrhein-Westfalen, Düsseldorf; (1995) No.33, 28. April, S. 315-322
🖫 208345

0807 Pflegedienst, Weiterbildungs- und Prüfungsordnung Psychiatrie (WeiVPsy)

Weiterbildungs- und Prüfungsverordnung zu Fachkrankenschwestern, -pflegern, Fachkinderkrankenschwestern, -

pflegern, Fachaltenpflegerinnen und -
pflegern in der Psychiatrie.
- Vom 11. April 1995 -
Psych.Pflege Heute,Stuttgart;
1(1995)No.1, September, S.26-34.
⌨ 128170

0808 Psychische Krankheiten-Gesetz (PsychKG)

1. Gesetz über Hilfen und
Schutzmaßnahmen bei psychischen
Krankheiten.
- Vom 2. Dezember 1969 -
Gesetz- und Verordnungsblatt für
das Land Nordrhein-Westfalen
(1969), S.872

2. Verwaltungsvorschrift zur
Durchführung des Gesetzes über
Hilfen und Schutzmaßnahmen bei
psychischen Krankheiten.
- Vom 24. März 1970 -
Ministerialblatt für das Land
Nordrhein-Westfalen, 23(1970),
S.702

3. Verwaltungsvorschrift zur
Durchführung des Gesetzes über
Hilfen und Schutzmaßnahmen bei
psychischen Krankheiten.
Ministerialblatt für das Land
Nordrhein-Westfalen, 37(1984)No.
88, S.1779
⌨ 79041

0809 Radioaktive Abfälle, Landessammelstelle

1. Benutzungsordnung der
Sammelstelle für radioaktive Abfälle
des Landes Nordrhein-Westfalen.
- Vom 15. Februar 1978 -
Ministerialblatt für das Land
Nordrhein-Westfalen, 31(1978)No.
31, S.442-447
⌨ 49269

2. Benutzungsordnung der
Landessammelstelle für radioaktive
Abfälle des Landes Nordrhein-
Westfalen.
Ministerialblatt für das Land
Nordrhein-Westfalen, 35(1982)No.
74, S.1539-1546
⌨ 70490

0810 Rettungsdienst

Verordnung zur Änderung der
Verordnung über die Gewährung von

Zuweisungen zu den Betriebskosten
des Rettungsdienstes.
- Vom 21. Oktober 1983 -
Gesetz- und Verordnungsblatt für das
Land Nordrhein-Westfalen,
37(1983)No. 54, S.509
⌨ 7481

0811 Rettungsdienstgesetz

1. Gesetz über den Rettungsdienst
Gesetz- und Verordnungsblatt für
das Land Nordrhein-Westfalen,
28(1974)No. 75, S.1481
⌨ 36665

2. Gesetz über den Rettungsdienst
sowie die Notfallrettung und den
Krankentransport durch
Unternehmer
- Vom 24. November 1992 -
Gesetz- und Verordnungsblatt für
das Land Nordrhein-
Westfalen,Düsseldorf;
46(1992)No.55, 15. Dezember, S.
458-463.
⌨ 119864

0812 Rettungshubschrauber

Grundsätze für Sekundärtransporte
von Patienten mit
Rettungshubschraubern.
Ministerialblatt für das Land Nordrhein-
Westfalen, 33(1980)No. 53,
lfd.Ziff.2129, S.1031
⌨ 59862

0813 Röntgenverordnung (RöV)

1. Durchführung der
Röntgenverordnung
Ministerialblatt für das Land
Nordrhein-Westfalen, 35(1982)No.
100, S.2000-2014
⌨ 71627

2. Durchführung der
Röntgenverordnung -
Allgemeinverfügung zur
Fristverlängerung nach Paragraph
16 Abs.2 Satz 4 RöV
(Konstanzprüfung).
Mitteilungsblatt der
Krankenhausgesellschaft Nordrhein-
Westfalen,Düsseldorf; (1991)No.11-
12, S.14.
⌨ 111948

0814 Rundfunkgebührenpflicht

Verordnung über die Befreiung von der Rundfunkgebührenpflicht.
- Vom 24. Januar 1980 -
Mitteilungsblatt der Krankenhausgesellschaft Nordrhein-Westfalen, (1980)No. 10-11, lfd.Ziff.94
⊟ 62205

0815 Schiedsstellenverordnung (SchV-KHG)

1. Verordnung über die Schiedsstellen nach § 18a des Krankenhausfinanzierungsgesetzes.
- Vom 28. Januar 1986 -
Gesetz- und Verordnungsblatt für das Land Nordrhein-Westfalen, 40(1986)No. 8, S.67-69
⊟ 83498

2. Verordnung zur Änderung der Schiedsstellenverordnung.
- Vom 16. Juli 1986 -
Gesetz- und Verordnungsblatt für das Land Nordrhein-Westfalen, 40(1986)No. 42, S.583
⊟ 85277

3. Verordnung über die Errichtung und das Verfahren der Schiedsstelle nach § 374 der Reichsversicherungsordnung.
- Vom 1. Dezember 1987 -
Gesetz- und Verordnungsblatt für das Land Nordrhein-Westfalen, 41(1987)No. 53, S.485-487
⊟ 92056

0816 Smog-Verordnung

Durchführung der Smog-Verordnung. Gemeinsamer Runderlaß.
- Vom 12. Dezember 1985 -
Ministerialblatt für das Land Nordrhein-Westfalen, 39(1986)No. 2, S.11-18
⊟ 83213

0817 Sonderentgelt (BPflV § 6)

Richtlinien für die Genehmigung von Sonderentgelten nach Paragraph 6 der Bundespflegesatzverordnung.
Ministerialblatt für das Land Nordrhein-Westfalen,Düsseldorf; 44(1991)No.66, 18.Sept., S.1320,1321
⊟ 109863

0818 Soziale Betreuung und Beratung (SGB V § 112 Abs. 2 Nr. 4)

Vertrag gemäß Paragraph 112 Abs. 2 Nr. 4 SGB V - Soziale Betreuung und Beratung der Versicherten im Krankenhaus.
- In Kraft getreten zum 1.7.1991 -
Mitteilungsblatt der Krankenhausgesellschaft Nordrhein-Westfalen,Düsseldorf; (1992)No.2, S.7-9.
⊟ 112130

0819 Standortprogramme

Vorläufige Richtlinien für die Aufstellung von Standortprogrammen.
Ministerialblatt für das Land Nordrhein-Westfalen, 24(1971)No. 85, S.1202,1205
⊟ 1068

0820 Strahlenschutz-Zulassung

Strahlenschutz-Zulassung.
Ministerialblatt für das Land Nordrhein-Westfalen, 23(1970), S.1663
⊟ 8650

0821 Strahlenverordnung

Durchführung der Strahlenverordnung. Runderlaß.
- Vom 3. Mai 1982 -
Ministerialblatt für das Land Nordrhein-Westfalen, 35(1982)No. 46, S.954-976
⊟ 69618

0822 Technische Prüfverordnung (TPrüfVO)

Verordnung über die Prüfung technischer Anlagen und Einrichtungen von Sonderbauten durch staatlich anerkannte Sachverständige und durch Sachkundige sowie zur Änderung von Sonderbauverordnungen. (Artikel 4: Änderung der Krankenhausbauverordnung)
- Vom 5. Dezember 1995 -
Gesetz- und Verordnungsblatt für das Land Nordrhein-Westfalen, Düsseldorf; (1995) No.78, 22. Dezember, S. 1236-1240
⊟ 213501

0823 Treppen

Innenliegende Treppen und Treppenräume in Hochhäusern und

anteren hohen Gebäuden. Runderlaß.
- Vom 5. März 1971 -
Ministerialblatt für das Land Nordrhein-Westfalen, 24(1971), S.567

0824 Verkehrszeichen Krankenhaus

Kennzeichnung der Krankenhäuser und Verbesserung der Auffindbarkeit von Krankenhäusern durch Verkehrszeichen.
Ministerialblatt für das Land Nordrhein-Westfalen, 33(1980)No. 85, S.1859,1860
⊟ 60623

0825 Vorsorgeplanungen

Vorsorgeplanungen in Krankenhäusern für Unglücks- und Katastrophenfälle.
Runderlaß des Ministers für Arbeit, Gesundheit und Soziales.
- Vom 17. Februar 1984 -
Ministerialblatt für das Land Nordrhein-Westfalen, 37(1984)No. 16, S.200-205
⊟ 76058

0826 Waschküchen

Waschküchen und Trockenräume.
Runderlaß des Innenministers.
- Vom 9. Februar 1973 -
Ministerialblatt für das Land Nordrhein-Westfalen, 26(1973)No. 19, S.383,384

0827 Wohnheimbestimmungen, Nordrhein-Westfalen

1. Bestimmung über die Förderung des Baues von Wohnheimen im Landes Nordrhein-Westfalen.
   - 1973 -
   Ministerialblatt für das Land Nordrhein-Westfalen, 30(1977)No. 27, S. 360
   ⊟ 45091

2. Bestimmung über die Förderung des Baues von Wohnheimen im Landes Nordrhein-Westfalen - Wohnheimbestimmung 1973.
   Runderlaß
   - Vom 24. März 1982 -
   Ministerialblatt für das Land Nordrhein-Westfalen, 35(1982)No. 33, S.748-749
   ⊟ 69811

3. Bestimmungen über die Förderung des Baues von Altenwohnungen/Wohnheimen im Lande Nordrhein-Westfalen.
   - Vom 23. Mai 1986 -
   Ministerialblatt für das Land Nordrhein-Westfalen, 39(1986)No. 48, S.826-833
   ⊟ 84822

0828 Wohnungsbauförderungs-bestimmungen (WFB 1986)

Wohnungsbauförderungsbestimmungen 1984. Runderlaß des Ministers für Stadtentwicklung, Wohnen und Verkehr.
- Vom 14. Mai 1986 -
Ministerialblatt für das Land Nordrhein-Westfalen, 39(1986)No. 48, S.826-833
⊟ 84822

0829 Zahnheilkundegesetz (ZHG)

Durchführung des Gesetzes über die Ausübung der Zahnheilkunde.
- Vom 10. Juni 1980 -
Ministerialblatt für das Land Nordrhein-Westfalen, 33(1980)No. 79, S.1762

0830 Zuständigkeit nichtärztliche Heilberufe

Verordnung zur Regelung der Zuständigkeiten nach Rechtsvorschriften für nichtärztliche und nichttierärztliche Heilberufe.
- Vom 14. August 1990 -
Gesetz- und Verordnungsblatt für das Land Nordrhein-Westfalen,Düsseldorf; 44(1990)No.51,29.August, S.406.
⊟ 104490

0831 Zuständigkeitenverordnung nach dem KHG (ZV-KHG)

1. Neuordnung der Zuständigkeiten katholischer Krankenhäuser im Bistum Essen. Satzung eines Krankenhauses im Eigentum einer katholischen Kirchengemeinde, Geschäftsordnung, Dienstordnung und Dienstanweisungen.
   Kirchliches Amtsblatt für das Bistum Essen, 15(1972)No. 11-12, S.47-58
   ⊟ 68424

2. Verordnung zur Regelung von
Zuständigkeiten nach dem
Krankenhausfinanzierungsgesetz.
- Vom 6. Dezember 1985 -
Gesetz- und Verordnungsblatt für
das Land Nordrhein-Westfalen,
34(1985)No. 70, S.737
▣ 83686

0832 Zytologieassistent, Ausbildung

Bestimmungen über Ausbildung,
Prüfung und staatliche Anerkennung
von Assistenten in der Zytologie.
Ministerialblatt für das Land Nordrhein-
Westfalen, 37(1984)No. 83, S.1642
▣ 79040

RHEINLAND-PFALZ

0833 Abfallbeseitung Richtlinie Nr.8

1. Richtlinie Nr. 8 über die Beseitigung von Abfällen aus Krankenhäusern, Arztpraxen und sonstigen Einrichtungen des medizinischen Bereichs.
- Vom 31. Mai 1975 -
Ministerialblatt des Landes Rheinland-Pfalz (1975), Spalte 565-570
▣ 53886

2. Richtlinie Nr. 8 über die Beseitigung von Abfällen aus Krankenhäusern, Arztpraxen und sonstigen Einrichtungen des medizinischen Bereichs. Verwaltungsvorschrift des Ministers für Soziales, Gesundheit und Umweltschutz.
- Vom 29. Juni 1982 -
Ministerialblatt des Landes Rheinland-Pfalz (1982)No. 14, S.370

0834 Ärzte, Weiterbildung Öffentliches Gesundheitswesen

Verwaltungsvorschrift über die Weiterbildung von Ärzten im Gebiet "Öffentliches Gesundheitswesen".
- Vom 15. Dezember 1980 -
Ministerialblatt des Landes Rheinland-Pfalz (1981)No. 14, S.418

0835 Ärzte, Weiterbildungsordnung

1. Weiterbildungsordnung für die Ärzte in Rheinland-Pfalz.
- Vom 5. Mai 1979 -
Ärzteblatt Rheinland-Pfalz, 32(1979)No. 8, S.733-756
▣ 55213

2. Richtlinien über den Inhalt der Weiterbildung. Verabschiedet durch die Landesärztekammer.
- Vom 8. November 1980 -
Ärzteblatt Rheinland-Pfalz, 33(1980)No. 12, S.1161-1206
▣ 62223

3. Erste Änderung der Weiterbildungsordnung für die Ärzte in Rheinland-Pfalz. Vom 1. Dezember 1979 und
- Vom 26. April 1980 -
Ärzteblatt Rheinland-Pfalz, 33(1980), S.289,765

4. Zweite Änderung der Weiterbildungsordnung für die Ärzte in Rheinland-Pfalz.
- Vom 4. Februar 1981 -
Ärzteblatt Rheinland-Pfalz, 34(1981)No. 3, S.214-226
▣ 63441

5. Fünfte Änderung der Weiterbildungsordnung für die Ärzte in Rheinland-Pfalz.
- Vom 19. April 1986 -
Ärzteblatt Rheinland-Pfalz, 39(1986)No. 8, S.428
▣ 85264

0836 Apothekengesetz, Paragraph 14 Abs. 5

Apothekengesetz. Hier: Genehmigung von Versorgungsverträgen nach § 14 Abs.5 des Gesetzes über das Apothekenwesen.
Mitteilungen der Krankenhausgesellschaft Rheinland-Pfalz (1982)lfd.No. 148, 2 S.
▣ 70284

0837 Arzneimittelgesetz, Verwaltungsvorschrift

1. Verwaltungsvorschrift zur Durchführung des Arzneimittelgesetzes. Hier: Wirkstoffzuschläge bei Arzneimitteln.
- Vom 15. September 1981 -
Ministerialblatt des Landes Rheinland-Pfalz (1981)No. 21, S.634

2. Verwaltungsvorschrift zur Durchführung des Arzneimittelgesetzes. Hier: Überwachung der klinischen Prüfung.
- Vom 18. Juni 1982 -
Ministerialblatt des Landes Rheinland-Pfalz (1982)No. 13, S.353

0838 Brandschutzgesetz (BrandSchG)

1. Landesgesetz über den Brandschutz und die Technische Hilfe.
- Vom 27. Juni 1974 -
Gesetz- und Verordnungsblatt für das Land Rheinland-Pfalz (1974), S.265

2. Zweite Landesverordnung zur Durchführung des Landesgesetzes über den Brandschutz und die Technische Hilfe.
- Vom 23. Dezember 1975 -
Gesetz- und Verordnungsblatt für das Land Rheinland-Pfalz (1976)No. 3, S.21
🖫 40403

3. Landesgesetz über den Brandschutz, die allgemeine Hilfe und den Katastrophenschutz.
- Vom 2. November 1981 -
Gesetz- und Verordnungsblatt für das Land Rheinland-Pfalz (1981)No. 24, S.247
🖫 67287

0839 Heilberufsgesetz (HeilBG)

Landesgesetz über die Kammern, die Berufsausübung, die Berufsgerichtsbarkeit der Ärzte, Zahnärzte, Apotheker und Tierärzte.
- Vom 20. Oktober 1978 -
Ärzteblatt Rheinland-Pfalz, 32(1979)No. 1, S.69-91
🖫 52632

0840 Hygieneüberwachung im Gesundheitswesen

Überwachung der Hygiene in Einrichtungen des Gesundheitswesens. Verwaltungsvorschrift.
- Vom 10. März 1994 -
Ministerialblatt der Landesregierung von Rheinland-Pfalz, Mainz; 46 (1994) No.4, 8. April, S. 110-111
🖫 207898

0841 Krankenhausgesetz (LKG)

Landeskrankenhausgesetz Rheinland-Pfalz.
- Vom 28. November 1986 -
Gesetz- und Verordnungsblatt für das Land Rheinland-Pfalz (1986)No. 24, S.342-353
🖫 87073

0842 Krankenhausplan

Landeskrankenhausplan des Landes Rheinland-Pfalz. Bestandsaufnahme 1977 und Planung der Krankenhausversorgung.
- Mai 1977 -
Staatsanzeiger (1977)No. 25, Anlage, 132 S.
🖫 46230

0843 Krankenhausreformgesetz

1. Landesgesetz zur Reform des Krankenhauswesens in Rheinland-Pfalz.
Gesetz- und Verordnungsblatt für das Land Rheinland-Pfalz (1973)No. 11, S.199-207
🖫 19217

2. Erste Verordnung zur Änderung der Ersten Landesverordnung zur Durchführung des Krankenhausreformgesetzes.
Gesetz- und Verordnungsblatt für das Land Rheinland-Pfalz (1976)No. 4, 1 S.
🖫 40404

3. Achte Landesverordnung zur Durchführung des Krankenhausreformgesetzes.
- Vom 22. Januar 1979 -
Gesetz- und Verordnungsblatt für das Land Rheinland-Pfalz (1979)No. 4, S.55-64
🖫 53291

0844 Landesabfallgesetz (LAbfG)

1. Landesgesetz zur Ausführung des Abfallbeseitigungsgesetzes.
- Vom 30. August 1974 -
Gesetz- und Verordnungsblatt für das Land Rheinland-Pfalz (1979), S.374, BS 237-20

2. Verwaltungsvorschrift zur Durchführung des § 5 Abs.2 Abfallbeseitigungsgesetz. Minister für Soziales, Gesundheit und Umweltschutz.
- Vom 27. Oktober 1981 -
Ministerialblatt des Landes Rheinland-Pfalz (1981)No. 25, S.756

3. Durchführung des
Abfallbeseitigungsgesetzes und des
Landesabfallgesetzes, hier:
Antragsunterlagen zur Durchführung
von Planfeststellungs- und
Genehmigungsverfahren.
Verwaltungsvorschrift des Ministers
für Soziales, Gesundheit und
Umweltschutz.
- Vom 14. Dezember 1981 -
Ministerialblatt des Landes
Rheinland-Pfalz (1982)No. 1, S.4

Gesetz- und Verordnungsblatt
Rheinland-Pfalz; (1959), S. 91, ber., S.
114

4. Durchführung des
Abfallbeseitigungsgesetzes und des
Landesabfallgesetzes, hier:
Bereinigung der technischen
Richtlinien. Verwaltungsvorschrift
des Ministers für Soziales,
Gesundheit und Umweltschutz.
- Vom 14. Dezember 1981 -
Ministerialblatt des Landes
Rheinland-Pfalz (1982)No. 1, S.7

5. Berichtigung der Durchführung des
Abfallbeseitigungsgesetzes und des
Landesabfallgesetzes, hier:
Bereinigung der technischen
Richtlinien. Verwaltungsvorschrift
des Ministers für Soziales,
Gesundheit und Umweltschutz.
- Vom 14. Dezember 1981 -
Ministerialblatt des Landes
Rheinland-Pfalz (1982)No. 7, S.220

0845 Rettungsdienstgesetz (RettDG)

Rettungsdienstgesetz.
Mitteilungen der
Krankenhausgesellschaft Rheinland-
Pfalz (1975)No. 4, 5 S.
▢ 37082

0846 Sozialhilfegesetz

Landesverordnung zur Änderung der
zweiten Landesverordnung zur
Durchführung des Landesgesetzes zur
Ausübung des
Bundessozialhilfegesetzes.
- Vom 21. November 1980 -
Gesetz- und Verordnungsblatt für das
Land Rheinland-Pfalz (1980)No. 23,
S.228

0847 Unterbringungsgesetz (UBG)

Landesgesetz über die Unterbringung
von Geisteskranken und
Suchtkranken.
- Vom 19. Februar 1959 -

SAARLAND

0848 Abfallentsorgungsverband Saar

1. Bekanntmachung der Neufassung der Satzung des Kommunalen Abfallentsorgungsverbandes Saar über die Abfallentsorgung im Saarland.
- Vom 24. Januar 1992 -
Mitteilungen der Saarländischen Krankenhausgesellschaft,Saarbrück en; (1992)No.lfd.023, 27. April, 17 S.
🔲 116409

2. Bekanntmachung der Neufassung der Satzung des Kommunalen Abfallentsorgungsverbandes Saar über die Abfallentsorgung im Saarland.
- Vom 24.Januar 1994 -
Mitteilungen der Saarländischen Krankenhausgesellschaft,Saarbrück en; (1994)No.lfd.042, 15. Juni, 17 S.
🔲 122819

0849 Ärzte, Berufsordnung
Änderung der Berufs- und Weiterbildungsordnung für die Ärzte des Saarlandes.
- Ab 1. Januar 1978 -
Mitteilungen der Saarländischen Krankenhausgesellschaft (1980)No. 3, lfd.Ziff.40
🔲 59059

0850 Altenpflegeausbildungsgesetz (SAPAG)
Saarländisches Altenpflegeausbildungsgesetz.
- Vom 23. Juni 1994 -
Amtsblatt des Saarlandes,Saarbrücken; (1994)No.58, 18.November, S.1542-1548
🔲 124643

0851 Anästhesie- und Intensivpflege, Weiterbildungsordnung
Weiterbildungsordnung für die Weiterbildung von Krankenschwestern, Krankenpflegern und Kinderkrankenschwestern in der Anästhesie- und Intensivpflege.
Mitteilungen der Saarländischen Krankenhausgesellschaft (1982)No. 6,

lfd.Ziff.86, 3 S.
🔲 70288

0852 Bauaufsichtliche Richtlinien (BAKhBauR)
Bauaufsichtliche Richtlinien für den Bau und Betrieb von Krankenhäusern.
- Fassung vom März 1980 -
Mitteilungen der Saarländischen Krankenhausgesellschaft (1980)No. 55, lfd.Ziff.57
🔲 59681

0853 Bestattungs- und Leichenwesen
Polizeiverordnung über das Bestattungs- und Leichenwesen.
- Vom 18. Dezember 1991 -
Mitteilungen der Saarländischen Krankenhausgesellschaft,Saarbrücken; (1992)No.lfd.009, 8 S.
🔲 112187

0854 Hygiene-Verordnung
Verordnung zur Verhütung übertragbarer Krankheiten.
- Vom 12. Januar 1988 -
Amtsblatt des Saarlandes,Saarbrücken; (1988)No.5,4.Februar, S.73, 74.
🔲 103217

0855 Katastrophenschutzgesetz (LKatSG)
Gesetz Nr. 1095 über den Katastrophenschutz im Saarland.
- Vom 31. Januar 1979 -
Amtsblatt des Saarlandes (1979), S.141

0856 Klinikordnung
Verordnung zur Regelung der Leitung und Zusammenarbeit in den Universitätskliniken im Landkreis Homburg.
- Vom 8. Dezember 1975 -
Amtsblatt des Saarlandes (1976)No. 3, S.45-48
🔲 82608

0857 Krankenhausgesetz (SKHG)
Saarländisches Krankenhausgesetz.
- Vom 15. Juli 1987 -
Amtsblatt des Saarlandes,Saarbrücken; (1987)No.37,

S. 921-933
🖫 122076

0858 Krankenhauspflegesatz-Schiedsstellenverordnung (KrPflSV)

Verordnung über die Schiedsstelle für die Festsetzung der Krankenhauspflegesätze.
- Vom 7. April 1986 -
Mitteilungen der Saarländischen Krankenhausgesellschaft (1986)No. 2, lfd.Ziff.23, S.24 und Anlage (3 S.)
🖫 84297

0859 Krankenhausplan

1. Krankenhausplan für das Saarland. 1. Teil: Plan zur Akutkrankenversorgung.
- Fortschreibung 1978 -
Saarbrücken, Ministerium für Arbeit, Gesundheit und Sozialordnung 1978, 128 S.
🖫 51020

2. Bekanntmachung der 2. Änderung des Krankenhausplanes 1988 für das Saarland vom 28.Juni 1988 einschliesslich der Fortschreibung 1990 vom 13.Februar 1990. -
Fortschreibung 1991 -.
- Vom 11. Dezember 1990 -
Amtsblatt des Saarlandes, Saarbrücken; (1991)No. 4, 21. Januar, S. 69-100
🖫 107262

0860 Landesschiedsstellenverordnung (LSchV)

Verordnung über die Errichtung und das Verfahren einer Landesschiedsstelle.
- Vom 19. Februar 1990 -
Amtsblatt des Saarlandes, Saarbrücken; (1990)No.15,8.März, S.283-286.
🖫 103240

0861 Medizingeräteverordnung

Dienstanweisung zur Medizingeräteverordnung.
Universitätskliniken des Saarlandes, Homburg/ Saar.
Krankenhaus Umschau, 55(1986)No. 8, S.607-609
🖫 86568

0862 Rettungsdienst-Betriebs-Verordnung (RettBetriebsV)

Verordnung über den Betrieb von Unternehmen der Notfallrettung und des Krankentransports.
- Vom 5. Dezember 1994 -
Amtsblatt des Saarlandes, Saarbrücken; (1995)No.5, 2. Februar, S. 70-72
🖫 124846

0863 Rettungsdienst-Eignungs-Verordnung (RettEignungsV)

Verordnung über den Nachweis der Eignung zur Führung von Unternehmen der Notfallrettung und des Krankentransports.
- Vom 5. Dezember 1994 -
Amtsblatt des Saarlandes, Saarbrücken; (1995)No.5, 2. Februar, S. 73-75
🖫 124846

0864 Rettungsdienstgesetz (SRettG)

1. Gesetz über den Rettungsdienst im Saarland.
- Vom 24. März 1975 -
Amtsblatt des Saarlandes (1975), S. 545

2. Verordnung zur Durchführung des Gesetzes über den Rettungsdienst.
- Vom 22. Februar 1979 -
Amtsblatt des Saarlandes (1979)No, 28, S.131
🖫 53630

0865 Schulordnung

Verordnung - Schulordnung - über den Krankenhaus- und Hausunterricht.
- Vom 13. Mai 1993 -
Amtsblatt des Saarlandes, Saarbrücken; (1993)No.24, 27.Mai, S.462-464.
🖫 118652

0866 Unterbringungsgesetz (UBG)

1. Gesetz Nr. 896 über die Unterbringung von psychisch Kranken und Süchtigen.
- Vom 10. Dezember 1969 -
Amtsblatt (1970), S. 22

2. Gesetz Nr.1301 über die
Unterbringung pychisch Kranker.
- Vom 11. November 1992 -
Amtsblatt des
Saarlandes,Saarbrücken;
(1992)No.55, 23.Dezember, S.1271-
1273
⊟ 118651

**0867 Wertgrenze für den kleinen
Bauaufwand**

1. Zweite Verordnung zur
Neufestsetzung der Wertgrenze für
den kleinen Bauaufwand und der
Grundpauschale für die
Wiederbeschaffung von
Anlagegütern in den öffentlich
geförderten Krankenhäusern.
- Vom 13. März 1992 -
Amtsblatt des Saarlandes (1992)No.
15., 2. April, 1 S.
⊟ 116407

2. Dritte Verordnung zur
Neufestsetzung der Wertgrenze für
den kleinen Bauaufwand und der
Grundpauschale für die
Wiederbeschaffung von
Anlagegütern in den öffentlich
geförderten Krankenhäusern
- Vom 15. Dezember 1993 -
Mitteilungen der Saarländischen
Krankenhausgesellschaft,Saarbrück
en; (1994)No.lfd.001,3.Januar, S.1.
⊟ 120762

SACHSEN

0868 Bestattungsgesetz

Sächsisches Bestattungsgesetz.
Ärzteblatt Sachsen,Stuttgart;
5(1994)No.9, S. 608-625
⊞ 125875

0869 Heilberufe-Kammergesetz (SächsHKaG)

Gesetz über Berufsausübung,
Berufsvertretungen und
Berufsgerichtsbarkeit der Ärzte,
Zahnärzte, Tierärzte und Apotheker im
Freistaat Sachsen.
- Vom 24. Mai 1994 -
Sächsisches Gesetz- und
Verordnungsblatt,Dresden;
(1994)No.30, 9. Juni, S. 935-950
⊞ 123360

0870 Krankenhausbaurichtlinie (KhBauR)

Richtlinie über den Bau und Betrieb
von Krankenhäusern - (auf der
Grundlage der Muster-
Krankenhausbauverordnung Fassung
Dezember 1976).
Sächsisches Amtsblatt,Dresden;
(1992)No. Sonderdruck 8, 28.Oktober,
S. S536-S544.
⊞ 119998

0871 Krankenhausgesetz (SächsKHG)

Sächsisches Krankenhausgesetz.
Gesetz zur Neuordnung des
Krankenhauswesens.
- Vom 19. August 1993 -
Sächsisches Gesetz- und
Verordnungsblatt, Dresden; (1993)
No.34, 1. September, S. 675-686
⊞ 212536

0872 Krankenhausplan

1. Krankenhausplan des Freistaates
Sachsen.
- Vom 3. Dezember 1991 -
Sächsisches Amtsblatt,Dresden;
(1992)No.Sonderdruck 2, 11.März,
S.S17-S44.
⊞ 114688

2. Krankenhausplan des Freistaates
Sachsen. 4. Fortschreibung.
- Vom 9. Dezember 1997, Stand: 1.
Januar 1998 -
Sächsisches Amtsblatt, Dresden;
(1998) No.Sonderdruck No. 2, 28.
Januar, S. S37-S67
⊞ 214914

3. Krankenhausplan des Freistaates
Sachsen. 4. Fortschreibung -
aktualisierte Fassung.
- Vom 15. Dezember 1998, Stand: 1.
Januar 1999 -
Sächsisches Amtsblatt, Dresden;
(1999) No.Sonderdruck No. 2, 25.
Februar, S. S29-S55
⊞ 214915

Krebsregister, Gemeinsames (GKR)
Siehe 0512

0873 Krebsregistergesetz (SächsKRG)

Sächsisches Krebsregistergesetz.
- Vom 19. Juli 1993 -
Ärzteblatt Sachsen,Stuttgart;
4(1993)No.9, S. 627.
⊞ 120127

0874 Kurortegesetz (SächsKurG)

Sächsisches Gesetz über die
staatliche Anerkennung von Kurorten
und Erholungsorten im Freistaat
Sachsen.
- Vom 9. Juni 1994 -
Sächsisches Gesetz- und
Verordnungsblatt,Dresden;
(1994)No.34, 24.Juni, S.1022-1024.
⊞ 123361

0875 Öffentlicher Gesundheitsdienst (SächsGDG)

Gesetz über den öffentlichen
Gesundheitsdienst im Freistaat
Sachsen. Textausgabe mit
Erläuterungen.
- Vom 11. Dezember 1991 -
Dresden: Deutscher Gemeindeverlag,
1993, 64 S., ISBN 3-555-54013-0
⊞ 215137

0876 Psychiatrie-Krankenhausversorgung-Einzugsgebiets-Verordnung

1. Verordnung des Sächsischen Staatsministeriums für Soziales, Gesundheit und Familie zur Festlegung von Einzugsgebieten für die psychiatrische Krankenhausversorgung.
   - Vom 19. Juni 1997 -
   Sächsisches Gesetz- und Verordnungsblatt, (1997), S. 485 ff

2. Bekanntmachung des Sächsischen Staatsministeriums für Soziales, Gesundheit und Familie über die Änderung der Einzugsgebiete der psychiatrischen Krankenhäuser.
   - Vom 13. Februar 1998 -
   Sächsisches Gesetz- und Verordnungsblatt, (1999), S. 217 ff

0877 Psychiatriegesetz, Sächsisches (SächsPsychKG)

Sächsisches Gesetz über die Hilfen und die Unterbringung bei psychischen Krankheiten.
- Vom 16. Juni 1994 -
Sächsisches Gesetz- und Verordnungsblatt,Dresden; (1994)No.37, 4.Juli, S.1097-1105.
🖫 123362

0878 Rettungsdienstgesetz (SächsRettDG)

Gesetz über Rettungsdienst, Notfallrettung und Krankentransport für den Freistaat Sachsen.
- Vom 7. Januar 1993 -
Ärzteblatt Sachsen,Stuttgart; 4(1993)No.4, S. 273-287
🖫 120419

0879 Sozialstationen-Richtlinien

Richtlinie des Sächsischen Staatsministeriums für Soziales, Gesundheit und Familie zur Anerkennung und Förderung von Sozialstationen im Freistaat Sachsen.
- Vom 8. Mai 1993 -
Sächsisches Amtsblatt,Dresden; (1993)No.25, 17.Juni, S.785-795
🖫 123199

SACHSEN-ANHALT

0880 Gesundheitsdienstgesetz (GDG LSA)

Gesetz über den Öffentlichen Gesundheitsdienst und die Berufsausübung im Gesundheitswesen im Land Sachsen-Anhalt.
- Vom 23. Oktober 1997 (am 1.1.1998 in Kraft) -
Magdeburg: Ministerium für Arbeit,Soziales und Gesundheit Sachsen-Anhalt, 1998, 51 S.
⊟ 213094

0881 Krankenhausfinanzierungsgesetz, Sachsen-Anhalt (KHG LSA)

1. Gesetz des Landes Sachsen-Anhalt zum Bundesgesetz zur wirtschaftlichen Sicherung der Krankenhäuser und zur Regelung der Krankenhauspflegesätze.
- Vom 25. Mai 1992 -
Gesetz- und Verordnungsblatt für das Land Sachsen-Anhalt, Freyburg; 3 (1992) No.21, 1. Juni, S. 376-378
⊟ 212537

2. Gesetz zur Änderung des Gesetzes des Landes Sachsen-Anhalt zum Bundesgesetz zur wirtschaftlichen Sicherung der Krankenhäuser und zur Regelung der Krankenhauspflegesätze.
- Vom 24. Januar 1995 -
Gesetz- und Verordnungsblatt für das Land Sachsen-Anhalt, Freyburg; 6 (1995) No.6, 2. Februar, S. 38-40
⊟ 212538

Krebsregister, Gemeinsames (GKR)

Siehe 0512

0882 Programm und Bericht der Landesregierung zur psychiatrischen Versorgung im Land Sachsen- Anhalt.

- Stand: Juni 1992 -
Ministerium für Arbeit und Soziales des Landes Sachsen-Anhalt, Abteilung Gesundheit 1992, 119 S.
⊟ 116706

0883 Psychiatrieplan

Psychiatrische Versorgung und Suchtkrankenversorgung im Land Sachsen-Anhalt. Teil 1: 1. Fortschreibung des Psychiatrieplanes.
Magdeburg: Ministerium für Arbeit, Soziales und Gesundheit Sachsen-Anhalt, 1996, 46 S.
⊟ 208199

SCHLESWIG-HOLSTEIN

0884 Abfallbeseitigungsgesetz

Abfallbeseitigungsgesetz, Verordnung
zur Krankenhausabfallbeseitigung.
- Vom 1. September 1981 -

0885 Ärzte, Weiterbildungsordnung

1. Weiterbildungsordnung (Satzung)
der Ärztekammer Schleswig-
Holstein.
Schleswig-Holsteinisches Ärzteblatt,
32(1979)No. 2, S. 69-92
▯ 53004

2. Ausführungsbestimmungen zum
Inhalt der Weiterbildung der
Weiterbildungsordnung der
Ärztekammer Schleswig-Holstein.
- Vom 7. Januar 1979 -
Schleswig-Holsteinisches Ärzteblatt,
33(1980), S. 531-547, 608-616, 652-
658
▯ 61814, 61816, 61836

0886 Berufe des Gesundheitswesens

Landesverordnung über die Berufe des
Gesundheitswesens.
- Vom 24. Juli 1980 -
Gesetz- und Verordnungsblatt für
Schleswig-Holstein (1980)No. 15,
S.277

0887 Ethik

Richtlinien der Ethik-Kommission der
Medizinischen Fakultät der Christian-
Albrechts- Universität zu Kiel.
DUZ, Bonn; 53 (1997) No.21, 7.
November, S. 26-27
▯ 211087

0888 Gesundheitsdienst-Gesetz (GDG)

1. Gesetz zur Änderung des
Gesundheitsdienst-Gesetzes.
- Vom 25. Juni 1982 -
Gesetz- und Verordnungsblatt für
Schleswig-Holstein (1982)No. 9,
S.147

2. Gesetz über den öffentlichen
Gesundheitsdienst in Schleswig-
Holstein.
- Vom 26. März 1979 -
Gesetz- und Verordnungsblatt für
Schleswig-Holstein (1979), S.244 ff.

**0889 Katastrophenschutzgesetz
(LKatSG)**

Gesetz über den Katastrophenschutz
in Schleswig-Holstein.
- Vom 9. Dezember 1974 -
Gesetz- und Verordnungsblatt für
Schleswig-Holstein (1974), S.446

**0890 Krankenhausfinanzierungsgesetz,
Schleswig-Holstein (AG-KHG)**

Gesetz zur Ausführung des
Krankenhausfinanzierungsgesetzes
Schleswig-Holstein.
- Vom 12. Dezember 1986 -
Gesetz- und Verordnungsblatt für
Schleswig-Holstein, Kiel; (1986) No.12.
Dezember, S. 302 ff
▯ 212539

**0891 Krankenhausinvestitionsgesetz
(KIG)**

1. Gesetz über die Beteiligung der
Kreise und kreisfreien Städte an den
Investitionskosten der
Krankenhäuser.
- Vom 16. Januar 1973 -
Gesetz- und Verordnungsblatt für
Schleswig-Holstein (1973)No. 1,
S.2,3
▯ 18117

2. Änderung des
Krankenhausinvestitionsgesetzes.
Gesetz- und Verordnungsblatt für
Schleswig-Holstein (1985), S.391
▯ 83260

0892 Krankenhausplan

1. Krankenhausbedarfsplan und
Krankenhauszielplan für das Land
Schleswig-Holstein.
- Stand: 23. Oktober 1973 -
Amtsblatt für Schleswig-Holstein
(1973)No. 45, S.911-936

2. Krankenhausbedarfplan für das
Land Schleswig-Holstein.
- Fortschreibung 1979 -
Amtsblatt für Schleswig-Holstein
(1979)No. 50, S. 765-775
▯ 58225

3. Krankenhausbedarfplan für das Land Schleswig-Holstein.
- Erlaß vom 16. Dezember 1985 -
Amtsblatt für Schleswig-Holstein (1986)No. 3, S.22-35
⊟ 83262

0893 Landesmeldegesetz (LMG)
Landesmeldegesetz. Hier: Allgemeine Verwaltungsvorschrift.
Mitteilungen der Krankenhausgesellschaft Schleswig-Holstein (1986)No. 30, 1 S.
⊟ 83613

0894 Notarzt, Leitender (LNA Musterdienstordnung, Mustervertrag)
Musterdienstordnung für den Leitenden Notarzt. 2. Entwurf, 20. Januar 1992. Mustervertrag-LNA. 2. Entwurf, 12.Dezember 1991.
- 1992/1991 -
Forum Leitende Notärzte Schleswig-Holstein (FLN-SH) 1991,1992, 15 S.
⊟ 115764

0895 Pflegedienst, Weiterbildungs- und Prüfungsordnung Intensivmedizin und Anästhesie (WBIuAVO)
Landesverordnung über die Weiterbildung und Prüfung von Krankenschwestern, Krankenpflegern, Kinderkrankenschwestern und Kinderkrankenpflegern für Intensivpflege und Anästhesie.
- Vom 2. September 1998 -
DGF-Mitteilungen, Gütersloh; (1998) No.4, November, S. 26
⊟ 214697

0896 Pflegesatz-Schiedsstellenverordnung (PflSVO)
Landesverordnung über die Schiedsstelle für die Festsetzung der Krankenhauspflegesätze.
- Vom 14. Januar 1986 -
Gesetz- und Verordnungsblatt für Schleswig-Holstein (1986)No. 3, S.38-39
⊟ 83616

0897 Polizeiverordnung
1. Verordnung über Anlage, Bau und Einrichtung von Krankenhäusern.
- Vom 4. Dezember 1962 (seit 31.12.75 außer Kraft, kein Ersatz geplant) -
Gesetz- und Verordnungsblatt für Schleswig-Holstein (1962), S.402

2. Verordnung zur Änderung der Verordnung über Anlage, Bau und Einrichtung von Krankenhäusern.
- Vom 11. Mai 1964 (seit 31.12.75 außer Kraft, kein Ersatz geplant) -
Gesetz- und Verordnungsblatt für Schleswig-Holstein (1964)No.13, S.59-60

0898 Psychiatrieplan
Hilfen für psychisch Kranke und Behinderte. Psychiatrieplan Schleswig-Holstein 1990.
- 1990 -
Minister für Soziales,Gesundheit und Energie 1990, 122 S.
⊟ 115482

0899 Psychisch Kranke (PsychKG)
Gesetz für psychisch Kranke.
- Vom 26. März 1979 -
Gesetz- und Verordnungsblatt für Schleswig-Holstein; (1979), S. 251

0900 Rettungsdienstgesetz (RDG)
1. Rettungsdienstgesetz.
- Vom 24. März 1975 -
Gesetz- und Verordnungsblatt für Schleswig-Holstein (1975), S.44

2. Landesverordnung zur Durchführung des Rettungsdienstgesetzes.
Gesetz- und Verordnungsblatt für Schleswig-Holstein (1978), S.172

3. Landesverordnung zur Durchführung des Rettungsdienstgesetzes.
- Vom 22. November 1993 -
Gesetz- und Verordnungsblatt fuer Schleswig-Holstein,Kiel; (1993)No.20,23.Dezember, S.601-605.
⊟ 120754

0901 Rettungsdienstgesetz (RDG)

Gesetz über die Notfallrettung und den
Krankentransport.
- Vom 29. November 1991 -
Rettungsdienst in Schleswig Holstein,
Minister für Soziales,Gesundheit und
Energie ca.1992, S. 13-27
🖫 115481

**0902 Sonderabfallbeseitigungsgesetz
(SAbfVO)**

Landesverordnung über den
Abfallbeseitigungsplan für Abfälle, die
besonders zu beseitigen sind.
- Vom 11. August 1981 -
Gesetz- und Verordnungsblatt für
Schleswig-Holstein (1981)No. 12,
S.143

THÜRINGEN

0903 Krankenhausgesetz (ThürKHG)

1. Thüringer Krankenhausgesetz.
   - Vom 10.März 1994 -
   Gesetz- und Verordnungsblatt für
   den Freistaat Thüringen, Erfurt;
   (1994) No.9, 17. März, S. 276 -283
   ▨ 212541

2. Thüringer Gesetz zur Regelung des
   kommunalen Finanzausgleichs
   (Thüringer Finanzausgleichsgesetz -
   ThürFAG -) und zur Änderung des
   Thüringer Krankenhausgesetzes.
   - Vom 15. März 1995 -
   Gesetz- und Verordnungsblatt für
   den Freistaat Thüringen, Erfurt;
   (1995) No.6, 23. März, S. 149-155
   ▨ 212542

0904 Krankenhausplan

1. Erster Krankenhausbedarfsplan des
   Landes Thüringen.
   Thüringer Ministerium für Soziales
   und Gesundheit 1992, 27 S.
   ▨ 115483

2. 3. Thüringer Krankenhausplan.
   - Erlassen am 16.12.1997 -
   Thüringer Staatsanzeiger, Eisenach;
   8 (1998) No.3, 19. Januar, S.114-
   131
   ▨ 214892

Krebsregister, Gemeinsames (GKR)
Siehe 0512

0905 Qualitätssicherung ambulanter Operationen

Richtlinie der Landesärztekammer
Thüringen zur Qualitätssicherung
ambulanter Operationen.
- Vom 7. Februar 1997 -
Ärzteblatt Thüringen, Jena; 8 (1997)
No.6, S. 298-300
▨ 209005

Normen und Technische Regeln

0906 Abfallbehälter (DIN 30739)

1. Abfallbehälter für Krankenhausabfall.
   - Dezember 1984 -
   ⌑ 80577

2. Abfallbehälter für stark ansteckungsgefährliche Abfälle zur Verbrennung mit nutzbaren Volumen von 30l und 60l.
   - Februar 1992 -
   ⌑ 113010

3. Abfallbehälter für ansteckungsgefährlichen Abfall mit einem Nennvolumen von 30 l bis 60 l.
   - November 1996 -
   ⌑ 212149

0907 Abfallverbrennung (VDI 2301)

Emissionsminderung. Verbrennen von Abfällen aus Krankenhäusern und sonstigen Einrichtungen des Gesundheitswesens.
- Januar 1993 -
⌑ 119121

0908 Absaugboxen, Labor (DIN 12927)

Laboreinrichtungen. Absaugboxen mit Luftrückführung. Anforderungen, Prüfung.
- Oktober 1995 -
⌑ 211791

0909 Abschirmwände gegen ionisierende Strahlung (DIN 25407)

1. Abschirmwände gegen ionisierende Strahlung - Hinweise für Errichtung von Wänden aus Bleibausteinen.
   - August 1994 -

2. Abschirmwände gegen ionisierende Strahlung. Bleibausteine.
   - April 1993 -

3. Abschirmwände gegen ionisierende Strahlung. Spezielle Bauelemente für Abschirmwände aus Blei.
   - Mai 1993 -

4. Abschirmwände gegen ionisierende Strahlung. Errichtung von Heißen Zellen aus Blei.
   - Mai 1993 -

0910 Abzüge, Labor (DIN 12924)

1. Laboreinrichtungen. Abzüge.
   - August 1991 -
   ⌑ 98136

2. Laboreinrichtungen. Abzüge.
   - Januar 1994 -

3. Laboreinrichtungen. Abzüge.
   - April 1993 -

4. Laboreinrichtungen. Abzüge. Abzüge in Apotheken.
   - Januar 1994 -

0911 Ambulanzflugzeug (DIN 13234)

1. Ambulanzflugzeug. Begriffe, Anforderungen.
   - Dezember 1987 -
   ⌑ 93750

2. Ambulanzflugzeug. Medizinische und medizinisch-technische Ausstattung.
   - Dezember 1987 -
   ⌑ 93750

0912 Anästhesie (DIN ISO 4135)

1. Anästhesie. Begriffe.
   - November 1984 -
   ⌑ 78521

2. Anästhesie. Begriffe. Identisch mit ISO 4135:1979
   - Stand 1986, November 1988 -
   ⌑ 98129

0913 Anästhesie- und Beatmungsgeräte (DIN ISO 5356-1)

Anästhesie- und Beatmungsgeräte. Konische Konnektoren. Männliche und weibliche Konen.
- April 1991 -
⌑ 111930

0914 Anästhesie-Verdampfer (DIN EN 1280, Entwurf)

Medikamentenspezifische Füllsysteme für Anästhesie-Verdampfer.
- April 1994 -
122013

0915 Anästhesiologie (DIN EN ISO 4135)

Anästhesiologie. Begriffe.
- November 1996 -
212154

0916 Aufbewahrung radioaktiver Stoffe (DIN 25422)

Aufbewahrung radioaktiver Stoffe. Anforderungen an Aufbewahrungseinrichtungen und deren Aufstellungsräume zum Strahlen-, Brand- und Diebstahlschutz.
- August 1994 -
81757

0917 Barrierefreies Bauen (DIN 18024)

1. Barrierefreies Bauen. Teil 1: Straßen, Plätze, Wege, öffentliche Verkehrs- und Grünanlagen sowie Spielplätze. Planungsgrundlagen.
- 1998 -
211361

2. Barrierefreies Bauen. Teil 2: Öffentlich zugängige Gebäude und Arbeitsstätten. Planungsgrundlagen.
- November 1996 -
207897

0918 Begriffe und Benennungen in der radiologischen Technik. Strahlenphysik.
- Dezember 1997 -
47970

0919 Behindertentransportwagen (BTW, DIN 75078)

1. Behindertentransportwagen (BTW), Begriffe. Anforderungen. Prüfung.
- November 1990 -
113018

2. Behindertentransportwagen (BTW). Rückhaltesysteme. Begriffe. Anforderungen. Prüfung.
- Januar 1988 -

3. Behindertentransportwagen (BTW). Rückhaltesysteme. Begriffe. Anforderungen. Prüfung.
- August 1997 -

0920 Behinderungsgerechtes Gestalten (DIN 32977)

1. Behinderungsgerechtes Gestalten. Begriffe und allgemeine Leitsätze.
- Januar 1991 -
113011

2. Behinderungsgerechtes Gestalten. Begriffe und allgemeine Leitsätze.
- Juli 1992 -
115461

0921 Beleuchtung mit künstlichem Licht (DIN 5035)

1. Beleuchtung mit künstlichem Licht. Begriffe und allgemeine Anforderungen.
- Juni 1990 -

2. Beleuchtung mit künstlichem Licht. Richtwerte für Arbeitsstätten in Innenräumen und im Freien.
- Juni 1990 -

3. Innenraumbeleuchtung mit künstlichem Licht. Spezielle Empfehlungen für die Beleuchtung in Krankenhäusern.
- September 1986 -
87363

4. Innenraumbeleuchtung mit künstlichem Licht. Beleuchtung in Krankenhäusern.
- September 1988 -
98131

5. Beleuchtung mit künstlichem Licht. Spezielle Empfehlungen für die Beleuchtung von Unterrichtsstätten.
- Februar 1983 -

6. Innenraumbeleuchtung mit künstlichem Licht. Notbeleuchtung.
- Dezember 1987 -
56736

7. Beleuchtung mit künstlichem Licht. Messung und Bewertung.
- Dezember 1990 -
111931

8. Innenraumbeleuchtung mit künstlichem Licht. Beleuchtung von Räumen mit Bildschirmarbeitsplätzen und mit Arbeitsplätzen mit Bildschirmunterstützung.
- September 1988 -

9. Beleuchtung mit künstlichem Licht. Spezielle Anforderungen zur Einzelplatzbeleuchtung in Büroräumen und büroähnlichen Räumen.
- Mai 1994 -

0922 Beleuchtung zahnärztlicher Behandlungsräume (DIN 67505)

Beleuchtung zahnärztlicher Behandlungsräume und zahntechnischer Laboratorien.
- September 1986 -
⌨ 87362

0923 Brandschutzordnung (DIN 14096)

1. Brandschutzordnung. Regeln für die Erstellung des Teil A und B.
- Dezember 1980 -
⌨ 61395

2. Brandschutzordnung.
- April 1983 -
⌨ 105928

3. Brandschutzordnung.
- April 1983 -
⌨ 105928

4. Brandschutzordnung.
- April 1983 -
⌨ 105928

0924 Brandverhalten von Baustoffen und Bauteilen (DIN 4102)

1. Brandverhalten von Baustoffen und Bauteilen.
- September 1977 -
⌨ 64307

2. Brandverhalten von Baustoffen und Bauteilen. Zusammenstellung und Anwendung klassifizierter Baustoffe, Bauteile und Sonderbauteile.
- März 1981 -
⌨ 63573

0925 Chemische Desinfektionsmittel und Antiseptika (DIN EN 1275)

Chemische Desinfektionsmittel und Antiseptika. Fungizide Wirkung

(Basistest). Prüfverfahren und Anforderungen (Phase1).
- Juni 1997 -
⌨ 211777

0926 Chirurgische Händedesinfektionsmittel (DIN EN 12791, Entwurf)

Chemische Desinfektionsmittel und Antiseptika. Chirurgische Händedesinfektionsmittel. Prüfverfahren und Anforderungen (Phase 2/Stufe 2).
- Juni 1997 -
⌨ 211776

0927 Dampf-Sterilisatoren (DIN EN 285)

Sterilisation. Dampf-Sterilisatoren. Groß-Sterilisatoren.
- Februar 1997 -
⌨ 211785

0928 Dekontaminationsanlagen im Bereich der Medizin (DIN 58955)

1. Dekontaminationsanlagen im Bereich der Medizin. Begriffe.
- September 1992 -
⌨ 115465

2. Dekontaminationsanlagen im Bereich der Medizin. Anforderungen.
- September 1998 -

3. Dekontaminationsanlagen im Bereich der Medizin. Prüfung auf Wirksamkeit.
- September 1998 -

4. Dekontaminationsanlagen im Bereich der Medizin. Biologische Indikatoren. Anforderungen.
- September 1998 -
⌨ 115465

5. Dekontaminationsanlagen im Bereich der Medizin. Betrieb.
- März 1998 -
⌨ 211365

6. Dekontaminationsanlagen im Bereich der Medizin. Bauliche Anforderungen und Anforderungen an die Betriebsmittelversorgung.
- September 1998 -
⌨ 115465

Normen und Technische Regeln

0929 Desinfektion, Dampf-Desinfektionsapparate (DIN 58949)

1. Desinfektion. Dampf-Desinfektionsapparate. Begriffe.
- Februar 1975 -
⊟ 35903

2. Desinfektion. Dampf-Desinfektionsapparate. Begriffe.
- Mai 1991 -
⊟ 113015

3. Desinfektion. Dampf-Desinfektionsapparate. Begriffe.
- Oktober 1989 -
⊟ 102341

4. Desinfektion. Dampf-Desinfektionsapparate. Anforderungen.
- April 1988 -
⊟ 98146

5. Desinfektion. Dampf-Desinfektionsapparate. Anforderungen.
- Juli 1998 -
⊟ 46771

6. Desinfektion. Dampf-Desinfektionsapparate. Prüfung auf Wirksamkeit.
- Mai 1991 -
⊟ 41904

7. Desinfektion. Dampf-Desinfektionsapparate.
- Mai 1991 -
⊟ 113015

8. Desinfektion. Dampf-Desinfektionsapparate. Betrieb von Dampf-Desinfektionsapparaten.
- September 1992 -
⊟ 115464

9. Desinfektion. Dampf-Desinfektionsapparate. Bauliche Anforderungen und Anforderungen an die Betriebsmittelversorgung.
- Dezember 1998 -
⊟ 115464

0930 Desinfizierende Händewaschung (DIN EN 1499)

Chemische Desinfektionsmittel und Antiseptika. Desinfizierende Händewaschung. Prüfverfahren und Anforderungen (Phase 2/Stufe 2).
- Juni 1997 -
⊟ 211774

0931 Digitale Archivierung (DIN 6878-1)

Digitale Archivierung von Bildern in der medizinischen Radiologie. Teil 1: Allgemeine Anforderungen an die digitale Archivierung von Bildern.
- Mai 1998 -
⊟ 211775

0932 Druckkammern (DIN 13256)

1. Druckkammern für Personen.
- August 1983 -
⊟ 74784

2. Druckkammern für Personen.
- März 1984 -
⊟ 74784

0933 Einbauschränke (DIN 13943)

Zahnheilkunde. Einbauschränke. Einbaumaße und Anforderungen.
- August 1991 -
⊟ 111926

0934 Elektrische Anlagen (DIN VDE 0166)

1. Elektrische Anlagen und deren Betriebsmittel in explosivstoffgefährdeten Bereichen.
- Mai 1981 -
⊟ 64309

2. Elektrische Anlagen und deren Betriebsmittel in explosivstoffgefährdeten Bereichen.
- März 1996 -
⊟ 64309

0935 Elektrowärmegeräte (VDE 720-12)

Vorschriften für Elektrowärmegeräte für den Hausgebrauch und ähnliche Zwecke. Sondervorschriften für Großgeräte zum Bereiten und Warmhalten von Speisen und Getränken in Grossküchen und ähnlichen Einrichtungen.
- November 1964 -
⊟ 47573

0936 Fahrgestell für Krankentragen (DIN 13043)

Fahrgestell für Krankentragen.
- April 1991 -
⊟ 83558

0937 **Fahrgestell für Krankentragen (DIN 13046)**

Fahrgestell für Krankentragen, klappbar.
- März 1984 -
🖳 74782

0938 **Filmverarbeitung in der Radiologie (DIN 6860)**

Filmverarbeitung in der Radiologie. Lagerung, Transport, Handhabung und Verarbeitung.
- Januar 1996 -
🖳 211786

0939 **Gerätekatalog in der Medizintechnik (VDI/VDE 2426)**

1. Kataloge in der Instandhaltung und Bewirtschaft der Medizintechnik. Allgemeines.
- Juni 1994 -

2. Standardisierter Gerätekatalog in der Medizintechnik.
- April 1995 -
🖳 211789

3. Kataloge in der Instandhaltung und Bewirtschaftung in der Medizintechnik. Fehlerkataloge
- April 1996 -

0940 **Gliederung des Krankenhauses (DIN 13080)**

1. Krankenhausbau. Gliederung des Krankenhauses.
- Januar 1985 -
🖳 81129

2. Gliederung des Krankenhauses in Funktionsbereiche und Funktionsstellen.
- Juni 1987 -
🖳 93749

3. Gliederung des Krankenhauses in Funktionsbereiche und Funktionsstellen. Hinweise zur Anwendung und Zuordnung.
- Februar 1990 -
🖳 103563

4. Gliederung des Krankenhauses in Funktionsbereiche und Funktionsstellen. Grundflächen in Krankenhäusern.
- September 1996 -
🖳 207896

0941 **Grundflächen und Rauminhalte von Hochbauten (DIN 277-2)**

Grundflächen und Rauminhalte von Hochbauten. Gliederung von Nutzflächen, Funktionsflächen und Verkehrsflächen (Netto-Grundrissfläche).
- März 1981 -
🖳 63575

0942 **Handschuhkästen (DIN 25412)**

1. Laboreinrichtungen. Handschuhkästen. Maße und Anforderungen.
- September 1988 -
🖳 56384

2. Laboreinrichtungen. Handschuhkästen. Maße und Anforderungen.
- Februar 1987 -
🖳 56384

3. Laboreinrichtungen. Handschuhkästen. Dichtungsprüfung.
- September 1988 -
🖳 56384

0943 **Hubeinrichtungen für Rollstuhlbenutzer (DIN 32983)**

Fahrzeuggebundene Hubeinrichtungen für Rollstuhlbenutzer und andere mobilitätsbehinderte Personen. Sicherheitstechnische Anforderungen und Prüfung.
- August 1994 -
🖳 119206

0944 **Infusionsbehältnisse (DIN 58363-1)**

Transfusion. Infusion. Infusionsbehältnisse und Zubehör. Infusionsflaschen (schwer).
- November 1996 -
🖳 74786

0945 **Infusionsgeräte (DIN 58362)**

1. Infusion. Infusionsgeräte und Zubehör. Infusionsgeräte für Schwerkraftinfusionen. Benennungen. Anforderungen. Prüfung.
- April 1994 -
🖳 122021

2. Infusion. Infusionsgeräte und Zubehör.Infusionsgeräte zur Verwendung mit Druckinfusionsapparaten. Benennungen. Anforderungen. Prüfung.
- April 1994 -
🖫 122021

3. Infusion. Infusionsgeräte und Zubehör. Übertragungsleitungen zur Verwendung mit Druckinfusionsapparaten.
- April 1994 -
🖫 122021

4. Infusion. Infusionsgeräte und Zubehör. Zubehörteile für Übertragungsleitungen zur Verwendung mit Druckinfusionsapparaten.
- April 1994 -
🖫 122021

5. Infusion. Infusionsgeräte und Zubehör. Infusionsfilter zur Verwendung mit Druckinfusionsapparaten.
- April 1994 -
🖫 122021

6. Infusion. Infusionsgeräte und Zubehör. Infusionsgeräte mit Dosierbehälter.
- April 1994 -
🖫 122021

0946 Infusionsgeräte zur medizinischen Verwendung (DIN ISO 8536)

1. Infusionsgeräte zur medizinischen Verwendung. Infusionsflaschen aus Glas.
- April 1992 -
🖫 113020

2. Infusionsgeräte zur medizinischen Verwendung. Infusionsflaschen aus Glas.
- Februar 1992 -

3. Infusionsgeräte zur medizinischen Verwendung. Stopfen für Infusionsflaschen.
- April 1993 -

4. Infusionsgeräte zur medizinischen Verwendung. Aluminium-Bördelkappen für Infusionsflaschen.
- Februar 1993 -
🖫 119120

5. Infusionsgeräte zur medizinischen Verwendung. Gefriertrocknungsstopfen für Infusionsflaschen.
- Juli 1996 -

6. Infusionsgeräte zur medizinischen Verwendung. Bördelkappen aus Aluminium- Kunststoffkombinationen für Infusionsflaschen.
- Juni 1993 -

0947 Injektionsbehältnisse (DIN ISO 8362)

1. Injektionsbehältnisse für Injektionspräparate und Zubehör. Injektionsflaschen aus Röhrenglas.
- Dezember 1990 -
🖫 112007

2. Injektionsbehältnisse für Injektabillla und Zubehör.
- Dezember 1989 -
🖫 112007

3. Injektionsbehältnisse für Injekttabilla und Zubehör.
- November 1990 -
🖫 204059

4. Injektionsbehältnisse für Injektionspräparate und Zubehör. Injektionsflaschen aus Hüttenglas.
- Juli 1996 -
🖫 112007

5. Injektionsbehältnisse für Injektionspräparate und Zubehör.
- Juli 1996 -
🖫 112007

6. Injektionsbehältnisse für Injektionspräparate und Zubehör.
- Juni 1993 -
🖫 112007

7. Injektionsbehältnisse für Injektionspräparate und Zubehör.
- Mai 1996 -
🖫 112007

0948 Injektionsgeräte zur medizinischen Verwendung (DIN ISO 9187)

1. Injektionsgeräte zur medizinischen Verwendung. Ampullen für Injektionspräparate.
- Februar 1999 -
🖫 113021

2. Injektionsgeräte zur medizinischen
Verwendung. Ampullen für
Injektionspräparate.
- März 1992 -
⌨ 113021

3. Injektionsgeräte zur medizinischen
Verwendung. OPC-Ampullen.
- März 1992 -

4. Injektionsgeräte zur medizinischen
Verwendung. Ampullen für
Injektionspräparate.
- September 1998 -

5. Injektionsgeräte zur medizinischen
Verwendung.
- September 1998 -
⌨ 117383

6. Injektionsgeräte zur medizinischen
Verwendung. Ampullen für
Injektionspräparate.
- Juni 1991 -

7. Injektionsgeräte zur medizinischen
Verwendung. Ampullen für
Injektionspräparate.
- September 1998 -

8. Injektionsgeräte zur medizinischen
Verwendung. OPC-Ampullen.
- Juni 1993 -

9. Injektionsgeräte zur medizinischen
Verwendung. Ampullen für
Injektionspräparate.
- Februar 1999 -

10. Injektionsgeräte zur medizinischen
Verwendung. OPC-Ampullen.
- Februar 1999 -

**0949 Instandsetzung von medizinischen
elektrischen Geräten (DIN VDE 0751)**

1. Instandsetzung, Änderung und
Prüfung von medizinischen
elektrischen Geräten. Allgemeine
Festlegungen.
- Oktober 1990 -
⌨ 111933

2. Instandsetzung, Änderung und
Prüfung von medizinischen
elektrischen Geräten. Allgemeine
Festlegungen.
- Mai 1999 -

**0950 Kassetten für medizinische
Röntgenaufnahmen (DIN 6832)**

1. Kassetten für medizinische
Röntgenaufnahmen.
Röntgenkassetten. Maße und
Anforderungen.
- Mai 1992 -
⌨ 117381

2. Kassetten für medizinische
Röntgenaufnahmen.
Röntgenkassetten und
Mammographie- Kassetten. Prüfung
der Lichtdichtheit.
- Mai 1992 -
⌨ 117381

3. Kassetten für medizinische
Röntgenaufnahmen.
Mammographie-Kassetten. Maße
und Anforderungen.
- Mai 1992 -
⌨ 117381

0951 Klinische Dosimetrie (DIN 6809-3)

Klinische Dosimetrie.
Röntgendiagnostik.
- März 1990 -
⌨ 105948

0952 Kosten im Hochbau (DIN 276)

Kosten im Hochbau.
- Juni 1993 -
⌨ 119122

**0953 Krankenhausmatratzen aus
Latexschaum. Maße,
Anforderungen, Prüfung. Hinweise
für Verwendung und Behandlung.**
- Dezember 1977 -
⌨ 48551

**0954 Krankenhausmatratzen aus
Polyätherschaum. Maße,
Anforderungen, Prüfung. Hinweise
für Verwendung und Behandlung.**
- Dezember 1977 -
⌨ 48552

0955 Krankenkraftwagen (DIN 75080)

1. Krankenkraftwagen. Begriffe,
Anforderungen, Prüfung.
- Mai 1987 -
⌨ 81756

2. Krankenkraftwagen. Rettungswagen (RTW).
- Juni 1982 -
🖫 68919

3. Krankenkraftwagen. Rettungswagen (RTW).
- Juni 1987 -
🖫 93752

4. Krankenkraftwagen. Rettungswagen (RTW).
- Januar 1989 -

5. Krankenkraftwagen. Krankentransportwagen (KTW).
- Juli 1982 -
🖫 68919

6. Krankenkraftwagen. Krankentransportwagen (KTW).
- Juni 1987 -
🖫 93752

7. Krankenkraftwagen. Krankentransportwagen (KTW).
- Januar 1989 -

8. Krankentransportwagen. Zusätzliche Festlegungen für Rettungswagen, Notfallkrankenwagen und Krankentransportwagen.
- Juni 1999 -

0956 Krankentrage (DIN 13024)

1. Krankentrage mit starren Holmen. Masse, Anforderungen, Prüfung.
- Juli 1985 -
🖫 81022

2. Krankentrage. Teil 1: mit starren Holmen. Maße, Anforderungen, Prüfung.
- 1997 -
🖫 211780

3. Krankentrage. Teil 2: mit klappbaren Holmen. Maße, Anforderungen, Prüfung.
- April 1997 -
🖫 211781

0957 Krankentragen mit Laufrollen (DIN 13025)

1. Krankentragen mit Laufrollen.
- April 1992 -
🖫 113008

2. Krankentragen mit Laufrollen mit festverbundenem Fahrgestell.
- April 1991 -
🖫 112006

0958 Krankentransport-Hängematte (DIN 13023)

Krankentransport-Hängematte
- September 1987 -
🖫 82740

0959 Laboratoriumsmedizin (DIN 58937)

1. Allgemeine Laboratoriumsmedizin. Anforderung an die Beschreibung von Methoden.
- November 1988 -
🖫 98143

2. Allgemeine Laboratoriumsmedizin. Mitteilung von Befunden.
- August 1994 -
🖫 56737

3. Allgemeine Laboratoriumsmedizin. Merkmale von In-vitro-Diagnostika-Systemen.
- August 1994 -
🖫 56737

0960 Laser (DIN V 18734, Vornorm)

Laser und Laseranlagen. Medizinisch-therapeutische Lasergeräte. Qualitäts- und sicherheitstechnische Anforderungen.
- Januar 1991 -
🖫 112002

0961 Laser (DIN V 18735, Vornorm)

Laser und Laseranlagen. Zubehör für medizinische Lasergeräte. Lasergeeignete Oberflächen für chirurgische Instrumente.
- April 1991 -
🖫 112001

0962 Laser (DIN VDE 0837)

1. Strahlungssicherheit von Laser-Einrichtungen, Klassifizierung von Anlagen, Anforderungen, Benutzer-Richtlinien.
- Mai 1981 -
🖫 64310

2. Strahlungssicherheit von Laser-Einrichtungen. Klassifizierung von Anlagen, Anforderungen, Benutzer-Richtlinien. Änderungen der IEC 825(1984). Identisch mit IEC 76(CO)15.
- Oktober 1988 -
🖫 98128

0963 Leistungserfassung in medizinischen Laboratorien (DIN 13064)

1. Anleitung zur Leistungserfassung in medizinischen Laboratorien. Begriffe.
- 1994 -
🖫 211855

2. Anleitung zur Leistungserfassung in medizinischen Laboratorien. Erfassung der Anzahl der Analysen und der nichtanalytischen Leistungen.
- März 1994 -
🖫 112005

0964 Leuchten (DIN EN 60598-2-25 , VDE 0711-225)

Leuchten - Teil 2: Besondere Anforderungen; Hauptabschnitt 25: Leuchten zur Verwendung in klinischen Bereichen von Krankenhäusern und Gebäuden zur Gesundheitsfürsorge.
- April 1995 -
🖫 125822

0965 Lichtruftechnik (DIN 41050)

1. Lichtruftechnik.
- Februar 1991 -
🖫 63578

2. Lichtruftechnik.
- Juni 1982 -
🖫 63578

0966 Lichtruftechnik (DIN VDE 0834)

1. Lichtruftechnik. Anlagen in Krankenhäusern, Pflegeheimen und ähnlichen Einrichtungen. Errichten und Betrieb.
- April 1991 -
🖫 211355

2. Rufanlagen in Krankenhäusern, Pflegeheimen und ähnlichen Einrichtungen. Geräteanforderungen, Errichten und Betrieb.
- Februar 1998 -
🖫 211356

3. Lichtruftechnik. Anlagen in Krankenhäusern, Pflegeheimen und ähnlichen Einrichtungen. Umweltbedingungen und Elektromagnetische Verträglichkeit.
- Februar 1998 -
🖫 211357

0967 Lifter (DIN EN ISO 10535)

Lifter. Anforderungen und Prüfverfahren.
- Dezember 1992 -

0968 Lüften von Bädern und Toilettenräumen (DIN 18017)

1. Lüften von Bädern und Toilettenräumen ohne Aussenfenster. Einzelschachtanlagen ohne Ventilatoren.
- Februar 1987 -

2. Lüften von Bädern und Toilettenräumen ohne Aussenfenster - mit Ventilatoren.
- August 1990 -
🖫 106126

0969 Luftfahrzeuge zum Patiententransport (DIN 13230)

1. Rettungshubschrauber (RTH). Begriffe, Anforderungen. Ausstattung.
- Oktober 1980 -
🖫 60739

2. Rettungshubschrauber (RTH). Begriffe Anforderungen
- März 1988 -
🖫 98137

3. Rettungshubschrauber (RTH). Begriffe Anforderungen
- 1995 -

4. Luftfahrzeuge zum Patiententransport. Teil 1: Begriffe.
- April 1996 -
🖫 211772

5. Rettungshubschrauber (RTH).
Begriffe, Anforderungen.
Ausstattung.
- Oktober 1980 -
🖫 60739

6. Rettungshubschrauber (RTH),
Ausstattung.
- Oktober 1982 -
🖫 69552

7. Rettungshubschrauber (RTH).
Ausstattung.
- Mai 1989 -
🖫 111923

8. Rettungshubschrauber (RTH).
Ausstattung.
- Januar 1997 -

9. Luftfahrzeuge zum
Patiententransport. Teil 2:
Ausstattung von Luftfahrzeugen.
- Januar 1997 -
🖫 212150

10. Luftfahrzeuge zum
Patiententransport. Teil 3:
Anforderungen an
Rettungshubschrauber (RTH).
- April 1996 -
🖫 211773

11. Luftfahrzeuge zum
Patiententransport. Teil 4:
Anforderung an
Intensivtransporthubschrauber (
ITH).
- Januar 1997 -
🖫 212151

12. Luftfahrzeuge zum
Patiententransport. Teil 5:
Anforderungen an
Intensivtransportflugzeuge (ITF) .
- Januar 1998 -
🖫 211359

**0970 Medizinisch-mikrobiologische
Laboratorien (DIN 58956)**

1. Medizinisch-mikrobiologische
Laboratorien. Begriffe,
Risikobereiche, Räumlichkeiten,
sicherheitstechnische Anforderungen
und Prüfung.
- Juni 1990 -
🖫 74787

2. Medizinische Mikrobiologie.
Medizinisch-mikrobiologische
Laboratorien. Anforderungen an die
Ausstattung.
- Januar 1986 -
🖫 83557

3. Medizinische Mikrobiologie.
Medizinisch-mikrobiologische
Laboratorien. Anforderungen an den
Organisationsplan.
- Dezember 1986 -
🖫 80576

4. Medizinische Mikrobiologie.
Medizinisch-mikrobiologische
Laboratorien. Anforderungen an die
Entsorgung.
- Januar 1986 -
🖫 83557

5. Medizinische Mikrobiologie.
Medizinisch-mikrobiologische
Laboratorien. Anforderungen an den
Hygieneplan.
- Oktober 1990 -

6. Medizinische Mikrobiologie.
Medizinisch-mikrobiologische
Laboratorien.
Sicherheitskennzeichnung.
- Januar 1986 -
🖫 83557

**0971 Medizinische elektrische Geräte
(DIN EN 60601)**

1. Medizinische elektrische Geräte.
Teil 1: Allgemeine Festlegungen für
die Sicherheit.
- März 1996 -
🖫 202825

2. Medizinische elektrische Geräte.
Teil 1: Allgemeine Festlegungen für
die Sicherheit.
- Oktober 1996 -
🖫 202825

3. Medizinische elektrische Geräte.
Teil 2-18: Besondere Festlegungen
für die Sicherheit von
endoskopischen Geräten.
- September 1997 -

4. Medizinische elektrische Geräte.
Teil 2-19: Besondere Festlegungen
für die Sicherheit von
Säuglingsinkubatoren.
- Januar 1998 -
🖫 89342

5. Medizinische elektrische Geräte.
Teil 2-21: Besondere Festlegungen
für die Sicherheit von
Säuglingswärmestrahlern.
- Dezember 1995 -

6. Medizinische elektrische Geräte.
Teil 2-21: Besondere Festlegungen
für die Sicherheit von
Säuglingswärmestrahlern.
- Januar 1998 -

7. Medizinische elektrische Geräte.
Teil 2-22: Besondere Festlegungen
für die Sicherheit von diagnostischen
und therapeutischen Lasergeräten.
- Dezember 1996 -

8. Medizinische elektrische Geräte.
Teil 2-24: Besondere Festlegungen
für die Sicherheit von
Infusionspumpen und
Infusionsreglern.
- Februar 1999 -

9. Medizinische elektrische Geräte.
Teil 2-28: Besondere Festlegungen
für die Sicherheit von
Röntgenstrahlern einschließlich
Blendensystem und
Röntgenstrahlern für medizinische
Diagnostik.
- Dezember 1995 -

10. Medizinische elektrische Geräte.
Teil 2-29: Besondere Festlegungen
für die Sicherheit von
Strahlentherapiesimulatoren.
- November 1996 -

11. Medizinische elektrische Geräte.
Teil 2-32: Besondere Festlegungen
für die Sicherheit von
Röntgenanwendungsgeräten.
- 1995 -
⌨ 211792

12. Medizinische elektrische Geräte.
Teil 2-33: Besondere Festlegungen
für die Sicherheit von medizinischen
diagnostischen
Magnetresonanzgeräten.
- Juni 1997 -

13. Medizinische elektrische Geräte.
Teil 2-36: Besondere Festlegungen
für die Sicherheit von Geräten zur
extrakorporal induzierten Lithotripsie.
- Dezember 1997 -

14. Medizinische elektrische Geräte.
Teil 2-38: Besondere Festlegungen
für die Sicherheit von elektrisch
betriebenen Krankenhausbetten.
- Januar 1998 -
⌨ 211358

15. Medizinische elektrische Geräte.
Teil 2-38: Besondere Festlegungen
für die Sicherheit von elektrisch
betriebenen Krankenhausbetten.
Änderung A 1.
- Oktober 1998 -

16. Medizinische elektrische Geräte.
Teil 2-41: Besondere Festlegungen
für die Sicherheit von
Operationsleuchten und
Untersuchungsleuchten.
- September 1998 -

17. Medizinische elektrische Geräte.
Teil 2-45: Besondere Festlegungen
für die Sicherheit von
mammographischen Röntgengeräten
und mammographischen Stereotaxi-
Vorrichtungen.
- November 1998 -

18. Medizinische elektrische Geräte.
Teil 2-46: Besondere Festlegungen
für die Sicherheit von
Operationstischen.
- Februar 1999 -
⌨ 93742

**0972 Medizinische
Elektronenbeschleuniger-Anlagen
(DIN 6847)**

1. Medizinische
Elektronenbeschleuniger-Anlagen.
Strahlenschutzregeln für die
Herstellung und Einrichtung.
- Januar 1972 -
⌨ 4182

2. Medizinische
Elektronenbeschleuniger-Anlagen.
Strahlenschutzanforderungen an die
Einrichtungen.
- August 1980 -
⌨ 60563

3. Medizinische
Elektronenbeschleuniger-Anlagen.
Strahlenschutzregeln für die
Errichtung.
- November 1977 -
⌨ 48167

4. Medizinische
Elektronenbeschleuniger-Anlagen.
- März 1990 -
⌨ 105955

5. Medizinische
Elektronenbeschleuniger-Anlagen.
- März 1990 -
⌨ 105955

6. Medizinische
Elektronenbeschleuniger-Anlagen.
- Oktober 1990 -
⌨ 111936

7. Medizinische
Elektronenbeschleuniger-Anlagen.
- Oktober 1990 -
⌨ 111936

**0973 Medizinische
Gammabestrahlungsanlagen (DIN
6846)**

1. Medizinische
Gammabestrahlungsanlagen.
Strahlenschutzregeln für die
Herstellung und Errichtung.
- März 1969 -
⌨ 56382

2. Medizinische
Gammabestrahlungsanlagen.
Strahlenschutzanforderungen an die
Einrichtungen.
- Juli 1980 -
⌨ 60562

3. Medizinische
Gammabestrahlungsanlagen.
Strahlenschutzanforderungen an die
Einrichtungen.
- August 1992 -
⌨ 115458

4. Medizinische
Gammabestrahlungsanlagen.
Strahlenschutzregeln für die
Errichtung.
- September 1983 -
⌨ 64306

5. Medizinische
Gammabestrahlungsanlagen.
Regeln für die Prüfung des
Strahlenschutzes.
- Februar 1990 -
⌨ 103562

6. Medizinische
Gammabestrahlungsanlagen.
Konstanzprüfungen apparativer
Qualitätsmerkmale.
- März 1992 -
⌨ 113006

**0974 Medizinische Handschuhe (DIN EN
455)**

1. Medizinische Handschuhe zum
einmaligen Gebrauch. Teil 1:
Anforderungen und Prüfung auf
Dichtheit.
- 1994 -
⌨ 211854

2. Medizinische Handschuhe zum
einmaligen Gebrauch. Teil 1:
Anforderungen und Prüfung auf
Dichtheit (enthält Änderung
A1:1998).
- Juli 1998 -
⌨ 212934

3. Medizinische Einmalhandschuhe.
Anforderungen und Prüfung der
physikalischen Eigenschaften.
- November 1991 -
⌨ 111922

4. Medizinische Handschuhe zum
einmaligen Gebrauch. Teil 2:
Anforderungen und Prüfung der
physikalischen Eigenschaften.
- 1995 -
⌨ 211790

5. Medizinische Handschuhe zum
einmaligen Gebrauch. Teil 2:
Anforderungen und Prüfung der
physikalischen Eigenschaften
(enthält Änderung A1:1998).
- Juli 1998 -
⌨ 212935

6. Medizinische Handschuhe zum
einmaligen Gebrauch. Teil 3:
Prüfung der Biokompatibilität und
Anforderungen an die
Kennzeichnung der Biokompatibilität.
- Dezember 1996 -
⌨ 212153

7. Medizinische Handschuhe zum
einmaligen Gebrauch. Teil 3:
Anforderungen und Prüfungen für die
biologische Bewertung.
- Dezember 1998 -

8. Medizinische Handschuhe zum
einmaligen Gebrauch.
Anforderungen und Prüfungen für die
biologische Bewertung (enthält
Änderung A1:1998).
- 1998 -

9. Medizinische Handschuhe zum
einmaligen Gebrauch. Teil 2:
Anforderungen und Prüfung der
physikalischen Eigenschaften
(einschließlich Änderung A1:1998).
- 1995 -

**0975 Medizinische Informatik (DIN V ENV
12539, Vornorm)**

Medizinische Informatik. Anforderungs-
und Ergebnismitteilungen für
diagnostische Dienstleistungsstellen.
- Mai 1997 -
⊟ 211778

**0976 Medizinische Röntgenanlagen bis
300 kV (DIN 6812)**

1. Medizinische Röntgenanlagen bis
300 kV. Strahlenschutzregeln für die
Errichtung.
- Mai 1985 -
⊟ 81127

2. Medizinische Röntgenanlagen bis
300 kV. Regeln für die Auslegung
des baulichen Strahlenschutzes.
- April 1996 -
⊟ 204061

**0977 Medizinische Röntgenanlagen bis
300 kV (DIN 6815)**

1. Medizinische Röntgenanlagen bis
300 kV. Regeln für die Prüfung des
Strahlenschutzes nach Errichtung,
Instandsetzung und Änderung.
- Juli 1987 -
⊟ 93745

2. Medizinische Röntgenanlage bis
300 kV. Regeln für die Prüfung des
Strahlenschutzes nach Einrichtung,
Instandsetzung und Änderung.
- Juli 1990 -
⊟ 105950

3. Medizinische Röntgenanlagen bis
300 kV. Regeln für die Prüfung des
Strahlenschutzes nach Errichtung,
Instandsetzung und Änderung.
- April 1992 -
⊟ 113003

**0978 Medizinische Röntgeneinrichtungen
bis 300 kV (DIN 6811)**

1. Medizinische Röntgeneinrichtungen
bis 300 kV. Strahlenschutzregeln für
die Herstellung,
Röntgenanwendungsgeräte und
deren Komponenten für die
Röntgendiagnostik.
- Juli 1987 -
⊟ 93743

2. Medizinische Röntgeneinrichtungen
bis 300 kV. Strahlenschutzregeln für
die Herstellung.
- Januar 1972 -
⊟ 4183

**0979 Medizinische Versorgungseinheiten
(DIN EN 793)**

Besondere Anforderungen für die
Sicherheit von medizinischen
Versorgungseinheiten.
- Juli 1998 -

**0980 Medizinisches Untersuchungsgut
(DIN EN 829)**

Transportverpackungen für
medizinisches und biologisches
Untersuchungsgut. In-vitro- Diagnostik.
- Juli 1996 -
⊟ 116997

**0981 Notarzt-Einsatzfahrzeuge (NEF, DIN
75079)**

1. Notarzt-Einsatzfahrzeuge(NEF).
Begriffe, Anforderungen, Prüfung.
- Mai 1991 -
⊟ 113019

2. Notarzt-Einsatzfahrzeuge (NEF).
Begriffe, Anforderungen, Prüfung.
- Juni 1993 -
⊟ 119209

0982 Notbeleuchtung (EN 1838)

Angewandte Lichttechnik.
Notbeleuchtung.
- Juli 1999 -

0983 Notfall-Arztkoffer (DIN 13232)

1. Notfall-Arztkoffer.
- Januar 1987 -
⊟ 89338

2. Notfall-Arztkoffer.
- Juli 1997 -

0984 Notfall-Arztkoffer (DIN 13233)

1. Notfall-Arztkoffer für Säuglinge und Kleinkinder.
   - Januar 1987 -
   ⊟ 81338

2. Notfall-Arztkoffer für Säuglinge und Kleinkinder.
   - Juli 1997 -
   ⊟ 81338

0985 Nuklearmedizinische Betriebe (DIN 6844)

1. Nuklearmedizinische Betriebe. Regeln für die Errichtung und Ausstattung.
   - Dezember 1978 -
   ⊟ 56381

2. Nuklearmedizinische Betriebe. Regeln für die Errichtung und Ausstattung von Betrieben zur diagnostischen Anwendung von offenen radioaktiven Stoffen.
   - September 1987 -
   ⊟ 93747

3. Nuklearmedizinische Betriebe. Regeln für die Errichtung und Ausstattung von Betrieben zur diagnostischen Anwendung von offenen radioaktiven Stoffen.
   - September 1996 -

4. Nuklearmedizinische Betriebe. Regeln für die Errichtung und Ausstattung von Betrieben zur therapeutischen Anwendung von offenen radioaktiven Stoffen.
   - September 1987 -
   ⊟ 93747

5. Nuklearmedizinische Betriebe. Regeln für die Errichtung und Ausstattung von Betrieben zur therapeutischen Anwendung von offenen radioaktiven Stoffen.
   - September 1996 -

6. Nuklearmedizinische Betriebe. Strahlenschutzberechnungen.
   - September 1987 -
   ⊟ 93747

7. Nuklearmedizinische Betriebe. Strahlenschutzberechnungen.
   - September 1989 -
   ⊟ 102336

0986 Nuklearmedizinischer Messergebnisse (DIN 6848)

1. Kennzeichnung von Darstellungen nuklearmedizinischer Messergebnisse. Szintigramme.
   - Dezember 1978 -
   ⊟ 53110

2. Kennzeichnung von Darstellungen in der medizinischen Diagnostik.
   - April 1992 -
   ⊟ 113023

3. Kennzeichnung von Darstellungen nuklearmedizinischer Meßergebnisse. Untersuchungen von Proben oder Körperfunktionen.
   - August 1978 -
   ⊟ 56509

4. Kennzeichnung von Darstellungen nuklearmedizinischer Meßergebnisse. Untersuchungen von Proben oder Körperfunktionen.
   - Februar 1994 -

0987 Protokollierung bei der medizinischen Anwendung ionisierender Strahlen (DIN 6827)

1. Protokollierung bei der medizinischen Anwendung ionisierender Strahlen. Therapie mit Röntgen-, Gamma- und Elektronenbestrahlungseinrichtungen
   .
   - April 1993 -

2. Protokollierung bei der medizinischen Anwendung ionisierender Strahlen. Therapie mit Röntgen-, Gamma- und Elektronenbestrahlungseinrichtungen
   .
   - Dezember 1997 -
   ⊟ 44574

3. Protokollierung bei der medizinischen Anwendung ionisierender Strahlen. Diagnostik und Therapie mit offenen radioaktiven Präparaten.
   - August 1975 -
   ⊟ 56506

4. Protokollierung bei der medizinischen Anwendung ionisierender Strahlen. Diagnostik und Therapie mit offenen radioaktiven Präparaten.
   - Februar 1994 -

5. Protokollierung bei der medizinischen Anwendung ionisierender Strahlen. Lokale Anwendung umschlossener radioaktiver Strahler in der Therapie.
- September 1985 -
⌨ 81758

6. Protokollierung bei der medizinischen Anwendung ionisierender Strahlen. Röntgendiagnostik.
- Dezember 1992 -
⌨ 117093

0988 Qualitätsmanagement (DIN EN ISO 9004)

1. Qualitätsmangementsysteme - Leitfaden.
- Mai 1999 -

2. Qualitätsmanagement und Elemente eines Qualitätsmangementsystems. Teil 1: Leitfaden.
- August 1994 -
⌨ 124196

3. Qualitätsmanagement und Elemente eines Qualitätsmangementsystems. Leitfaden für Dienstleistungen.
- August 1994 -

0989 Qualitätsmanagement, medizinische Mikrobiologie (DIN 58959-1)

Qualitätsmanagement in der medizinischen Mikrobiologie. Anforderungen an das QM-System.
- Juni 1997 -
⌨ 211348

0990 Qualitätsprüfung nuklearmedizinischer Meßsysteme (DIN 6855)

1. Qualitätsprüfung nuklearmedizinischer Meßsysteme. In vivo- und in vitro-Messplätze.
- August 1992 -
⌨ 115761

2. Qualitätsprüfung nuklearmedizinischer Meßsysteme.
- August 1993 -
⌨ 111937

3. Qualitätsprüfung nuklearmedizinischer Meßsysteme.
- Oktober 1992 -
⌨ 117095

0991 Qualitätssicherung in der Laboratoriumsmedizin (DIN 58936)

1. Qualitätssicherung in der Laboratoriumsmedizin.
- April 1989 -
⌨ 103198

2. Qualitätssicherung in der Laboratoriumsmedizin.
- Oktober 1998 -
⌨ 88343

3. Qualitätssicherung in der Laboratoriumsmedizin.
- April 1989 -
⌨ 88343

4. Qualitätssicherung in der Laboratoriumsmedizin. Kontrollkarten, Begriffe, allgemeine Anforderungen.
- Juli 1983 -
⌨ 72300

5. Qualitätssicherung in der Laboratoriumsmedizin. Präanalytik. Einflussgrössen, Störfaktoren.
- Juni 1991 -
⌨ 113013

0992 Qualitätssicherungssysteme, Medizinprodukte (DIN EN 46001)

Qualitätssicherungssysteme, Medizinprodukte
- September 1996 -
⌨ 120729

0993 Qualitätssicherungssysteme, Medizinprodukte (DIN EN 46002)

Qualitätssicherungssysteme. Medizinprodukte. Besondere Anforderungen an die Anwendung von ISO 9002.
- September 1996 -
⌨ 204057

0994 Radiographie (DIN 6862-1)

Identifizierung und Kennzeichnung von Bildaufzeichnungen in der medizinischen Diagnostik. Direkte und indirekte Radiographie.
- Oktober 1992 -
⌨ 117096

0995 Radiologische Technik, Begriffe und Benennungen (DIN 6814)

1. Begriffe und Benennungen in der radiologischen Technik. Anwendungsgebiete.
- September 1980 -
⌨ 60564

2. Begriffe in der radiologischen Technik. Teil 2: Strahlungsphysik.
- 1997 -
⌨ 211362

3. Begriffe und Benennungen in der radiologischen Technik. Dosisgrößen und Dosiseinheiten.
- November 1977 -
⌨ 48169

4. Begriffe und Benennungen in der radiologischen Technik. Dosisgrössen und Dosiseinheiten.
- November 1983 -
⌨ 74579

5. Begriffe und Benennungen in der radiologischen Technik. Dosisgrössen und Dosiseinheiten. Änderung 1.
- Dezember 1992 -
⌨ 116998

6. Begriffe und Benennungen in der radiologischen Technik. Radioaktivität.
- Februar 1990 -
⌨ 103561

7. Begriffe und Benennungen in der radiologischen Technik. Strahlenschutz.
- Dezember 1980 -
⌨ 61394

8. Begriffe und Benennungen in der radiologischen Technik. Strahlenschutz.
- April 1971 -
⌨ 3870

9. Begriffe und Benennungen in der radiologischen Technik. Technische Mittel zur Erzeugung von Röntgenstrahlen mit Spannungen bis 400 kV.
- Oktober 1986 -
⌨ 93744

10. Begriffe und Benennungen in der radiologischen Technik. Technische Mittel zur Erzeugung von Röntgenstrahlen mit Spannungen bis 400 kV.
- September 1989 -
⌨ 102334

11. Begriffe und Benennungen in der radiologischen Technik. Technische Mittel zur diagnostischen Anwendung von Röntgenstrahlung in der Medizin.
- Februar 1992 -
⌨ 113002

12. Begriffe und Benennungen in der radiologischen Technik. Strahlentherapie.
- März 1990 -
⌨ 105949

13. Begriffe und Benennungen in der radiologischen Technik. Radioskopie und Radiographie. Röntgentomographie.
- Oktober 1985 -
⌨ 46342

14. Begriffe und Benennungen in der radiologischen Technik. Szintigraphie inkorporierter Radionuklide.
- Oktober 1992 -
⌨ 116999

15. Begriffe und Benennungen in der radiologischen Technik. Elektronische Datenverarbeitung in der Dosimetrie.
- April 1976 -
⌨ 41905

16. Begriffe und Benennungen in der radiologischen Technik. Elektronische Datenverarbeitung in der Dosimetrie.
- Oktober 1977 -
⌨ 47971

17. Begriffe und Benennungen in der radiologischen Technik. Kollimatoren und Abschirmungen für nuklearmedizinische Meßgeräte.
- März 1990 -
⌨ 105949

18. Begriffe und Benennungen in der radiologischen Technik. Prüfung der Qualität und Sicherheit. Allgemeines.
- März 1996 -
⌨ 202496

19. Begriffe und Benennungen in der radiologischen Technik. Digitale Verfahren der diagnostischen Bildgebung. Übergeordnete Begriffe
- Februar 1990 -
🔲 103561

20. Begriffe und Benennungen in der radiologischen Technik. Digitale Verfahren der diagnostischen Bildgebung. Übergeordnete Begriffe.
- Januar 1992 -
🔲 113002

21. Begriffe und Benennungen in der radiologischen Technik. Digitale Verfahren der diagnostischen Bildgebung. Emissions-Computertomographie
- Januar 1991 -
🔲 111929

22. Begriffe und Benennungen in der radiologischen Technik.
- September 1992 -
🔲 115457

23. Begriffe und Benennungen in der radiologischen Technik. Digitale Verfahren der diagnostischen Bildgebung. Digitale Radiographie.
- Oktober 1988 -
🔲 98134

24. Begriffe und Benennungen in der radiologischen Technik. Digitale Verfahren der diagnostischen Bildgebung. Digitale Radiographie
- November 1990 -
🔲 112009

0996 Radionuklidlaboratorien (DIN 25425)

1. Radionuklidlaboratorien. Regeln für die Auslegung.
- September 1995 -
🔲 52366

2. Radionuklidlaboratorien. Regeln für die Auslegung. Ausführungsbeispiele.
- September 1995 -
🔲 66957

3. Radionuklidlaboratorien. Grundlagen für die Erstellung betriebsinterner Strahlenschutzregeln. Hinweise zur Abschirmung von Photonen- und Betastrahlung.
- Juni 1989 -
🔲 101305

4. Radionuklidlaboratorien. Grundlagen für die Erstellung betriebsinterner Strahlenschutzregeln.
- November 1989 -
🔲 103152

5. Radionuklidlaboratorien. Betriebliche Strahlenschutzanweisungen.
- Oktober 1997 -
🔲 211771

0997 Raumlufttechnische Anlagen, Abnahmeprüfung (VDI-Richtlinie 2079)

Abnahmeprüfung an raumlufttechnischen Anlagen.
- Mai 1980 -
🔲 58975

0998 Raumlufttechnische Anlagen (VDI 6022)

1. Hygienische Anforderungen an Raumlufttechnische Anlagen. Büro- und Versammlungsräume.
- Juli 1998 -
🔲 211779

2. Hygienische Anforderungen an Raumlufttechnische Anlagen. Anforderungen an die Hygieneschulung.
- Dezember 1998 -
🔲 211779

0999 Raumlufttechnische Anlagen (VDI-Richtlinie 3801)

Betreiben von raumlufttechnischen Anlagen.
- Juli 1982 -
🔲 68920

1000 Raumlufttechnische Anlagen für Küchen (VDI 2052)

Raumlufttechnische Anlagen für Küchen.
- September 1996 -
🔲 200102

1001 Rettungswesen, Begriffe (DIN 13050)

Rettungswesen. Begriffe.
- 1996 -
🔲 211788

1002 Röntgen-Schutzkleidung (DIN 6813)

Röntgen-Schutzkleidung, -Schutzkanzeln und -Schutzwände.

Regeln für die Herstellung.
- Juli 1980 -
⊟ 56317

1003 Röntgeneinrichtungen für die Computertomographie (DIN EN 61223-2-6)
Bewertung und routinemäßige Prüfung in Abteilungen für medizinische Bildgebung. Teil 2-6:
Konstanzprüfungen.
Röntgeneinrichtungen für die Computertomographie.
- März 1997 -
⊟ 211782

1004 Rohrleitungssysteme für medizinische Gase (DIN EN 737)
1. Rohrleitungssysteme für medizinische Gase. Teil 2:
Entsorgungssysteme von Anästhesie- Fortleitungssystemen.
Grundlegende Anforderungen.
- Mai 1999 -
2. Rohrleitungssysteme für medizinische Gase. Teil 2:
Rohrleitungen für medizinische Druckgase und Vakuum.
3. Rohrleitungssysteme für medizinische Gase. Teil 1:
Entnahmestellen für medizinische Druckgase und Vakuum.
- Februar 1998 -
⊟ 211363
4. Rohrleitungssysteme für medizinische Gase. Teil 2:
Entsorgungssysteme von Anästhesiegas-Fortleitungssystemen. Grundlegende Anforderungen.
- Juni 1998 -
5. Rohrleitungssysteme für medizinische Gase. Teil 2:
Entsorgungssysteme von Anästhesiegas-Fortleitungssystemen. Grundlegende Anforderungen.
- April 1999 -
6. Rohrleitungssysteme für medizinische Gase. Teil 3:
Rohrleitungen für medizinische Druckgase und Vakuum.
- November 1998 -

7. Rohrleitungssysteme für medizinische Gase. Teil 3:
Rohrleitungen für medizinische Druckgase und Vakuum.
8. Rohrleitungssysteme für medizinische Gase. Teil 4:
Entnahmestellen für Anästhesiegas-Fortleitungssysteme.
- Februar 1998 -
⊟ 211364
9. Rohrleitungssysteme für medizinische Gase. Teil 6: Maße von Steckern für Entnahmestellen für medizinische Druckgase und Vakuum.
- Dezember 1996 -
10. Rohrleitungssysteme für medizinische Gase. Teil 3:
Rohrleitungen für medizinische Druckgase und Vakuum.
- Mai 1998 -
11. Rohrleitungssysteme für medizinische Gase. Teil 6: Maße von Steckern für Entnahmestellen für medizinische Druckgase und Vakuum.

1005 Rollstühle (DIN 13240)
1. Rollstühle. Einteilung. Begriffe. Masse.
- Dezember 1980 -
⊟ 61396
2. Rollstühle. Einteilung. Begriffe.
- Dezember 1983 -
⊟ 74360
3. Rollstühle. Einteilung. Begriffe. Maße.
- Dezember 1980 -
⊟ 61396
4. Rollstühle. Einteilung. Begriffe.
- Dezember 1983 -
⊟ 74360
5. Rollstühle. Einteilung. Begriffe. Maße.
- Dezember 1980 -
⊟ 61396
6. Rollstühle. Maße.
- März 1984 -
⊟ 74783
7. Rollstühle. Maße.
- August 1994 -
⊟ 123342

165

1006 Rollstühle (DIN 13241)

1. Rollstühle. Bremsen. Ausrüstung, Anforderungen, Prüfung.
   - November 1988 -
   🖫 98140

2. Rollstühle. Bremsen, Ausrüstung, Anforderungen.
   - September 1992 -
   🖫 115459

3. Rollstühle. Prüfverfahren zur Bestimmung der Fähigkeit zur Überwindung von Hindernissen mit Rollstühlen mit Elektromotor.
   - Juni 1989 -
   🖫 101304

1007 Rollstühle (DIN ISO 7176)

1. Rollstühle.
   - September 1990 -
   🖫 112010

2. Rollstühle. Bestimmung der statischen Stabilität.
   - November 1992 -
   🖫 117097

3. Rollstühle.
   - September 1990 -
   🖫 112010

4. Rollstühle.
   - September 1990 -
   🖫 112010

5. Rollstühle.
   - Januar 1992 -
   🖫 115762

6. Rollstühle.
   - September 1990 -
   🖫 112010

7. Rollstühle.
   - Mai 1992 -
   🖫 117382

8. Rollstühle.
   - September 1990 -
   🖫 112010

9. Rollstühle.
   - Januar 1992 -
   🖫 115762

10. Rollstühle.
    - September 1990 -
    🖫 112010

11. Rollstühle.
    - Januar 1992 -
    🖫 115762

1008 Rückhaltesysteme (DIN 13071)

Rückhaltesysteme für Patienten im Krankenraum. Begriffe, Anforderungen, Prüfung.
- Januar 1996 -
🖫 211787

1009 Sauerstoffkonzentrationsmeßgeräte (DIN ISO 7767)

Sauerstoffkonzentrationsmeßgeräte zur Überwachung der Atemgasgemische von Patienten. Sicherheitsanforderungen.
- Mai 1997 -
🖫 112008

1010 Schutzkleidung gegen radioaktive Kontamination (DIN EN 1073, Entwurf)

Schutzkleidung gegen radioaktive Kontamination.
- Juli 1993 -
🖫 119202

1011 Sicherheitskennzeichnung im Strahlenschutz (DIN 25430)

1. Sicherheitskennzeichnung im Strahlenschutz.
   - August 1978 -
   🖫 56385

2. Sicherheitskennzeichnung im Strahlenschutz.
   - Februar 1991 -
   🖫 113009

1012 Sicherheitsstromversorgung (DIN 6280-13)

Stromerzeugungsaggregate mit Hubkolben-Verbrennungsmotoren für Sicherheitsstromversorgung in Krankenhäusern und in baulichen Anlagen für Menschenansammlungen.
- Dezember 1994 -
🖫 122015

1013 Sicherung der Bildqualität in röntgendiagnostischen Betrieben (DIN 6868)

1. Sicherung der Bildqualität in röntgendiagnostischen Betrieben. Teil 2: Konstanzprüfung der Filmverarbeitung.
   - Juli 1996 -
   🖫 204058

2. Sicherung der Bildqualität in röntgendiagnostischen Betrieben. Konstanzprüfung bei Durchleuchtung mit Röntgen-Bildverstärker und bei Aufnahmen vom Ausgangsschirm des Röntgen-Bildverstärkers.
- Januar 1987 -
🖫 89336

3. Sicherung der Bildqualität in röntgendiagnostischen Betrieben. Konstanzprüfung in der zahnärztlichen Röntgenaufnahmetechnik.
- August 1987 -
🖫 93748

4. Sicherung der Bildqualität in röntgendiagnostischen Betrieben.
- Oktober 1989 -
🖫 102337

5. Sicherung der Bildqualität in röntgendiagnostischen Betrieben.
- Oktober 1989 -
🖫 102337

6. Sicherung der Bildqualität in röntgendiagnostischen Betrieben.
- April 1994 -
🖫 122018

7. Sicherung der Bildqualität in röntgendiagnostischen Betrieben. Abnahmeprüfung an medizinischen Röntgen-Einrichtungen für Aufnahme, Durchleuchtung und Filmverarbeitung.
- Juni 1990 -
🖫 105956

8. Sicherung der Bildqualität in röntgendiagnostischen Betrieben. Abnahmeprüfung an zahnärztlichen Röntgeneinrichtungen. Regeln für die Prüfung der Bildqualität nach Errichtung, Instandsetzung und Änderung.
- September 1990 -
🖫 111973

9. Sicherung der Bildqualität in röntgendiagnostischen Betrieben. Abnahmeprüfung an Mammographieeinrichtungen.
- Dezember 1990 -
🖫 111974

10. Sicherung der Bildqualität in röntgendiagnostischen Betrieben. Abnahmeprüfung bei Röntgen-Computertomographie-Einrichtungen.
- Dezember 1990 -
🖫 111975

11. Sicherung der Bildqualität in röntgendiagnostischen Betrieben. Abnahmeprüfung bei Einrichtungen zur Digitalen Substraktionsangiographie.
- März 1992 -
🖫 113007

12. Sicherung der Bildqualität in röntgendiagnostischen Betrieben. Abnahmeprüfung an medizinischen Röntgen-Einrichtungen. Funktionsprüfung der Filmverarbeitung.
- Februar 1991 -
🖫 111976

1014 Starkstromanlagen in Krankenhäusern (DIN VDE 0107)

1. Starkstromanlagen in Krankenhäusern und medizinisch genutzten Räumen ausserhalb von Krankenhäusern.
- Februar 1998 -
🖫 98125

2. Starkstromanlagen in Krankenhäusern und medizinisch genutzten Räumen ausserhalb von Krankenhäusern.
- November 1989 -
🖫 102388

3. Starkstromanlagen in Krankenhäusern und in anderen medizinischen Einrichtungen.
- 1991 -
🖫 111618

4. Starkstromanlagen in Krankenhäusern und medizinisch genutzten Räumen ausserhalb von Krankenhäusern. Änderung 2.
- November 1992 -
🖫 122010

5. Starkstromanlagen in Krankenhäusern und medizinisch genutzten Raeumen ausserhalb von Krankenhäusern
- September 1993 -
🖫 122011

6. Starkstromanlagen in
Krankenhäusern und medizinisch
genutzten Räumen ausserhalb von
Krankenhäusern
- Oktober 1994 -
🖫 124197

**1015 Sterilisation, Allgemeine
Grundlagen (DIN 58900)**

1. Sterilisation. Allgemeine
Grundlagen. Begriffe.
- April 1986 -
🖫 121031

2. Sterilisation. Allgemeine
Grundlagen. Anforderungen.
- April 1986 -
🖫 121031

**1016 Sterilisation, Dampf-Sterilisation für
pharmazeutische Sterilisiergüter
(DIN 58950)**

1. Sterilisation. Dampf-Sterilisation für
pharmazeutische Sterilisiergüter.
Begriffe.
- August 1995 -
🖫 86307

2. Sterilisation. Dampf-Sterilisation für
pharmazeutische Sterilisiergüter.
Geräteanforderungen.
- Mai 1996 -
🖫 86307

3. Sterilisation. Dampf-Sterilisation für
pharmazeutische Sterilisiergüter.
Abnahmeprüfungen.
- November 1992 -
🖫 86307

4. Sterilisation. Dampf-Sterilisation für
pharmazeutische Sterilisiergüter.
Betrieb.
- November 1992 -
🖫 106132

5. Sterilisation. Dampf-Sterilisation für
pharmazeutische Sterilisiergüter.
Anforderungen an die Betriebsmittel
und bauliche Anforderungen.
- November 1992 -
🖫 86307

**1017 Sterilisation, Dampf-Sterilisatoren
(DIN 58946)**

1. Sterilisation. Dampf-Sterilisatoren für
medizinische Sterilisiergüter.
Begriffe.
- März 1987 -
🖫 90952

2. Sterilisation. Dampf-Sterilisatoren.
Prüfung auf Wirksamkeit.
- November 1981 -
🖫 66958

3. Sterilisation. Dampf-Sterilisatoren.
Klein-Sterilisatoren. Anforderungen.
- Januar 1987 -
🖫 89340

4. Sterilisation. Dampf-Sterilisatoren.
Betrieb von Gross-Sterilisatoren.
- August 1982 -
🖫 106130

5. Sterilisation. Dampf-Sterilisatoren.
Betrieb von Groß-Sterilisatoren.
- April 1998 -
🖫 211270

6. Sterilisation. Dampf-Sterilisatoren.
Bauliche Anforderungen bei Groß-
Sterilisatoren.
- August 1982 -
🖫 68916

7. Sterilisation. Dampf-Sterilisation.
Klein-Sterilisatoren. Prüfung auf
Wirksamkeit.
- März 1986 -
🖫 102339

**1018 Sterilisation, Gas-Sterilisatoren (DIN
58948)**

1. Sterilisation. Gas-Sterilisatoren.
Begriffe.
- Januar 1977 -
🖫 44572

2. Sterilisation. Gas-Sterilisatoren.
Begriffe.
- Dezember 1986 -
🖫 88342

3. Sterilisation. Gas-Sterilisatoren.
Begriffe
- Juni 1988 -
🖫 111920

4. Sterilisation. Gas-Sterilisatoren.
Betrieb von Ethylenoxid-Gas-
Sterilisatoren.
- Oktober 1987 -
⌑ 68917

5. Gas-Sterilisatoren.
- Mai 1987 -
⌑ 61985

6. Sterilisation. Gas-Sterilisatoren.
Formaldehyd-Groß-Sterilsatoren.
Anforderungen.
- März 1988 -
⌑ 98145

7. Sterilisation. Gas-Sterilisatoren.
Prüfung auf Wirksamkeit von
Formaldehyd-Gas-Sterilisatoren.
- Januar 1987 -
⌑ 89341

8. Sterilisation. Gas-Sterilisatoren. Bio-
Indikatoren zur Prüfung auf
Wirksamkeit von Formaldehyd- Gas-
Sterilisatoren.
- Januar 1987 -
⌑ 89341

9. Sterilisation. Gas-Sterilisatoren.
Formaldehyd-Klein-Sterilisatoren.
Geräteanforderungen, Betriebsmittel,
bauliche Anforderungen.
- Oktober 1989 -
⌑ 102340

10. Sterilisation. Gas-Sterilisatoren.
Betrieb von Formaldshyd-Gas-
Sterilisatoren.
- Mai 1988 -

**1019 Sterilisation, Heißluft-Sterilisatoren
(DIN 58947)**

1. Sterilisation. Heißluft-Sterilisatoren.
Begriffe.
- Juni 1986 -

2. Heißluft-Sterilisatoren. Prüfung auf
Wirksamkeit.
- November 1990 -
⌑ 90952

3. Sterilisation. Heißluft-Sterilisatoren.
Bio-Indikatoren zur Prüfung auf
Wirksamkeit.
- November 1990 -
⌑ 93751

4. Sterilisation. Heißluft-Sterilisation.
Klein-Sterilisatoren. Anforderungen.
- November 1990 -

5. Sterilisation. Heißluft-Sterilisatoren.
Betrieb von Heißluft-Sterilisatoren.
- November 1990 -

**1020 Sterilisation, Sterilgutversorgung
(DIN 58953)**

1. Sterilisation. Sterilgutversorgung.
Begriffe.
- Januar 1987 -
⌑ 89339

2. Sterilisation. Sterilgutversorgung.
Sterilisationspapier für Beutel und
Schlauchverpackungen.
- Januar 1987 -
⌑ 89339

3. Sterilisation. Sterilgutversorgung.
Papierbeutel. Maße. Anforderungen.
Prüfung.
- Januar 1987 -
⌑ 89339

4. Sterilisation. Sterilgutversorgung.
Klarsichtsterilisierverpackungen.
Maße. Anforderungen. Prüfung.
- Januar 1987 -
⌑ 89339

5. Sterilisation. Sterilgutversorgung.
Gekreppte und glatte Bögen aus
Sterilisationspapier zum Einschlagen
von Sterilisiergut. Anforderungen.
Prüfung.
- Januar 1987 -
⌑ 89339

6. Sterilisation. Sterilgutversorgung.
Sterilisationspapier für Beutel und
Schlauchverpackungen. Prüfung.
- Januar 1987 -
⌑ 89339

7. Sterilisation. Sterilgutversorgung.
Anwendungstechnik von
Papierbeuteln und
Klarsichtsterilisierverpackungen.
- Januar 1988 -
⌑ 98147

8. Sterilisation. Sterilgutversorgung.
Anwendungstechnik von
Papierbeuteln und heiß- und
selbstsiegelfähigen Klarsichtbeuteln
und -schläuchen aus Papier und
Kunststoff-Verbundfolie.
- April 1998 -

9. Sterilisation. Sterilgutversorgung. Anlieferung, Lagerung und Handhabung steriler Einmalprodukte beim Anwender.
- Februar 1993 -
⌨ 117385

10. Sterilisation. Sterilgutversorgung. Anwendungstechnik von Sterilisierbehältern.
- Mai 1987 -

11. Sterilisation. Sterilgutversorgung. Anwendungstechnik von Sterilisierbehältern.
- November 1996 -

12. Sterilisation. Sterilgutversorgung. Anwendungstechnik von glattem und gekrepptem Sterilisationspapier.
- Mai 1987 -

1021 Sterilisation von Medizinprodukten (DIN EN 550)

Sterilisation von Medizinprodukten. Validierung und Routineüberwachung für die Sterilisation mit Ethylenoxid.
- November 1994 -
⌨ 211793

1022 Sterilisation von Medizinprodukten (DIN EN 552)

1. Sterilisation von Medizinprodukten. Validierung und Routineüberwachung für die Sterilisation mit Strahlen.
- 1994 -
⌨ 211794

2. Sterilisation von Medizinprodukten. Validierung und Routineüberwachung für die Sterilisation mit Strahlen.
- Mai 1995 -

1023 Sterilisation von Medizinprodukten (DIN EN 554)

Sterilisation von Medizinprodukten. Validierung und Routineüberwachung für die Sterilisation mit feuchter Hitze.
- November 1994 -
⌨ 211795

1024 Sterilisation von Medizinprodukten (DIN EN 556)

1. Sterilisation von Medizinprodukten. Anforderungen an Medizinprodukte, die als "Steril" gekennzeichnet werden.
- Juli 1993 -
⌨ 119201

2. Sterilisation von Medizinprodukten. Anforderungen an Medizinprodukte, die als "Steril" gekennzeichnet werden.
- Oktober 1995 -
⌨ 211271

1025 Sterilisation von Medizinprodukten (DIN EN 1174)

1. Sterilisation von Medizinprodukten. Schätzung der Population von Mikroorganismen auf einem Produkt. Teil 1: Anforderungen.
- März 1996 -
⌨ 204062

2. Sterilisation von Medizinprodukten. Schätzung der Population von Mikroorganismen auf einem Produkt. Teil 2: Leitfaden.
- 1997 -
⌨ 211783

3. Sterilisation von Medizinprodukten. Schätzung der Population von Mikroorganismen auf einem Produkt. Teil 3: Leitfaden zu den Validierungsverfahren für mikrobiologische Methoden.
- 1997 -
⌨ 211784

1026 Strahlenschutz in Medizinischen Betrieben (DIN 6843)

Strahlenschutz beim Arbeiten mit radioaktivem Material in offener Form in Medizinischen Betrieben.
- April 1992 -
⌨ 32198

1027 Strahlenschutzbehälter etc. (DIN 6850)

Klassifikation von innerbetrieblich verwendeten Strahlenschutzbehältern, Strahlenschutztischen und Strahlenschutztresoren in nuklearmedizinischen Betrieben.

- Februar 1995 -
⌨ 56383

1028 Strahlenschutzdosimeter (DIN 6818)

1. Strahlenschutzdosimeter.
Allgemeine Regeln.
- Dezember 1976 -
⌨ 43780

2. Strahlenschutzdosimeter.
Allgemeine Regeln.
- November 1974 -
⌨ 33923

3. Strahlenschutzdosimeter.
Allgemeine Regeln.
- November 1990 -
⌨ 111971

4. Strahlenschutzdosimeter.
Allgemeine Regeln.
- April 1992 -
⌨ 113004

5. Strahlenschutzdosimeter. Direkt
ablesbare Ionisationskammer -
Stabdosimeter für Gamma- und
Röntgenstrahlen.
- Oktober 1992 -
⌨ 117092

6. Strahlenschutzdosimeter. Tragbare
Ionisationskammerdosimeter für
Gamma- und Röntgenstrahlen.
- August 1993 -
⌨ 122016

7. Strahlenschutzdosimeter.
Thermolumineszensdosimetrie-
Systeme.
- Dezember 1988 -
⌨ 93746

**1029 Strahlenschutzregeln, offene
radioaktive Stoffe in der Medizin
(DIN 6843)**

1. Strahlenschutzregeln für den
Umgang mit offenen radioaktiven
Stoffen in der Medizin.
- Juni 1981 -
⌨ 64305

2. Strahlenschutzregeln für den
Umgang mit offenen radioaktiven
Stoffen in der Medizin.
- April 1992 -
⌨ 113005

**1030 Strahlenschutzregeln, radioaktive
Stoffe (DIN 54115)**

1. Strahlenschutzregeln für die
technische Anwendung
umschlossener radioaktiver Stoffe.
- August 1992 -
⌨ 56387

2. Strahlenschutzregeln für die
technische Anwendung
umschlossener radioaktiver Stoffe.
Abschätzung von Kontrollbereichen.
- August 1992 -
⌨ 98142

3. Strahlenschutzregeln für die
technische Anwendung
umschlossener radioaktiver Stoffe.
Organisation des Strahlenschutzes
bei Umgang und Beförderung.
- Juli 1998 -
⌨ 98142

4. Strahlenschutzregeln für die
technische Anwendung
umschlossener radioaktiver Stoffe.
Herstellung und Prüfung
ortsveränderlicher Strahlengeräte für
die Gammaradiographie.
- August 1992 -
⌨ 98142

5. Strahlenschutzregeln für die
technische Anwendung
umschlossener radioaktiver Stoffe.
Bautechnische
Strahlenschutzvorkehrungen für die
Gammaradiographie.
- August 1992 -
⌨ 98142

6. Strahlenschutzregeln für die
technische Anwendung
umschlossener radioaktiver Stoffe.
Inspektion, Wartung und
Funktionsprüfung von
ortsveränderlichen Strahlengeräten.
- November 1988 -
⌨ 98142

**1031 Strahlenschutzregeln, radioaktive
Stoffe in der Medizin (DIN 6804-1)**

1. Strahlenschutzregeln für den
Umgang mit umschlossenen
radioaktiven Stoffen in der Medizin.
Therapeutische Anwendung.
- Februar 1985 -
⌨ 80578

2. Strahlenschutzregeln für den Umgang mit umschlossenen radioaktiven Stoffen in der Medizin. Therapeutische Anwendung.
- Januar 1992 -
⌨ 113001

3. Strahlenschutzregeln für den Umgang mit umschlossenen radioaktiven Stoffen in der Medizin. Therapeutische Anwendung.
- November 1993 -
⌨ 211798

1032 Strahlenschutzregeln, Röntgeneinrichtungen bis 500kV (DIN 54113)

1. Strahlenschutzregeln für die technische Anwendung von Röntgeneinrichtungen bis 500kV.
- September 1992 -
⌨ 60565

2. Strahlenschutzregeln für die technische Anwendung von Röntgeneinrichtungen bis 500kV.
- September 1992 -
⌨ 60565

3. Strahlenschutzregeln für die technische Anwendung von Röntgeneinrichtungen bis 500kV.
- November 1995 -
⌨ 60565

1033 Technische Hilfen (DIN EN 29999)

Technische Hilfen für behinderte Menschen. Klassifikation.
- 1994 -
⌨ 211799

1034 Transfusionsbehältnisse (DIN 58361)

1. Transfusion. Infusion, Transfusionsbehältnisse und Zubehör. Transfusionsflaschen (schwer).
- März 1984 -
⌨ 74785

2. Transfusion. Infusion. Transfusionsbehältnisse und Zubehör.
- September 1979 -
⌨ 56511

1035 Transfusionsgeräte (DIN 58360-1)

Transfusionsgeräte, Benennungen, Anforderungen, Prüfung.
- April 1991 -
⌨ 33385

1036 Vakuum-Matratze (DIN 13047)

Vakuum-Matratze. Maße, Anforderungen, Prüfung.
- Juli 1986 -
⌨ 86105

1037 VDI-Lüftungsregeln (DIN 1946)

1. Raumlufttechnik. Grundlagen (VDI-Lüftungsregeln).
- Juni 1979 -
⌨ 56161

2. Lüftungstechnische Anlagen.
- Juni 1974 -
⌨ 33898

3. Raumlufttechnische Anlagen (VDI-Lüftungsregeln). Raumlufttechnische Anlagen in Krankenhäusern.
- April 1978 -
⌨ 50576

4. Raumlufttechnik. Raumlufttechnische Anlagen in Krankenhäusern.
- Mai 1987 -
⌨ 90920

5. Raumlufttechnik. Raumlufttechnische Anlagen in Krankenhäusern (VDI-Lüftungsregeln).
- Dezember 1989 -
⌨ 103150

6. Raumlufttechnik in Laboratorien.
- Juni 1986 -
⌨ 86104

7. Raumlufttechnik. Raumlufttechnische Anlagen in Laboratorien. (VDI-Lüftungsregeln).
- Januar 1991 -
⌨ 111932

8. Raumlufttechnik. Raumlufttechnische Anlagen in Laboratorien. (VDI-Lüftungsregeln).
- Juni 1992 -
⌨ 115456

9. Raumlufttechnik.
Luftführungssysteme für
Operationsräume. Prüfung.
- Dezember 1988 -
▣ 98130

10. Raumlufttechnik.
Luftführungssysteme für
Operationsräume. Prüfung.
- Juni 1990 -
▣ 105946

**1038 Versorgungsanlagen für
medizinische Gase (DIN 13260)**

1. Versorgungsanlagen für
medizinische Gase. Zentrale
Versorgungsanlage und
Rohrleitungssystem.
- Dezember 1989 -
▣ 103151

2. Versorgungsanlagen für
medizinische Gase. Zentrale
Versorgungsanlagen und
Rohrleitungssystem.
- Dezember 1990 -
▣ 111925

3. Versorgungsanlagen für
medizinische Gase.
Steckverbindungen für medizinische
Gase und Vakuum Anforderungen
und Prüfung.
- Dezember 1984 -
▣ 80579

**1039 Wand- und Geräteschutz (DIN
13411)**

Wand- und Geräteschutz in
Einrichtungen der
Gesundheitsversorgung. Begriffe
spezifische Eckdaten.
- Februar 1999 -
▣ 206957

**1040 Wohnungen für Behinderte (DIN
18025)**

1. Wohnungen für Schwerbehinderte.
Planungsgrundlagen.
- Juli 1981 -
▣ 64999

2. Wohnungen für Schwerbehinderte.
Planungsgrundlagen.
- Juli 1974 -
▣ 36826

3. Barrierefreie Wohnungen.
Wohnungen für Rollstuhlbenutzer.
Planungsgrundlagen.
- Dezember 1992 -
▣ 117098

4. Barrierefreie Wohnungen.
Planungsgrundlagen.
- Dezember 1992 -
▣ 117098

**1041 Zahnärztliche Ausrüstung (DIN EN
ISO 11144)**

Zahnärztliche Ausrüstung. Anschlüsse
für Versorgungs- und
Entsorgungsleitungen.
- November 1996 -
▣ 212155

**1042 Zahnärztlicher Arbeitsstuhl (DIN
13935)**

Zahnärztlicher Arbeitsstuhl.
Sicherheitstechnische Anforderungen,
Prüfung.
- Juli 1990 -
▣ 74580

**1043 Zahnärztlicher Patientenstuhl (DIN
EN ISO 6875)**

Zahnärztliche Ausrüstung.
Zahnärztlicher Patientenstuhl.
- Dezember 1996 -
▣ 212152

**1044 Zeichen für ionisierende Strahlung
(DIN 25400)**

Zeichen für ionisierende Strahlung.
- Februar 1991 -
▣ 113009

1045 Zytostatika-Werkbänke (DIN 12980)

Laboreinrichtungen. Zytostatika-
Werkbänke. Anforderungen. Prüfung.
- September 1996 -

Register

Register

Register

Register

Register

Register

184

Register

Register

Register

Register

Register

Register

Register

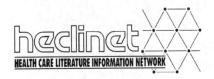

Informationsdienst Krankenhauswesen

Seit 1969 gibt es den Informationsdienst Krankenhauswesen. Er ist die europaweit einzige Bibliographie zum Fachgebiet. Regelmäßig alle 2 Monate erscheint ein neues Heft, gegliedert in Nachweisteil und Register. Zusätzlich gibt es zusammen mit Heft 6 einen kumulierten Jahresregisterband.

Inhalt:

♦ Vorseiten: Benutzererläuterungen, Vorwort, Sachgruppenübersicht und im Heft 1 jedes Jahrgangs eine Zeitschriftenliste

♦ **Bibliographischer Teil**: Titelnachweise, gegliedert nach den Sachgruppen, aufsteigend sortiert nach der Dokumentennummer

♦ **Registerteil**: permutierend alphabetisch sortiert und zur besseren Unterscheidung auf farbigem Papier gedruckt, bestehend aus
  Sachregister = rot
  Autorenregister = blau
  Architektenregister =blau
  Ortsregister = grün

Bezug:

Der Informationsdienst wird nur als gesamter Jahrgang verkauft, er kann bezogen werden bei der TU Berlin, Universitätsbibliothek - Abt. Publikationen. 1999 kostet ein Jahresabonnement mit ca. 3.000 Literaturhinweisen 195,- DM (zzgl. Versandspesen).

Weitere Informationen im Internet beim HECLINET InfoService
www.heclinet.tu-berlin.de

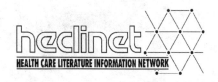

Thesaurus Krankenhauswesen 1999

Seit über 30 Jahren stellt die Dokumentation Krankenhauswesen - gemeinsam mit Partnerinstituten im In- und Ausland - die Fachterminologie zu Krankenhauswesen, Pflege und Gesundheitswesen in einem umfassenden und strukturierten Verzeichnis zusammen. Nun ist die 8. verbesserte und erweiterte Ausgabe erschienen, mit 275 Seiten, wieder im üblichen A4-Format, die Schutzgebühr beträgt 55,- DM.

Der Fachöffentlichkeit kommt diese Arbeit doppelt zugute: zum einen hat sie im Thesaurus ein Handbuch, das sich für eigene Sammlungen ausgezeichnet einsetzen läßt. Zum anderen gewährleistet der Thesaurus die Konsistenz der Suchbegriffe für Recherchen in HECLINET.

Inhalt:

♦ **Alphabetischer Teil:**
   207 Seiten mit 1.120 Deskriptoren und 2.125 Verweisungswörtern, mit Ober- und Unterbegriffen, Siehe-Auch-Einträgen, Ein- und Ausschlüssen. Zu jedem Eintrag gibt es eine englische Übersetzung.

♦ **Systematischer Teil:**
   34 Seiten mit der hierarchischen Struktur des Thesaurus, also die durch Ober- und Unterbegriffe gebildeten Wortfelder. Zu jedem Deskriptor wird angezeigt, in welcher Hierarchie er an welcher Stelle zu finden ist.

♦ **Liste der Englischen Übersetzungen:**
   26 Seiten mit der sortierten Liste, jeweils mit dem zugehörigen deutschen Begriff. In HECLINET kann bei DIMDI mit englischen ebenso wie mit deutschen Begriffen recherchiert werden.

Weitere Informationen im Internet beim HECLINET InfoService
www.heclinet.tu-berlin.de

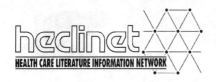

Auftrags-Recherchen in HECLINET

Zu den Dienstleistungen der Dokumentation Krankenhauswesen am Institut für Gesundheitswissenschaften der Technische Universität Berlin gehört die Bearbeitung von Rechercheaufträgen gegen Entgelt. **Nicht jeder hat Anschluß an das Internet und kann das Pauschalangebot für eigene Recherchen in HECLINET nutzen, viele haben aber trotz der technischen Voraussetzungen keine Zeit dazu (und manche keine Lust). Folgendes ist hervorzuheben:**

♦ Recherchen werden vorwiegend in der eigenen Datenbank HECLINET, aber auch in thematisch benachbarten durchgeführt.

♦ Der Kunde kann zwischen Kurz- und Standardrecherchen wählen. Bei einer Kurzrecherche erhält er max. 30 Literaturhinweise aus den letzten 3 Jahren; bei einer Standardrecherche bis zu 100 Literaturhinweise, wobei er zeitliche Einschränkungen festlegen kann.

♦ Können Themen nicht zufriedenstellend in nur einer Datenbank bearbeitet werden, wird der Kunde entsprechend informiert und auf seinen Wunsch hin in mehreren geeigneten Datenbanken recherchiert. Duplikate werden durch die Softwarefunktionen des DIMDI automatisch eliminiert.

♦ Die Ergebnisse der Suche werden wahlweise als Papierausdruck, per e-mail oder auf Diskette zugeschickt, entweder zeitlich oder nach Vorgaben des Kunden sortiert.

♦ Für Abonnenten des Informationsdienst Krankenhauswesen, für Studenten und Mitglieder des DBfK gibt es ermäßigte Gebühren.

Weitere Informationen im Internet beim HECLINET InfoService

www.heclinet.tu-berlin.de

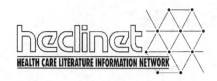

HEALTH CARE LITERATURE INFORMATION NETWORK

HECLINET Online pauschal

HECLINET und DIMDI bieten jedem Interessenten für seine eigenen Recherchen eine optimale Leistung an: für einen extrem günstigen Festpreis ein Jahr lang beliebig oft, beliebig viel, zu beliebigen Zeiten Literatur zum Fachgebiet Krankenhauswesen, Pflege, Gesundheitswesen recherchieren.

Laufzeit jeweils 1 Jahr, drei Typen werden angeboten:

Institutionen (Krankenhäuser, Hochschulen, Firmen):	960,-DM
Einzelnutzer (Studenten oder Mitglieder des DBfK):	160,-DM
Konsortien, Gruppen etc.:	Preis nach Vereinbarung

Vertragspartner:

Bei Einzelnutzern oder Institutionen ist es die Dokumentation Krankenhauswesen der TU Berlin, bei Konsortien oder Institutionen das DIMDI.

Die wichtigsten Vorteile:

♦ DIMDI bietet den vollen Funktionsumfang von *grips*-WebSearch an, einem der weltweit besten browserfähigen Retrievalsysteme.

♦ Ideale Suchmöglichkeiten für Profi oder Anfänger durch Index- und/oder Freitext-Recherchen.

♦ Jeder Kunde bestimmt "seinen" Modus, ob Basic, Advanced oder Expert; Verfeinerungen der Suche durch Menüführung.

♦ Direkte Übernahme der Suchergebnisse in Textsysteme wie WORD oder Zusendung via E-mail.

Weitere Informationen im Internet beim HECLINET InfoService

www.heclinet.tu-berlin.de

Fax an HECLINET

030 314 25010

Bei dem **Vorschriftenverzeichnis Krankenhaus 1999** ist mir folgendes aufgefallen bzw. vermisse ich:

_____

_____

_____

_____

_____

Name

Adresse

Tel.:   Fax: E-Mail:

_____

Dieses Formular finden Sie auch im Internet unter

www.heclinet.tu-berlin.de

und zwar bei HECLINET Print / Vorschriftenverzeichnis als HTML-Seite.
Sie können aber auch ganz formlos schreiben, faxen , mailen ...